医師のための

処方に役立つ薬理学

笹栗 俊之

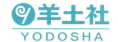

謹告

　本書に記載されている診断法・治療法に関しては，発行時点における最新の情報に基づき，正確を期するよう，著者ならびに出版社はそれぞれ最善の努力を払っております．しかし，医学，医療の進歩により，記載された内容が正確かつ完全ではなくなる場合もございます．

　したがって，実際の診断法・治療法で，熟知していない，あるいは汎用されていない新薬をはじめとする医薬品の使用，検査の実施および判読にあたっては，まず医薬品添付文書や機器および試薬の説明書で確認され，また診療技術に関しては十分考慮されたうえで，常に細心の注意を払われるようお願いいたします．

　本書記載の診断法・治療法・医薬品・検査法・疾患への適応などが，その後の医学研究ならびに医療の進歩により本書発行後に変更された場合，その診断法・治療法・医薬品・検査法・疾患への適応などによる不測の事故に対して，著者ならびに出版社はその責を負いかねますのでご了承ください．

❖ **本書関連情報のメール通知サービスをご利用ください**

メール通知サービスにご登録いただいた方には，本書に関する下記情報をメールにてお知らせいたしますので，ご登録ください．

・本書発行後の更新情報や修正情報（正誤表情報）
・本書の改訂情報
・本書に関連した書籍やコンテンツ，セミナーなどに関する情報

※ご登録の際は，羊土社会員のログイン/新規登録が必要です

ご登録はこちらから

プロローグ
なぜ医師に薬理が必要なのか

　現代の医療では、実にさまざまな介入手段を用いて患者の治療が行われるが、その中心が薬による介入、すなわち**薬物治療**であることは、昔も今も変わらない。生薬しかなかった時代を含めると薬物治療は5千年も前にはじまり、人類の歴史とともに発展してきた。

　外科手術とちがい難しい手技を要しないことや、マクロ的な侵襲が少ないことは、薬物治療の大きな利点である。ただ、そのせいで、薬物治療は医師なら誰にでもできる容易な手段と思われがちだが、それは間違っている。

　第一に、薬物治療にも必ず**リスク**がある。古くから用いられてきた薬でも重大な副作用はもちろん起こるが、最近は計画的に設計されてつくられた薬が多くなり、それだけに効き目があまりに鋭く、使い方の難しい薬が増えている。しかし、リスク因子は薬の側だけにあるのではない。むしろ、薬の安全性に無頓着な医師が薬の使い方を誤って引き起こす健康被害が数多く見受けられる。

　第二に、現代医療では**EBM**（証拠に基づく医療）の実践が求められており、医師は、患者にとって最もよい薬を選んで用いる必要がある。しかしながら、どのような薬がよい薬なのか正確に判断できない医師が多く、EBMの実現は簡単ではない。

　もし、治療に使う薬をエビデンスに基づいて的確に選び、その薬を適正な方法で用いる能力があれば、薬の効果を最大限に引き出すことができるとともにリスクを最小限にとどめることができる。しかし、そのような能力をもった医師は、残念ながらとても少ない。これはなぜなのだろう？

　あなたが医師なら学生時代に**薬理学**の単位をとっているはずだが、それはど

んな授業だっただろうか？　薬理学なのだから、薬の作用機序については詳しく学んだはずだ。しかし、薬を正しく使う方法、よい薬を選ぶ方法、副作用被害を最小限にする方法など、診療に直結した教育は行われていただろうか？

　ほとんどの医学部で薬理学は基礎医学の1つに位置づけられ、臨床医学をまだ知らない低学年で学ばせることが多い。このため、薬理学でせっかく学んだ薬の知識を卒後の診療に活かすのは難しい。けれども、薬の知識は実際の診療で使えなければあまり意味がないのである。

　医学部の薬理学教育に携わるなかで、筆者は、診療に直接結びつく教育を行いたいと思い、可能な範囲で教育内容を見直してきた。しかし、思い描いた改革案のうち一部しか実現できないまま定年を迎えてしまった。

　実現できなかったことの1つに、薬理の卒後教育がある。そもそも、卒業前の学生にいくら薬のリスクを説いても実感がわかないのは無理もないことだ。薬理の勉強は、患者の治療に直接かかわりながらする（やり直す）のが最もよい。そのため、卒後研修に薬理教育を取り入れてはどうかと思っていたが、果たせなかった。

　そこで、薬を処方する医師のために薬理の解説書をつくろうとして書いたのがこの本である。薬を処方しない医師はほとんどいないので、すべての医師を読者に想定しているが、特に、患者の診療をはじめたばかりの若い医師、医学部で薬理を勉強したが忘れてしまった医師、診療に直結する薬理を学び直したい医師などに読んでもらいたいと思っている。また、特定分野の専門医よりも、プライマリ＝ケアに携わる医師を読者に思い描いて書いた。

　本書はいわゆる教科書（網羅的な解説書）ではなく、医師に必要な薬理の総論を筆者なりに解説したものである。総論に絞ったのは、それが、薬物治療を行うに当たって身につけるべき基礎知識や態度、倫理を学ぶ重要な教程であり、時代によらず普遍的だからだ。それに対して各論（疾患別の治療薬の解説）は、情報の更新が著しく速いため（医学の他分野と比べても圧倒的に速い）、紙の

出版物による知識の提供は今の時代にそぐわない気がする。

　教科書ではないので、ところどころに筆者の意見も書いた。しかし主観的な「エッセイ」を書いたわけではなく、記述にはそれぞれ背景となる根拠資料がある。ただ、煩雑になるので参考文献の表示は一部にとどめた。

　なお、数多くの薬のなかでも人類史上きわめて重要と考える薬を厳選して「殿堂入り」とし、各章の末尾に解説文を付けた。それらも含めて、診療の空き時間などに楽しみながら読んでいただき、薬物治療への意識を高めてもらえれば幸いである。

笹栗俊之

医師のための 処方に役立つ薬理学

contents

プロローグ〜なぜ医師に薬理が必要なのか〜 ——————— 3
本書で学べること ——————————————————— 10

第1章　薬物治療とは

1. 薬とは何か ……………………………………………… 14
薬を定義すると／薬はなぜ「くすり」というのか／薬と毒はどう違うのか／薬と食品はどう違うのか

2. 薬の多様性 ……………………………………………… 20
生薬／低分子医薬品／低分子医薬品の大半は自然界出身／高分子医薬品／薬らしくない薬

3. 病気は薬で治せるか ……………………………………… 27
予防・診断・治療のすべてに薬が用いられる／治療薬で病気は治るのか／標的分子による戦略の違い

4. 薬の名前 ………………………………………………… 33
○○薬と○○剤の違いは？／薬には複数の呼び方がある／名前の混乱が医療過誤を引き起こす

第2章　薬史5千年

1. 古代から中世〜生薬をもとめて〜 ……………………… 50
薬物治療の夜明け／医学・薬学の"父"／古代から中世へ

2. ルネサンスから近世〜迷信からの脱却〜 ……………… 55
医学のルネサンス／近世へつづく医学・薬学の革命

3. 近代〜薬は純物質に〜 ………………………………… 60
植物アルカロイドの発見／19世紀の医学革命

4. 近現代〜化学療法の時代〜 …………………………… 66
薬の合成がはじまる／化学療法薬の登場／生体高分子の薬としての利用／抗生物質の発見

5. 現代～セレンディピティとの惜別～ ……………………… 73
　　薬は発見するものから発明するものへ

第3章　薬はなぜ効くのか

1. 薬理作用とは ……………………………………………… 84
　　薬が体に働きかけるプロセス／薬は結合してはじめて作用を表す／構造 - 活性相関

2. 薬のターゲット …………………………………………… 89
　　いろいろな標的分子／標的分子と刺激 - 応答システム／何が標的になりやすいか／①内因性リガンドと②受容体／③酵素／④イオンチャネル・トランスポーター／⑤細胞内情報伝達因子と⑥転写因子／⑦遺伝子

3. 薬理作用の様式 …………………………………………… 100
　　濃度と効果の関係／効力と最大効果／作動薬と逆作動薬／拮抗薬／余剰受容体

4. 薬物感受性 ………………………………………………… 109
　　薬物感受性の変化／脱感作／過感受性

第4章　薬のたどる道

1. PKとPD …………………………………………………… 120
　　薬理の"セントラルドグマ"／血中薬物濃度に関するパラメーター／薬はADMEで処理される／薬物動態の基本パラメーター

2. 薬の吸収～そもそも体内にどれだけ入るのか～ ………… 127
　　吸収にかかわる投与経路と剤形／全身投与／局所投与

3. 薬の体内分布～はたして作用部位まで辿り着けるのか～ … 136
　　薬の分布とは／薬はどのように細胞膜を通過するか／血漿蛋白質との結合／組織での結合と蓄積／分布の制御機構／分布容積／分布容積の変動

4. 薬の代謝～化学修飾され、水溶性になる～ ……………… 148
　　代謝とは／第Ⅰ相反応／第Ⅱ相反応

5. 薬の排泄～出ていくが、たまに戻ってくることも～ …… 154
　　薬の排泄とは／尿中排泄／胆汁中と糞中排泄／クリアランス／肝クリアランスと腎クリアランス／消失速度定数と消失半減期

6. 薬の投与計画 ……………………………………………… 161
　　医師が決めなければならないこと／①定常状態の血中濃度を治療域に収める／②必要なら負荷投与、その後は維持投与／③変動があれば、都度修正

第5章　くすりはリスク～有害反応を知る～

1. **薬による健康被害** …………………………… 172
   用語の違いを理解しよう／有害反応の重さ／有害反応の分類

2. **これを見たら薬を疑え** …………………………… 181
   有害反応は死因第5位!?／知っておくべき有害反応／漢方薬の有害反応

3. **被害を最小化するために** …………………………… 228
   有害反応の予防・診断・治療／副作用被害救済制度

第6章　多剤併用の薬理

1. **薬と薬の干渉** …………………………… 238
   薬物相互作用とは／薬物相互作用の分類

2. **薬物動態への干渉** …………………………… 241
   薬物動態学的相互作用とは／吸収過程の相互作用／分布過程の相互作用／代謝過程の相互作用／排泄過程の相互作用

3. **薬理作用への干渉** …………………………… 265
   薬力学的相互作用／相互作用の利用／好ましくない相互作用

4. **ポリファーマシー** …………………………… 269
   ポリファーマシーよりポリフォニーを／有害な相互作用を避けるには／配合剤の功罪

第7章　薬物治療のカスタム化

1. **遺伝子の変異と多型** …………………………… 280
   薬効と有害反応の個人差はなぜ生まれるのか／薬理遺伝学／遺伝子による薬物動態の違い／遺伝子による薬理作用の違い／がん細胞の変異

2. **感染症と薬** …………………………… 299
   薬剤耐性とは／細菌の薬剤感受性／薬剤耐性の獲得／薬剤耐性の機序／抗菌薬の適正使用

3. **小児と薬** …………………………… 308
   子どもは小さな大人ではない／成人とは違う小児の薬物動態／小児の薬用量／注意するべき有害反応／適応外使用という問題

4. **高齢者と薬** …………………………… 318
   超高齢社会と薬物治療／加齢による薬物動態の変化／薬理作用の変化／高齢者の薬物治療：7つのポイント

5. 妊娠と薬 ･･･ 326
   女性と薬／妊娠による薬物動態の変化／胎内曝露の影響／薬物治療の原則／妊娠中よくみる病気への対応／男性の避妊が必要な薬／授乳と薬物

6. 肝障害と腎障害 ････････････････････････････････････ 339
   臓器障害と薬／肝障害時の薬物治療／腎障害時の薬物治療

7. 薬物治療のモニタリング ････････････････････････････ 351
   処方後の経過観察／経過観察の方法／血中濃度の測定

第8章　間違いだらけのクスリ選び

1. EBMとNBM ････････････････････････････････････ 364
   薬物治療とEBM／EBMの2つの方向性／EBMの実践／医療におけるナラティブの役割／ディオバン事件

2. 良い薬を選ぶには ･･････････････････････････････････ 375
   良い薬とは何か／パーソナルドラッグ

3. 薬物治療のインフォームド＝コンセント ･････････････ 381
   「ムンテラ」／薬物治療におけるインフォームド＝コンセントの役割／コンプライアンスとアドヒアランス、コンコーダンス

4. 処方箋を正しく書くために ････････････････････････ 386
   処方箋とは？／処方箋に記載する事項／いろいろな処方例

5. 処方医の十戒 ･･････････････････････････････････････ 396
   こんな医師になってはならない

   エピローグ ･･････････････････････････････････････ 409
   用語索引 ･･ 410
   薬剤索引 ･･ 413
   著者略歴 ･･ 414

薬の殿堂

1. ニトログリセリン ･･･････ 42
2. アドレナリン ･･･････････ 76
3. アセトアミノフェン ･･･ 113
4. ワルファリン ･･･････････ 165
5. メトホルミン ･･････････ 232
6. ジアゼパム ････････････ 274
7. バルプロ酸 ････････････ 358
8. カプトプリル ･･････････ 402

本書で学べること

薬とは何かを学ぶ

第1章では… 薬を知る

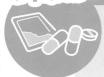

- 薬と毒の違いがわかる
- 薬の多様性がわかる
- 薬物治療の基本戦略がわかる
- 薬の名前の意味がわかる

第2章では… 薬の歴史を知る

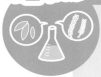

- 人類史における薬の変遷がわかる
- 現代の薬物治療を生んだ背景がわかる

薬の科学を学ぶ

第3章では… 薬理作用の基本を知る

- 薬の標的がわかる
- 作用機序の基本がわかる
- 薬の感受性が変わるメカニズムがわかる

第4章では… 薬物動態を知る

- 体内で薬に起きることがわかる
- 血中濃度の重要性がわかる
- 投与計画の立て方がわかる

薬のリスクを学ぶ

第5章では… 有害反応を知る

- 有害反応と副作用の違いがわかる
- 有害反応の発生メカニズムがわかる
- 主な重篤有害反応がわかる
- 健康被害を最小化する方法がわかる

第6章では… 相互作用を知る

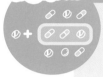

- 薬と薬が干渉するメカニズムがわかる
- 併用療法の利点がわかる
- 多剤併用のリスクがわかる

薬の使い方を学ぶ

第7章では… 処方のカスタム化を知る

- 遺伝子、年齢、妊娠、臓器障害による薬物治療の違いがわかる
- 薬剤耐性を防止する抗菌薬治療がわかる
- 治療モニタリングの方法がわかる

第8章では… 薬の選び方を知る

- EBMの重要性がわかる
- 薬の評価法がわかる
- 正しい処方箋の書き方がわかる
- 薬物治療に必要な心構えがわかる

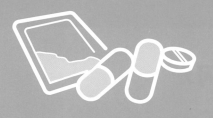

第1章

薬物治療とは

この章のポイント

1. 薬は、病気の予防・診断・治療のいずれかを目的として用いられる。
2. 薬物治療の基本戦略は、標的が正常細胞か、がん細胞か、病原体かによって異なる。
3. すぐれた薬でも、正しい方法で使わなければ薬物治療は成功しない。
4. 薬にはいろいろな呼び方があるため、それぞれ何を意味するのかよく理解すべきである。

第1章 薬物治療とは

1 薬とは何か

薬を定義すると

　医師に対して「薬とは何か」をあらためて説明するまでもないかもしれないが、本論に入る前に、この本で扱う「薬」が何を意味するかは明確にしておいたほうがよいだろう。

　『広辞苑』（第七版）で「薬」を調べると、次のようにいくつかの意味が書いてあり[1]、ほかの辞書も似たりよったりである[※1]。

① 病気や傷を治療・予防するために服用または塗布・注射するもの。水薬・散薬・丸薬・膏薬・煎薬などの種類がある。
② 広く化学的作用をもつ物質。釉薬・火薬・農薬など。
③ 心身に滋養・利益を与えるもの。比喩的にも用いる。「毒にも薬にもならない」「失敗が彼の薬になればよいが」
④ ちょっとした賄賂。鼻薬。「薬をかがせる」
⑤ ごく少量のたとえ。「薬ほども無い」

※1　Wikipediaではこれらに加えて「麻薬など、薬物乱用のために取引・摂取される物質の隠語」という解説が追加されている[2]。

　このうち④と⑤は比喩や隠語としての意味であり、③では食物や栄養素との区別がつかない。科学的な定義は①と②である。たしかに、広義の「薬」には、②のように農薬や殺虫薬、火薬、爆薬、化学実験に用いる試薬なども含まれる。しかし本書でいう「薬」は特に限定しないかぎり①、すなわち**医薬品** medicines（診療の目的で用いる薬）の意味で用

いることにする。

ただ、①の説明も科学的な定義としてはかなりゆるく、また表現が古いので、筆者なりに薬（医薬品）を定義してみると次のようになる。

> 「生体に**特異的な**物理・化学的変化をもたらし、その性質を利用して診療に用いられる物質の総称」

医薬品として用いる物質のなかには、「特異的な」という表現が若干フィットしにくいものもあるが（たとえば水や酸素、電解質、ブドウ糖など）、一方で、薬の性質を端的に表すには「特異的な」という言葉がやはり鍵となるため省けない。事実、一部の例外を除けば、ほとんどの薬はこの定義で言い表せる。

なお、『広辞苑』の⑤にある定義は、「ごく少量で著しい効果を示す」という薬の大きな特徴から来ている。「ごく少量」は科学的な表現ではないので筆者の定義には入れていないが、これは「くすり」という言葉の由来にもかかわる薬の特質である（これについては次項で述べる）。

薬はなぜ「くすり」というのか

薬はなぜ「くすり」というのか、あるいは、くすりはなぜ「薬」と書くのか、考えたことはあるだろうか。

「薬」という字は、いかにも「病気を治して楽にしてくれる草」だからそう書くように思いがちだが、どうもそう単純ではないようだ。中国でつくられた旧字の「藥」は病を手当てする草のことではあるのだが、「樂」には「小さくすりつぶす」という意味もあり[※2]、「藥」は「草をすりつぶして病を治すもの」を意味するらしい[※3]。

 ※2 もともと「樂」の字は神事に用いた楽器を表す象形文字で、楽しい音を奏でるという意味があるという。

※3 砂礫の「礫」や轢死の「轢」などの字に含まれる「楽」も、同じく「小さくすりつぶす」という意味のように思われる。

一方、「くすり」という音の方は古くから日本にあり、霊的あるいは神秘的という意味の形容詞「奇し」に由来していると言われている。ほんの少量であるにもかかわらず、精神や身体を活性化したり生命を維持したりする驚くべき力（奇しき力）を発揮する不思議なもの、すなわち「奇しきもの」を意味する言葉だったという。『広辞苑』にあった「ごく少量のたとえ」は、このことに由来するのだろう。ただ、「くすり」の語源は「草」にあるとする説もあって、定説と言えるものはないようだ。

薬と毒はどう違うのか

中世スイスの医師で化学者だった**パラケルスス** Paracelsus こと、本名**テオフラストゥス＝フォン＝ホーエンハイム** Theophrastus von Hohenheim（1493-1541）（図1）の有名な言葉に、「あらゆるものは毒であり、毒性のないものなど存在しない。投与量が、毒か薬かを区別する」というものがある。同じ物質がときに薬にもなれば毒にもなり、その分かれ目は投与量の違いだという。

パラケルススは「錬金術師」や「神秘思想家」でもあり、やや怪しげな人物ではあったようだが、この言葉自体は、当時としては驚くほど正確に、薬と毒の核心を突いている。パラケルススの言うとおり、薬と毒

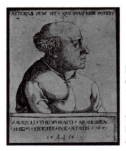

図1　パラケルスス
©Wellcome Images，クリエイティブ・コモンズ・ライセンス：CC BY 4.0
(https://commons.wikimedia.org/wiki/File:Aureolus_Theophrastus_Bombastus_von_Hohenheim_(Paracelsus)._Wellcome_V0004455.jpg)

に本質的な違いはない。ただ1つだけ、今日の知識に基づいてこの言葉を修正するなら、毒と薬を分けるのは薬の「投与量」ではなく「体内濃度」または「血中濃度」というべきだろう（これについては第4章-1で解説する）。

事実、薬の**基原** origin/source※4 となった植物や菌類、微生物がつくる化合物は、一般的には毒として知られる物質であることが多い。たとえば、ベラドンナやハシリドコロ（図2）の毒から抗コリン薬が、ジギタリスの毒から強心薬が、ニチニチソウの毒から抗がん薬（微小管重合阻害薬）が、麦角菌の毒からパーキンソン病治療薬（ドパミン受容体作動薬）が生まれた。

※4 生薬のもととなる植物や動物、鉱物を基原というが、本書ではあえて生薬に限定せず、「薬が開発されるもとになった物質を含む生物や鉱物」という意味で用いている。

今日、薬の製造・販売・使用は、**医薬品医療機器等法（薬機法）**で厳しく規制されているが、その第一の理由は、上記のようにどんな薬でも使い方によって毒になるからにほかならない。なかでも、取り扱うのに特に注意が必要な薬は**劇薬**、さらに危険な薬は**毒薬**に指定され、いっそう厳しい管理が義務づけられている。さらに、あえて言うと、医学生をはじめ医療系学生に薬理学を教えなければならない最大の理由は、薬が毒であるということを認識させなければならないからである。薬理学を学ぶことで、薬を毒にすることのない診療態度が身につくと考えている。

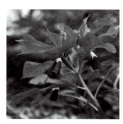

図2　ハシリドコロ *Scopolia japonica*
ハシリドコロは、西洋の毒草ベラドンナの日本におけるカウンターパートである。抗コリン薬の原型であるアトロピンやスコポラミンを含有し、山菜と思って誤って食べると中枢興奮作用により狂ったように走り回るというのでその名がある。
2023年春、英彦山（福岡県添田町）にて筆者撮影。

薬と食品はどう違うのか

では、薬と食品ではどうだろう。これらにも本質的な違いはないのだろうか。

第3章-1で解説するが、大部分の薬は生体高分子の鍵穴のような構造に、あたかも鍵のように結合することで大きな効果をもたらす。生体高分子の切所にピンポイントで結合するため、ごく少量でも驚くべき効果をもたらすことができる。「奇(くす)し」と畏れられたのも、このためである。

このような薬の特質は、食品とは異なる。食品は、体を動かすエネルギーを生んだり、体をつくる材料となる物質を獲得したりするために体外から取り入れなければならない物質であり、言うまでもなく健康な人にも必要である。そのため、不足すると空腹を感じ、摂りすぎると満腹を感じて、食品の摂取量は自動的に調節されている。少々食べ過ぎることはあっても、直ちに命にかかわることはほとんどない。

これに対して、薬はエネルギー源でも生体材料でもない。そのため病気でないかぎり、薬は生きるのに必須の物質ではない。それどころか、健康な人にとっては有害無益な物質だ。問題なのは、食品と違い、薬には飲み足りない感覚も、飲み過ぎの感覚もないことである。健康な人には不要の物質なので、体が生理的に薬を欲するということはないし、逆に飲み過ぎても満腹になるわけではない[※5]。

※5 体が薬を毒と認識し、吐き気を催すことはあるとしても。

したがって「薬を飲む」という行為は、食品を摂取するような本能的な行動ではなく、完全に理性的な行為である。つまり、本能にまかせることはできないので、正しい用法・用量を学習してからでないと薬は使ってはならないことになる。

近頃は、**口腔内崩壊錠（OD錠）**などと呼ばれる、口のなかで溶けて甘い味のする製剤が増えてきた。これらは飲みやすいので大人にとっては

よいのだが、小さな子どもがお菓子と間違えて食べてしまうことがあるため、手の届かないところにきちんと管理しなければならない。食品と間違えてしまうほど薬を甘くしたり美味しくしたりするのは、安全上避けるべきである[※6]。

※6　玩具やメモリーカードなどの小さな製品の表面には、幼児の誤飲防止を目的として、世界一苦い物質**デナトニウム** denatonium が塗布されることがある。実際、Nintendo Switchのゲームカードには安息香酸デナトニウムが塗布されている（らしい）。安全性は高いので錠剤に塗布することも可能かもしれないが、大人まで飲めないほど苦いなら元も子もなくなってしまうだろう。

参考文献
1) 「広辞苑 第七版」（新村 出／編），岩波書店，2018
2) Wikipedia：薬
　→ https://ja.wikipedia.org/wiki/薬

第1章 薬物治療とは

2 薬の多様性

「薬」と一口に言っても、その実体（物質としてのありさま）は多種多様である。

生薬

18世紀末に至るまで、薬は純粋な物質ではなく、ほとんどが**生薬** herbal medicines だった。生薬とは、主として植物の草根木皮（ときには動物や鉱物）をそのまま用いるか、あるいは多少の抽出や加工を施した薬である。生薬には、有効な物質も無効な物質も含めて特定できない多種類の成分が含まれており、当然ながら成分の比率は一定しない。**漢方薬**の多くは複数の生薬を調合したものなので、非常に多くの成分の混合物ということになる。生薬には、今日から見ると有効性が疑わしいものがたくさんあるが、本当に薬効成分を含むものも多数知られている。

低分子医薬品

生薬から純粋な形で取り出された世界初の薬は**モルヒネ** morphine だとされている。地中海地方や東ヨーロッパ辺りが原産地の**ケシ** *Papaver somniferum*（図3）の実からは、生薬**アヘン**（阿片）が採れる[※7]。アヘンは、メソポタミアなどで紀元前3000年以前から薬として用いられていた。1804年、**ゼルチュルナー**（第2章-3）は、アヘンから有効成分だけを取り出すことを試み、世界ではじめて成功した。この成分が、強力な

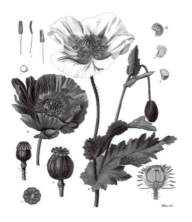 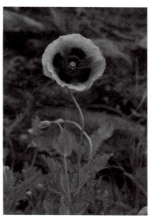

図3　ケシ（左）とアツミゲシ（右）
アヘンの原料として栽培されるのは、ケシ属 *Papaver* のうち主にケシ（ソムニフェルム種）*Papaver somniferum* だが、それよりかなり小型のアツミゲシ（セティゲルム種）*Papaver setigerum* もアヘンアルカロイドを含み、規制対象とされている。アツミゲシは日本を含む世界各地に帰化しており、あちこちで自生が見られる。
2024年4月、長崎県南島原市にて筆者撮影。

鎮痛薬として現在も広く用いられているモルヒネである。つづいて**コデイン** codeine やパパベリン、ノスカピン、テバインなどもアヘンから抽出された（これらを**アヘンアルカロイド**という）。モルヒネやコデイン、テバインの構造は類似しており、これらを化学修飾して**オピオイド** opioids と総称される数多くの薬（鎮痛薬、鎮咳薬、止瀉薬など）がつくられている（**図4**）。

 ※7　アヘンという呼称は、ギリシャ語でケシを意味する**オピウム** opium に由来する。opium がアラブに伝わって afyun となり、さらに中国へ伝わり a-fu-youg（阿芙蓉）や ya-pien（阿片）に変化し、この「阿片」を日本では「アヘン」と読むことになった。オピウム→アヘンの変化は、まるで伝言ゲームのようだ。

モルヒネも含め、それ以降に開発された薬の大部分は、分子量が数百程度の比較的小さな化合物である。これを一般に**低分子化合物** low-molecular-weight compounds（あるいは**低分子医薬品**）という。ちなみにモルヒネの分子量は285.34で、水（分子量18.02）や食塩（分子量58.44）

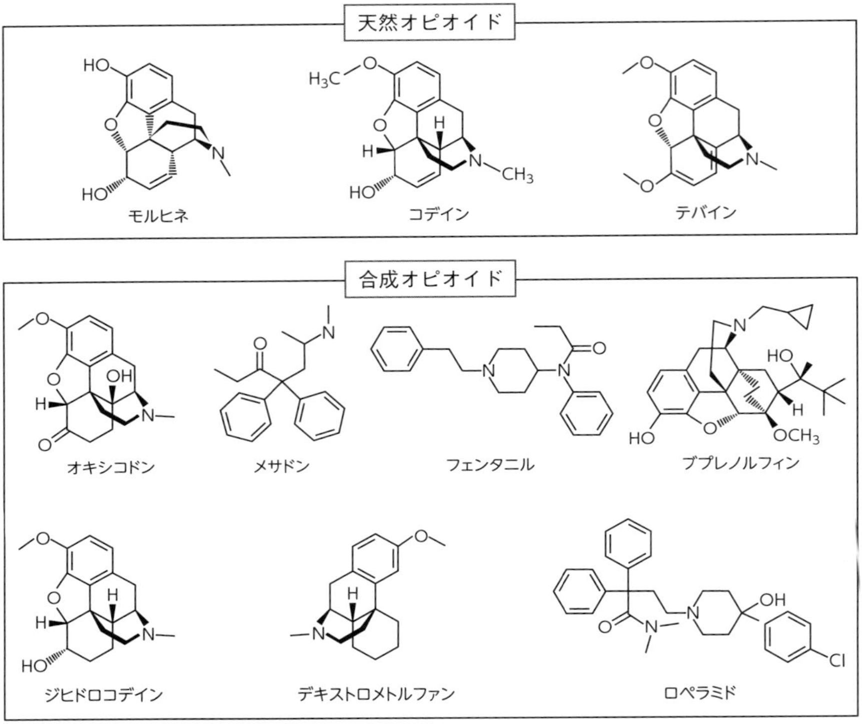

図4　オピオイドのいろいろ
モルヒネ、コデイン、テバインはアヘンに含まれる天然オピオイドである。テバインは薬としては用いないが、合成オピオイドの原料となる。合成オピオイドのデキストロメトルファンはもっぱら鎮咳薬として用いられ、ロペラミドは血液脳関門を通過せず、オピオイドの末梢作用を利用した止瀉薬として用いられる。

と比べると大きい分子だが、アルブミン（分子量約66,000）などと比べるとかなり小さい。低分子化合物のなかでは**マクロライド系抗生物質** macrolides などが最も大きい方で、分子量はだいたい750前後である。

ただ最近では比較的大きな、分子量1,000～2,000程度の化合物が増えてきた。一般にはこれらも低分子医薬品に含めるが、あえて**中分子医薬品**と呼ぶこともある。メチシリン耐性黄色ブドウ球菌（MRSA）に対して用いられる**バンコマイシン** vancomycin（**図5**）もその1つで、分子量は1,449.3とかなり大きい。

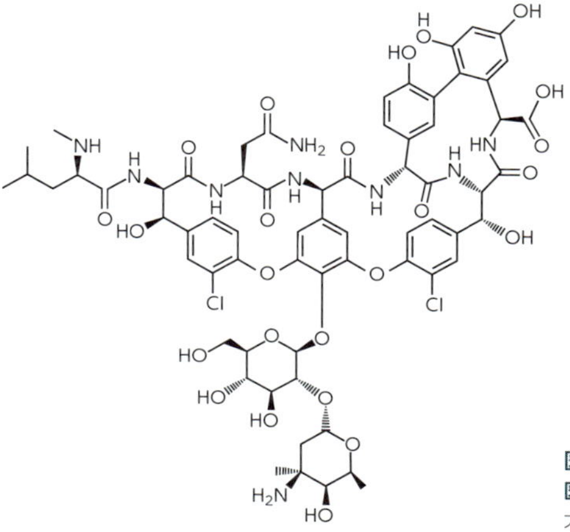

図5　バンコマイシン
図4のモルヒネに比べると数倍大きな分子であることがわかる。

低分子医薬品の大半は自然界出身

　植物、菌類（カビやキノコ）、細菌、ときには動物や鉱物など、天然資源に由来する薬は、モルヒネのほかにもたくさんある。**表1**にあげた薬は、天然物質そのものか、または多少つくりかえた物質だが、天然物質の構造や性質を少しでも利用してつくられた薬まで含めると、現在市販されている医薬品のじつに80％以上が自然界にルーツを有すると言われる。言いかえると、ほとんどの薬は、ルーツをたどれば何らかの天然資源に行き着くのである。

高分子医薬品

　近年の薬の特徴として、**生体高分子** biopolymer compounds（ペプチド、蛋白質、多糖、核酸など）に由来する薬が増えている。このような医薬品は分子量が桁外れに大きいため**高分子医薬品** high-molecular-weight drugs と呼ばれたり、「生物がつくった分子を製剤化したもの」という意味で**バイオ医薬品**や**生物学的製剤** biological drugs などと呼ばれたりする。

表1 天然資源に由来する薬

	基原	薬物	薬効
植物由来	イヌサフラン（ユリ科）	コルヒチン	痛風発作治療薬
	ヤナギ（ヤナギ科）	アスピリン	解熱鎮痛薬、抗血小板薬
	ケシ（ケシ科）	モルヒネ、コデイン	鎮痛薬
		コデイン、ノスカピン、パパベリン	鎮咳薬、鎮痙薬
	コカノキ（コカノキ科）	コカイン	局所麻酔薬
	ヤボランジ（ミカン科）	ピロカルピン	コリン作動薬
	ベラドンナ（ナス科）	アトロピン、スコポラミン	抗コリン薬
	マオウ（マオウ科）	エフェドリン	交感神経興奮薬
	カラバルマメ（マメ科）	フィゾスチグミン	コリンエステラーゼ阻害薬
	マツユキソウ（ヒガンバナ科）	ガランタミン	コリンエステラーゼ阻害薬
	コーヒーノキ（アカネ科）	カフェイン	中枢興奮薬
	チャノキ（ツバキ科）	テオフィリン	気管支拡張薬
	ガレガ（マメ科）	メトホルミン	糖尿病治療薬
	ジギタリス（オオバコ科）	ジゴキシン、ジギトキシン	強心薬
	インドジャボク（キョウチクトウ科）	レセルピン	降圧薬
	キナノキ（アカネ科）	キニジン	抗不整脈薬
		キニーネ	抗マラリア薬
	キハダ（ミカン科）	ベルベリン	止瀉薬
	ニチニチソウ（キョウチクトウ科）	ビンクリスチン、ビンブラスチン	抗がん薬
	イチイ（イチイ科）	パクリタキセル	抗がん薬
	カンレンボク（ヌマミズキ科）	イリノテカン、ノギテカン（トポテカン）	抗がん薬
菌類・細菌由来	バッカクキン属	エルゴタミン	片頭痛治療薬
		エルゴメトリン	子宮収縮薬
		ブロモクリプチン	パーキンソン病治療薬
	アオカビ属	ペニシリン	抗菌薬
		グリセオフルビン	抗真菌薬
		メバスタチン	コレステロール低下薬
	アクレモニウム属	セファロスポリン	抗菌薬
	サッカロポリスポラ属	エリスロマイシン	抗菌薬
	ストレプトマイセス属	ストレプトマイシン	抗菌薬（抗結核薬）
		イベルメクチン	駆虫薬
	ボツリヌス菌	ボツリヌストキシン	筋弛緩薬

▶ペプチド・蛋白質

　最初に薬として用いられた生体高分子は、1922年に発見された**インスリン** insulin だろう[※8]。インスリンは、ペプチドA鎖（21アミノ酸）とペプチドB鎖（30アミノ酸）がジスルフィド（S-S）結合したヘテロダイマーで、A鎖とB鎖を合わせると分子量は約5,808になる（**図6**）。この構造に多少改変を加えて持続時間に幅をもたせた**インスリンアナログ** insulin analogs も、今日では多数開発されている。

※8　ただし、臨床応用こそ1930年代末なのでインスリンより遅いけれども、はじめて発見された高分子医薬品はどうやらヘパリン heparin のようだ。ヘパリンは、β-D-グルクロン酸あるいはα-L-イズロン酸とD-グルコサミンが重合した、平均分子量12,000～15,000の高分子多糖で、アンチトロンビンⅢを介して強力な抗凝固活性を示す。

　インスリン以後、**ペプチドホルモン**（**ソマトロピン** somatropin［分子量約22,125］、**リラグルチド** liraglutide［分子量約3,751］、**テリパラチド** teriparatide［分子量約4,118］など）や**サイトカイン**（**エポエチン** epoetin［分子量約40,000］、**フィルグラスチム** filgrastim［分子量約18,800］、**インターフェロン** interferon［分子量約20,000］など）が続々と製剤化された。また、種々の**血液凝固因子**や**アルテプラーゼ** alteplase（分子量約64,000）などの**酵素蛋白質**や、**エタネルセプト** etanercept（分子量約150,000）のような**融合蛋白質**も医薬品として開発されている。もちろん**ワクチン**も多くは蛋白質製剤である。

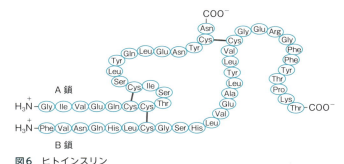

図6　ヒトインスリン

▶抗体

　21世紀に入ると、**抗体**を薬にすることが多くなってきた。乳癌治療薬の抗HER2抗体**トラスツズマブ** trastuzumab や、関節リウマチの治療薬などとして用いられる抗TNF-α抗体**インフリキシマブ** infliximab にはじまり、最近の新型コロナウイルス（SARS-CoV-2）中和抗体薬（**カシリビマブ** casirivimab と**イムデビマブ** imdevimab の抗体カクテルやソトロビマブ sotrovimab）に至るまで、四半世紀の間に多数の抗体医薬品が開発された。これらの実体は高次構造をなす蛋白質であり、分子量は150,000近くもある。

▶核酸医薬品

　最近は、アンチセンスオリゴヌクレオチドやsiRNAなどを用いた**核酸医薬品**もつくられるようになり、主として筋ジストロフィーや遺伝性アミロイドーシスなどの難病に対して用いられている。また、mRNAを投与して抗原蛋白質をつくらせる**mRNAワクチン**は、新型コロナウイルス感染症への有効性が証明された。

薬らしくない薬

　水や酸素、食塩、ブドウ糖などは、薬と呼ぶにはやや違和感があるが、このようにありふれた化合物であっても、診療目的で用いられる場合は医薬品として扱われる。

　また、整腸薬としてよく用いられる乳酸菌製剤のように、生きた細菌を薬として製剤化しているもの（いわゆる**プロバイオティクス** probiotics）もある。

　さらに最近では、普通の医薬品とは扱いが異なるものの、改変を加えた患者の**細胞**を薬として投与する細胞療法もはじまっている[※9]。

　一口に「薬」と言っても、実体はこれほど多岐にわたるのである。

※9　がん治療法の1つである**CAR-T療法**では、いったん体外に取り出したリンパ球に特定の遺伝子を導入し、患者に戻してがん細胞を攻撃させる。

第1章 薬物治療とは

3 病気は薬で治せるか

予防・診断・治療のすべてに薬が用いられる

　定期的な健康診断を受けるのが普通となった今日では、症状がない早期の段階で病気が見つかることが多くなった。また、生活習慣や検査結果などから、将来病気になりやすいかどうかをある程度予測できるようにもなった。そのような人には、今は症状がなくても将来発症する可能性のある病気に対して**予防** prevention が勧められる。もし、すでに何らかの症状が現れていれば、医師は患者の訴えを聞き、診察や検査をして病気かどうか、何の病気なのかを**診断** diagnosis し、患者の同意を得て**治療** therapy を行う。

　予防・診断・治療[※10]のいずれにおいても、さまざまな薬が用いられ、それぞれ**予防薬、診断薬、治療薬**という（表2）。

※10　これら3つをまとめて**診療** medical practice という。

表2　使用目的による薬の分類

目的による分類			例
予防薬			ワクチン、片頭痛予防薬など
診断薬			インドシアニングリーン、造影剤など
治療薬	対症療法薬		解熱鎮痛薬、催眠薬、制吐薬など
	原因療法薬	補充療法薬	ホルモン製剤、ビタミン製剤など
		病態制御薬	疾患固有の薬の大部分
		根治療法薬	感染症治療薬、抗がん薬など

文献1 p31より引用。

▶ 予防薬

予防薬は、発病すると予測される病気や、しばしば起こる症状を未然に防ぐための薬である。以前は、感染症を予防するワクチン、片頭痛発作や狭心症発作を予防する薬など、主として急性または発作性の病気に対する薬を意味していた。しかし近年は慢性疾患が増え、何年も後に発症する合併症を予防するため、長期にわたって薬を投与する場合がきわめて多くなっている。降圧薬や脂質異常症治療薬、抗血栓薬などがその代表で、これらは治療薬という側面ももっているが、将来起こると予測される血管障害（心筋梗塞や脳卒中など）を予防するため、長期にわたって用いられる薬である。

▶ 診断薬

次に**診断薬**は、病気を診断するため、主に臨床検査で用いられる薬だ。たとえば、糖尿病の診断に用いるブドウ糖溶液、肝機能を測定するために用いるインドシアニングリーン（ICG）、画像検査に用いる造影剤などがこれに当たる。また、人体から採取した体液などの検体を対象とする**体外診断薬**も多数ある。

▶ 治療薬

最後に**治療薬**は、すでに発症した病気の状態を改善するために用いる薬だ。非常に多くの薬があるが、目的別に整理すると、大きく**対症療法薬**と**原因療法薬**に分けることができる。対症療法薬は、疾患の種類に関係なく、今現れている症状を軽減させる薬である。一方、原因療法薬は、病気の原因がある程度解明されている場合に、疾患に特異的な治療薬として用いられる薬である。原因療法薬は、さらにいくつかに分けることもできる。必ずしも確立された分類ではないが、筆者は、**補充療法薬・病態制御薬・根治療法薬**という3つのカテゴリーに原因治療薬を分けている（**表2**）。治療薬については、次項でもう少し詳しく解説しよう。

治療薬で病気は治るのか

治療薬をこのように細かく分類するのには理由がある。自分が処方する薬がどれに当たるのか明確に意識しながら、合理的で無駄のない薬物治療を行ってほしいからである。

▶対症療法薬

対症療法薬は、病気の原因を取り除くことはできないが、病気によって起きる症状を軽減するため一時的に用いる薬である。解熱薬、鎮痛薬、鎮咳薬、制吐薬、止瀉薬、催眠薬などがこれに当たり、多くの場合、症状がなくなるまでの短期間**連用**または**頓用**（定期的に投与するのではなく、特定の症状が現れたとき一時的に薬を用いること）するが、症状がないのに漫然と投与するべきではない（第8章-5）。

▶原因療法薬

❶ 補充療法薬

次に原因療法薬について述べる。そのうち**補充療法薬**は、ホルモンやビタミン、電解質など、体内で必要な物質が欠乏しているために発症した病気に対して、欠乏している物質（あるいは、それを多少化学修飾したもの）を薬として投与するものだ。1型糖尿病に対するインスリンの投与や、鉄欠乏性貧血に対する鉄の補充などが典型例である。

❷ 病態制御薬

病態制御薬というのは、ほかにピッタリした専門用語がないので筆者が勝手につくった言葉なのだが、言いたいことは言い表せているのではないかと思う。病態制御薬は、20世紀半ば以降、それまで不明だった病気の成因が次々と明らかにされてくるのに伴って増えてきた薬だ。病気の成因や、それによって生体に変調がもたらされる機序が明らかになる

と、変調の機序をうまく是正することによって病態をコントロールすることが可能になる。今日、特定の疾患に対して効能（適応）を有する薬の大部分がこれに属する。生活習慣病に用いられる降圧薬、血糖降下薬、脂質異常症治療薬、抗血栓薬なども本来これに属する薬だが、将来起こると予測される合併症を念頭に置けば、これらは予防薬と考えることもできる（前述「予防薬」）。

❸ 根治療法薬

根治療法薬は、一時的に用いることにより、病気の原因（病因）そのものを排除することができる薬を意味する。病因がなくなるのだから病気は完治し、いったん完治したらそれ以後の治療は基本的には必要ない。本節のテーマ「病気は薬で治せるか」に対してはっきり「イエス」と答えることのできる、いわば理想の薬である。ただ残念ながら、そのような薬は多くはない。

根治療法薬に属するのは、主に感染症の治療薬である。感染症は病原体が原因で起こるので、病原体を排除できれば完治が望める。抗がん薬もめざすところは同じく完治である。現在、それに成功しているがんも一部にはあるとしても、薬だけで完治に至るがんは少なく、大部分は手術療法の補助として、あるいは延命を目的に使われる。なお、感染症にしてもがんにしても、個体の免疫力なしに薬だけで原因を排除することはきわめて難しいといえる。

このように、多くの薬は、発症を予防したり、症状を軽くしたり、病態をコントロールしたりするために用いられるが、単独で病気を完治させることのできる薬は一部にすぎない。

標的分子による戦略の違い

　薬の作用点は、多くの場合、患者自身の体に属する生体高分子（多くは蛋白質）だが、感染症の治療薬はふつう病原体の分子を標的とし、抗がん薬の多くはがん細胞の分子を標的とする。つまり、薬の作用点が患者の体の生体高分子にあるのか、病原体にあるのか、がん細胞にあるのかによって、薬物治療の基本戦略は大きく異なる。

▶患者自身の体の分子（正常細胞）

　まず、患者自身の体に作用する薬は、細胞や臓器の機能を変化させることによって病状を改善しようとする薬である。当然ながら、人体に大きな傷害を与える物質は薬として使えない。また、薬の効果を最大化し、副作用を最小化しようとすると、標的とする分子だけに作用し、それ以外の分子には作用しない薬が望まれる。なぜなら、標的分子以外への作用が副作用となるからだ（第5章-1）。さらに、たとえ標的分子以外に作用しない薬があったとしても、その標的分子が体のいたるところにあり、作用してほしくない場所でも作用するならば副作用を生む。そのため、「薬を作用させたい細胞や臓器だけにしか存在しない分子」が薬の標的として最も望ましいといえる。そのような理由から、ホルモンやオータコイド※11、神経伝達物質、サイトカインの受容体、あるいは当該細胞固有の働きを担う酵素などが、最も薬の標的になりやすい分子である（第3章-2）。

 ※11　**オータコイド** autacoids とは、全身循環により遠隔臓器に到達できるホルモンに対して、これを分泌する細胞が存在する局所だけで働く「局所ホルモン」のこと。

▶病原体

　では、病原体を標的とする場合を考えてみよう。ウイルスや細菌などによる感染症の治療戦略は、原理的には単純だ。病原体は、患者とは似

ても似つかない、全く別の個体である（ウイルスなら個体ではなく「粒子」と言うべきかもしれない）。したがって、人体に存在しない病原体特有の分子を標的とし、人体にとっては毒にはならないが病原体に対しては毒になるというような物質があれば、患者の体に影響を及ぼすことなく病原体のみを排除することができそうだ。人体への毒性に比べて病原体への毒性が高いほど、**選択毒性** selective toxicity が高いと言う。しかし、実際にはそのような薬にも多くの副作用がある。たとえば、抗菌薬に特有の副作用として、**菌交代現象** microbial substitution（第7章-2）によって起こる**偽膜性大腸炎** pseudomembranous enterocolitis（第5章-2）などの**菌交代症**がある。

▶ がん細胞

　難しいのはがん細胞である。がん細胞は患者自身の細胞から生じるが、遺伝子に変異があるため患者自身の細胞とは異なっている。患者にとって自己でもなく、とはいえ非自己というには自己の細胞に似すぎている、この曖昧さこそががんが「悪性」たるゆえんであろう。

　抗がん薬の多くはがん細胞を殺して排除する薬だ。つまり、病原体に対する治療戦略と基本的には同じである。しかし、がん細胞は自己の細胞にかなり似ているため、がん細胞を殺す薬は自己の細胞も傷害することが多い。ただ、最近は、正常細胞への毒性をできるだけ小さくするため、がん細胞と正常細胞で異なっている分子をピンポイントで狙い撃ちする薬（**分子標的薬** molecular target drugs）が次々と開発されている。

参考文献
1）「くすりとからだ チーム医療のための臨床薬理学入門」（笹栗俊之／著），九州大学出版会，2022

第1章 薬物治療とは

4 薬の名前

　きわめて多種類の薬が販売されている今日、人から人へ薬の名前を正確に伝えることは、医療事故を防ぐうえできわめて大切だ。ところが薬の名前は複雑で、状況によっていろいろな名前で呼ばれており、医療の現場でしばしば混乱が生じる。薬がどのように名付けられているのか理解することは、安全な診療を行うためにも、現代医療の課題を考えるためにも必要である。

○○薬と○○剤の違いは？

　「薬」と聞くと、われわれはどんな形状を思い浮かべるだろうか。それは散剤かもしれないし、錠剤やカプセル剤かもしれないし、注射液かもしれない。しかし、これらは薬そのものではない。

　正確に言うと、普段目にしている「薬」は**製剤**であって、純粋な**薬物**（**有効成分**）ではない。製剤とは、ふつう1種類、ときには数種類の有効成分を、作用部位に届けるのに適した構造（**剤形**）に加工した製品だ。製剤には、有効な薬の成分だけでなく、剤形を整えたり嵩増ししたりするための材料や、有効成分を溶かすための媒体などが含まれている。純粋な薬物だけでは、適切な量を、適切な時間で体に送り届けるのは難しいことが多いため、加工して製剤化する必要があるわけだ。代表的な剤形には、**経口剤**（散剤、錠剤、カプセル剤など）、**注射剤**（静脈内注射剤、筋肉内注射剤、皮下注射剤など）、**外用剤**（吸入剤、坐剤、貼付剤、点眼剤など）がある。

　それと大いに関係するが、薬の話をするとき、たとえば鎮痛薬と鎮痛

剤のように、○○薬と言ったり、○○剤と言ったりする。しかし、これらは同義ではない。○○薬は有効成分を意味し、○○剤は製剤を意味する呼び方からだ。一人前の医師や薬剤師にもこの使い分けに無頓着な人が多いが、言葉は正しく使ってもらいたい。

薬には複数の呼び方がある

現在、日本では、すべてを覚えることはまず不可能といえるほど数多くの医薬品が販売されている（製剤の種類としては1万数千種類もある）。薬の名前はたいていカタカナで書かれ、さらに面倒なことに同じ薬にもいろいろな呼び方があって、覚えるのは容易ではない。混乱を招きやすいので、ここで薬の名前について整理しておこう。

医薬品には、すでに述べた「○○薬」としての名前である**成分名** ingredient name があるが、この成分名にはさらに**化学名** chemical name と**一般名** generic name という2つの表し方がある。また、これらとは別に、「○○剤」としての名前である**製剤名** product name（**商品名** trade name とも言う）がある。つまり、同じ薬を呼ぶのに、化学名と一般名と商品名の3通りがあるわけだ。さらにややこしいことに、少々古い薬であれば**後発医薬品**がつくられることが多く、それらには**先発医薬品**とは異なる商品名が付けられる（後述）。

これだけではわかりにくいので、よく使われている降圧薬を例に、具体的に説明しよう。**表3**を見てほしい。

表3 薬の名称

分類		例
成分名	化学名	3-Ethyl 5-methyl(4RS)-2-[(2-aminoethoxy)methyl]-4-(2-chlorophenyl)-6-methyl-1,4-dihydropyridine-3,5-dicarboxylate monobenzenesulfonate
	一般名	アムロジピンベシル酸塩（amlodipine besilate）
商品名（製剤名）	先発品名	ノルバスク（Norvasc）＋剤形 アムロジン（Amlodin）＋剤形
	後発品名	アムロジピン＋剤形＋「製造販売会社名」

▶化学名

　表3の一番上に書いた「3-Ethyl 5-methyl(4RS)-2-[(2-aminoethoxy)methyl]-4-(2-chlorophenyl)-6-methyl-1,4-dihydropyridine-3,5-dicarboxylate monobenzenesulfonate」という非常に長い**化学名**は、有効成分の化学構造を有機化学の命名法に従って正確に表したもので、これを専門家が見れば薬物の構造式を描くことができる。これは最も学問的でいかめしい名前だが、ふつうの人は、こんな寿限無のように長く複雑な名前を覚えられるはずはない。

▶一般名

　化学名はいわば薬の"フルネーム"だが、長すぎて実用的ではないので、代わりにひとことで呼べる"ニックネーム"が付けられる。これが**一般名**で、この薬の場合、**アムロジピンベシル酸塩** amlodipine besilate がそれだ[※12]。ただ、ベシル酸塩 besilate は塩の名前なので、実用的には**アムロジピン** amlodipine だけで構わない（ちなみに、アムロジピンは、日本にはベシル酸塩だけしかないが、国際的にはメシル酸塩やマレイン酸塩もある）。なお、一般名はニックネームとは言ったが、世界保健機関（WHO）に登録された世界中で通じる立派な名前である。

● ステムを見ればどんな薬かわかる

　さて、ここが重要なところだが、一般名はある程度系統立っている。化学構造や効き目が似ている薬には共通の語幹（**ステム** stem）を与えることが多いため、類縁の薬は似た名前になる。例にあげたアムロジピンと似た薬には、ニフェジピン、ニカルジピン、ベニジピン、シルニジピンなど、共通して**ジピン**（-dipine）というステムをもつ名前が付けられている。いずれも化学構造に1,4-ジヒドロピリジン環（**di**hydro**pyridine**）を有するため、太字の部分をとったのだと思われる[※13]。

※12 アムロジピンベシル酸塩は今日最も頻繁に処方されているカルシウムチャネル遮断薬（いわゆる「カルシウム拮抗薬」）の1つである。

※13 ついでに言うと、アムロジピンのアムロ（amlo）は、分子内に含まれるアミノエトキシ基（aminoethoxy）と塩素（chloro）に由来するそうだ[1]。このように、一般名の命名には（ある程度）合理的な根拠がある。

たとえて言うと、ステムは、漢字の部首（偏や旁、冠など）に当たる。部首を見れば何を表す漢字なのかおおよそ見当がつくように、ステムを見ればどのような薬なのかおおよそわかる。よく知られたステムのいくつかを**表4**に示すが、このほかにも膨大な種類のステムがある。つまり、一般名を見れば、たとえはじめて出合う薬であっても、どのような薬なのかステムから想像できることが多いのである。

▶商品名

では次に、**商品名**を見てみよう。

商品名は、その薬の開発者（製薬会社など）が、基本的に自由に付けることのできる商標としての名前だ。化学名や一般名と違って、有効成分の名前ではなく工業製品としての薬の名称である。当然ながら会社は薬を売りたいので、医師や患者が覚えやすそうな語呂のよい名前を付けようとする。**表3**に示すように、アムロジピン製剤を最初に開発したファイザー社は、この薬の商品名を「ノルバスク（Norvasc）」とした。日本では、住友ファーマ社が「アムロジン（Amlodin）」の商品名で同じ薬を併売した（この併売という行為も医療現場に混乱をもたらすので問題なのだが、煩雑になるのでここではその話は割愛する）。

商品名は、覚えやすいという意味ではよいのだが※14、系統立っていないため、どのような有効成分を含んでいるのか、どのような作用の薬なのか、商品名から想像するのは一般に困難だ。アダラート、ペルジピン、コニール、アテレック、ノルバスクと聞いても、これらが類似薬だということを普通の人はわからない。しかし一般名でいうと、これらは、ニフェジピン、ニカルジピン、ベニジピン、シルニジピン、アムロジピンであり、共通のステム「ジピン」があるため類似薬だとすぐわかるのだ。

表4 ステムのいろいろ

ステム		定義	例
-azolam	-（ア）ゾラム	ベンゾジアゼピン系薬	アルプラゾラム、トリアゾラム、ミダゾラム
-caine	-カイン	局所麻酔薬	リドカイン、ブピバカイン、ロピバカイン
cef-	セフ-	セフェム系抗生物質	セファゾリン、セフタジジム、セフカペン
-cillin	-シリン	ペニシリン系抗生物質	アンピシリン、アモキシシリン
-conazole	-コナゾール	アゾール系抗真菌薬	イトラコナゾール、ボリコナゾール
-dipine	-ジピン	DHP系Ca^{2+}チャネル遮断薬	ニフェジピン、ベニジピン、アムロジピン
-flurane	-フルラン	吸入麻酔薬	イソフルラン、セボフルラン、デスフルラン
-formin	-ホルミン	ビグアニド系血糖降下薬	ブホルミン、メトホルミン
-gliflozin	-グリフロジン	SGLT2阻害薬	ダパグリフロジン、イプラグリフロジン
-glutide	-グルチド	GLP-1アナログ	デュラグルチド、セマグルチド
-grel	-グレル	ADP受容体拮抗薬	クロピドグレル、プラスグレル
-lukast	-ルカスト	ロイコトリエン受容体拮抗薬	プランルカスト、モンテルカスト
-mab	-マブ	モノクローナル抗体薬	インフリキシマブ、アダリムマブ
-mycin	-マイシン	ストレプトマイセス属抗生物質	ストレプトマイシン、クラリスロマイシン
-olol	-（オ）ロール	βアドレナリン受容体拮抗薬	プロプラノロール、ビソプロロール
-oxacin	-（オ）キサシン	キノロン系抗菌薬	ノルフロキサシン、レボフロキサシン
-oxetine	-（オ）キセチン	SSRI、SNRI	パロキセチン、デュロキセチン
-oxifene	-（オ）キシフェン	抗エストロゲン薬、SERM	タモキシフェン、ラロキシフェン
-parin	-パリン	ヘパリン誘導体	ヘパリン、ダルテパリン、エノキサパリン
-piprazole	-ピプラゾール	D_2受容体部分作動薬	アリピプラゾール、ブレクスピプラゾール
-prazole	-プラゾール	プロトンポンプ阻害薬	オメプラゾール、ラベプラゾール
-pril	-プリル	アンギオテンシン変換酵素阻害薬	カプトプリル、エナラプリル、ペリンドプリル
-profen	-プロフェン	プロピオン酸系NSAIDs	イブプロフェン、ロキソプロフェン
-renone	-レノン	アルドステロン受容体拮抗薬	エプレレノン、エサキセレノン、フィネレノン
-rolimus	-ロリムス	免疫抑制薬	シロリムス、タクロリムス、エベロリムス

（次ページへ続く）

ステム		定義	例
-sartan	－サルタン	アンギオテンシン受容体拮抗薬	ロサルタン、バルサルタン、アジルサルタン
-semide	－セミド	ループ利尿薬	フロセミド、アゾセミド、トラセミド
-terol	－テロール	β_2アドレナリン受容体作動薬	サルメテロール、ホルモテロール
-tidine	－チジン	H_2受容体拮抗薬	シメチジン、ファモチジン、ラフチジン
-tinib	－チニブ	チロシンキナーゼ阻害薬	イマチニブ、エルロチニブ、トファチニブ
-triptan	－トリプタン	5-HT$_1$受容体作動薬	スマトリプタン、ゾルミトリプタン
-vastatin	－バスタチン	HMG-CoA還元酵素阻害薬	プラバスタチン、ロスバスタチン
-vir	－ビル	抗ウィルス薬	アシクロビル、オセルタミビル
-xaban	－キサバン	凝固因子Ⅹa阻害薬	エドキサバン、アピキサバン

 ※14 「覚えやすい」と書いたが、薬理を専門にしている筆者のような者にとっては商品の名前は逆に覚えにくく、一見難しそうな成分名の方が系統的なのではるかに覚えやすいと感じる。

❶ 先発医薬品と後発医薬品

　ノルバスクのように世界で最初に開発された製剤を**先発医薬品**（あるいは単に**先発品**）といい、しばらくは特許権によって他社の製造・販売を許さない。しかし先発品の特許が切れると、ほかの会社が**後発医薬品**（あるいは単に**後発品**）を売り出す可能性がある。頻繁に処方される「売れ筋」の薬ほど、たくさんの会社が参入する。しかし、有効成分は同じでも、製造者が違えば剤形は異なるので、それぞれに商品名（商標）が付けられる。以前は後発品に全く異なる商品名が付与されることが多く、混乱に拍車がかかっていたが、この点は学習したのか、アムロジピンの場合、後発品名は"アムロジピン＋剤形＋「製造販売会社名」"という形に統一されている。

❷ やっぱり一般名が大事

このように、これからの後発品名は、**一般名＋剤形＋「製造販売会社名」**という様式に統一されていくため、後発品を処方するには一般名（ジェネリックネーム）が必要となる[※15]。そのため、当然のように後発品が処方されている今日では、医師は、先発品名より一般名（つまりは薬理学で習う名前！）を覚えていなければならないのである。さらに言うと、一般名さえ覚えておけば処方は十分可能であり（現に筆者がそうだ）、逆に先発品名だけしか知らないと処方に支障が出るだろう。これだけでも薬理学を学ぶ意味があるというものだ。

※15　後発品のことを俗に**ジェネリック医薬品**と呼ぶのはこのためだ。「ジェネリック」には本来「後発品」という意味はないので、奇異な呼び方なのだが…。

名前の混乱が医療過誤を引き起こす

しかし、後発品の処方などは大した問題ではない。商品名しか知らないことの重大な弊害は、医療過誤を誘発することだ。

たとえば、全く異なる薬に大変よく似た紛らわしい商品名が付けられていることがしばしばあり、薬の取り違えの原因となることがある。**表5**にあげた組合わせのうち、アルマールという降圧薬とアマリールという血糖降下薬の取り違えや、サクシゾンという副腎皮質ホルモン薬とサクシンという筋弛緩薬の取り違えにより、患者が意識不明の重体になったり、死亡したりという医療事故が起こったことがある。一般名でいうと、アルマールはアロチノロール、アマリールはグリメピリドと全く似ておらず、サクシゾンはヒドロコルチゾンコハク酸エステル、サクシンはスキサメトニウムで、やはり全く似ていない[※16]。

※16　これらのうち「アルマール」「サクシゾン」「サクシン」は医療過誤防止のため名称変更されている。

表5　取り違えやすい商品名（名称変更されたものも含む）

商品名	一般名（薬効分類）
アルマール vs. アマリール	アロチノロール vs. グリメピリド （降圧薬）　　　（血糖降下薬）
アレロック vs. アロテック	オロパタジン vs. オルシプレナリン （抗アレルギー薬）（気管支拡張薬）
ウテメリン vs. メテナリン	リトドリン vs. メチルエルゴメトリン （子宮弛緩薬）　　（子宮収縮薬）
エクセラーゼ vs. エクセグラン	消化酵素合剤 vs. ゾニサミド （消化薬）　　（抗てんかん薬）
サクシゾン vs. サクシン	ヒドロコルチゾン vs. スキサメトニウム （ステロイド薬）　　（筋弛緩薬）
セパゾン vs. セフゾン	クロキサゾラム vs. セフジニル （抗不安薬）　　　（抗菌薬）
セロクエル vs. セロクラール	クエチアピン vs. イフェンプロジル （抗精神病薬）　　（脳血管拡張薬）
トフラニール vs. フトラフール	イミプラミン vs. テガフール （抗うつ薬）　　（抗がん薬）
ノルバスク vs. ノルバデックス	アムロジピン vs. タモキシフェン （降圧薬）　　　（抗がん薬）
バイロテンシン vs. オイテンシン	ニトレンジピン vs. フロセミド （降圧薬）　　　（利尿薬）
マイスリー vs. マイスタン	ゾルピデム vs. クロバザム （催眠薬）　（抗てんかん薬）
メイロン vs. メチロン	炭酸水素ナトリウム vs. スルピリン （アシドーシス治療薬）　（解熱薬）
リクシアナ vs. リフキシマ	エドキサバン vs. リファキシミン （抗凝固薬）　　（抗菌薬）

　それでも、先発品の商品名はふつう1つかせいぜい2つしかないので、先発品しか存在しないなら、大きな混乱が生じることは少ないかもしれない。しかし、後発品が続々と販売されると、夥しい数の商品名が医療の現場に氾濫する。そうなると、患者に処方されている薬を完全に把握するのは、医師や薬剤師でさえ容易でなくなってしまう。

　たとえば、ほかの病院ですでに処方されている薬と同一成分を含む薬や類似成分を含む薬を、知らずに**重複処方**するという誤りが増えるだろう。あるいは、ほかの病院で処方された薬と好ましくない**相互作用**をする薬を誤って処方し、副作用被害が出たり、薬の効き目が悪くなったり

する可能性がある（第6章）。

　対して一般名は、1つの薬には原則1つの名前しかないこと、ステムによってある程度系統立っていることから、過誤が生じにくい。医師はもちろん、薬を扱う医療関係者は一般名をよく知っておくべきである。

参考文献
1)「薬名［語源］事典」（阿部和穂／著），武蔵野大学出版会，2020

薬の殿堂 1　ニトログリセリン

● 19世紀までの狭心症

　狭心症 angina pectoris は、心筋の虚血により前胸部などに絞めつけられるような痛みや圧迫感（**狭心痛**）を覚える状態をいう。扁桃炎などの「喉を締めつけられるような痛み」をアンギーナ angina と呼んでいたが、それに対して「胸を（pectoris）締めつけられるような痛み」なので、1768年、英国の医師**ウィリアム＝ヘバーデン** William Heberden（1710-1801）がそう命名した（ヘバーデンは、今日では**ヘバーデン結節**で名が知られている）。日本語の「狭心症」も、これに基づいた訳語であろう。

　18世紀後半の英国では、狭心症で死亡した患者を解剖すると冠動脈が閉塞していたことから、狭心症と冠動脈閉塞の関係に気づいていたが、まだ多くの医師が胸の痛みは消化不良から来ると思い、胃薬を処方したりしていた。また、たとえ心臓に原因があるとわかったとしても症状を軽快させる方法は**瀉血**ぐらいしかなく、有効で害のない治療法が見つかるには19世紀後半まで待たなければならなかった。

● 最初の特効薬：亜硝酸アミル

　英国の医師**トマス＝ローダー＝ブラントン** Thomas Lauder Brunton（1844-1916）は、瀉血で狭心症が軽快するのは血圧が下がるためではないかと考え、**亜硝酸アミル** amyl nitrite（**図1左上**）を狭心症に試してみることにした。亜硝酸アミルは、フランスの化学者**アントワーヌ＝ジェローム＝バラール** Antoine Jérôme Balard（1802-1876）によって1844年に合成された揮発性の化合物だが、ブラントンは、この物質が血管を拡張させ血圧を下げることを知っていたからである。布にしみ込ませた亜硝酸アミルを狭心症患者に嗅がせると、はたして、またたく間に狭心痛は消失した。1867年、彼はこの画期的な発見を『Lancet』に発表し、亜

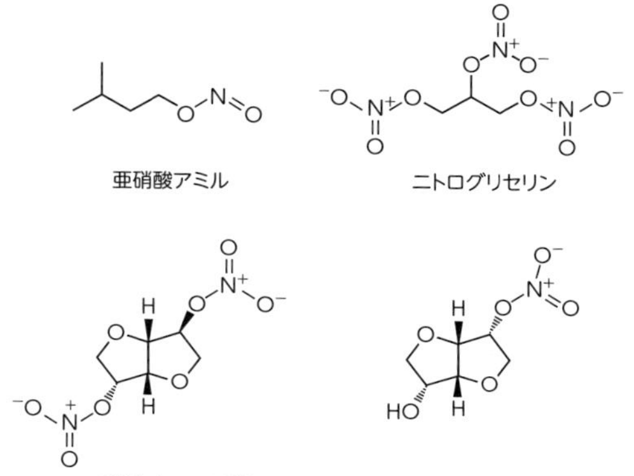

図1 硝酸薬

硝酸アミルはニトログリセリンが登場するまで唯一の特効薬となった。

しかし今日では、効果がごく短いこと、急激な血圧低下を招くため心筋梗塞の急性期には使えないこと、剤形が特殊なこと（1回分が綿布で被覆されたガラス管に入っており、使用時にガラス管を砕いて布にしみ込んだ薬液を吸入する）などから、亜硝酸アミルを狭心症に用いることはまれである（むしろ、シアン化合物中毒の解毒薬として使われる）。

● ニトログリセリンとダイナマイトの誕生

さて、もう1つの物語がブラントンの知らない所で進行していた。ブラントンの発見から遡ること20年、1847年に、イタリアの化学者**アスカニオ＝ソブレロ** Ascanio Sobrero（1812-1888）（**図2左**）が、硝酸・硫酸・グリセリンから爆発性の強い油を合成した。これが**ニトログリセリン** nitroglycerin［より正確には**三硝酸グリセリン** glyceryl trinitrate（**GTN**）］である（**図1右上**）。あまりに爆発性が強いため、GTNには利用価値がないとソブレロ自身は考えたようだが、GTNの爆発力に目を付けたのがトリノ大学でソブレロの同門であったスウェーデンの化学者**アルフレッド＝ベルンハルト＝ノーベル** Alfred Bernhard Nobel（1833-1896）

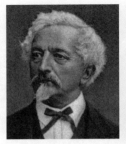 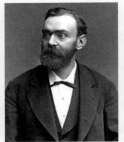

アスカニオ＝ソブレロ　　アルフレッド＝ノーベル
図2　ニトログリセリンを生んだ人々

（**図2右**）であった。

　ノーベルは、1866年、GTNを建設工事で安全に用いることのできる爆薬とするため、珪藻土にしみ込ませて雷管で起爆する**ダイナマイト**を開発し、1867年に特許を取った。ダイナマイトは建設工学に革命をもたらし、ノーベルはこれによりヨーロッパ屈指の大富豪となった[※1]。

※1　1901年にはじまるノーベル賞は、ノーベルの遺言により、彼の莫大な遺産を基金として設立されたノーベル財団が主催してきた賞である。

● 月曜病からのヒント

　さて、ここから再び狭心症に話はつながる。ノーベルのダイナマイト工場では、休暇明けに仕事をはじめるとひどい頭痛やめまいが起こるという苦情が相次ぎ、「**月曜病**」と呼ばれた。また、狭心症をもつ作業員の胸痛が、工場外では起きるのに工場内では起きないという話も聞き、GTNに血管拡張作用があるのではないかと考え検証を試みる医師も現れた（「月曜病」が休み明けにしか起こらなかったのは、GTNへの耐性が生じたためだと後にわかった）。

　ただ、試した医師によってGTNの効果は大きく異なっていた。1滴でも激しい頭痛やめまいが起こるとした医師もいた一方、大量に飲んでも全く効かないという医師もいた。今から考えると、GTNは**初回通過効果**

（第4章-2）が大きいため、投与方法によって効果に大差が出ただけだとわかる。恐る恐る舌の上に滴下すると口腔粘膜から吸収されて1滴でも著しい効果が現れたが、一気に飲み込むと肝臓で代謝されて効かなかったのである。

●ニトログリセリンの勝利

　このようにGTNの効果には論争があったが、この薬の価値を世界に認めさせたのは、ロンドンはウェストミンスター病院の若い医師**ウィリアム＝マレル** William Murrell（1853-1912）であった。1879年の1月から2月にかけて、マレルは「狭心症治療薬としてのニトログリセリン」と題する論文を『Lancet』に4回にわたって発表し、GTNの効果は亜硝酸アミルとよく似ていること、効果発現は亜硝酸アミルよりやや遅いが持続時間は長いことなどを、症例ごとに詳細に報告した。

　GTNは内服すると効かなくなるという事実にはマレル自身もはっきり気づいてはいなかったようだが、「ニトログリセリンの丸薬を飲み込んだ場合にはアルコール溶液ほど早くは効かないが、もし丸薬を噛んだら十分早く効く」という記載は論文にある。

　それ以来、GTNは狭心痛の第一選択薬となり、狭心症を患ったノーベル自身にも処方されたという。狭心症にもいくつかタイプがあるが、GTNはいずれのタイプにも効く。初回通過効果が大きいため、口腔粘膜から吸収させる外用剤（舌下錠や口腔内スプレー）を用いる。1940年には、GTNより半減期の長い**二硝酸イソソルビド** isosorbide dinitrate（**ISDN**）が合成され（図1左下）、これも狭心痛によく用いられるが、第一選択薬の座は今もGTNが守り続けている。人工合成された医薬品の寿命としては最長記録ではないかと思われる。

●予防薬は耐性に注意

　今日、GTNには口腔内投与以外の剤形も開発されている。不安定狭心症や手術時の血圧コントロールなどには注射剤が用いられる。狭心痛の

予防薬として貼付剤もつくられているが、GTNは**耐性**を生じやすいため、貼付は発作の起きる時間帯のみに留めるべきである。ISDNや、その後に開発された**一硝酸イソソルビド** isosorbide mononitrate（**ISMN**）（**図1右下**）は経口投与が可能で、持続時間も長いので狭心痛の予防に用いることもできる。しかし、**硝酸薬**※2はいずれも耐性を生じやすいので、発作の起きる時間帯以外は曝露を避ける。ただ、予防薬としては**カルシウムチャネル遮断薬やβアドレナリン受容体拮抗薬**の方が適している。

※2　GTN、ISDN、ISMNはアルコールの硝酸エステル、亜硝酸アミルは亜硝酸エステルであり、これらを総称して有機硝酸薬あるいは単に硝酸薬と呼んでいる。

また、患者の生命予後にとっては狭心痛の抑制より心筋梗塞の予防の方が重要だが、硝酸薬には心筋梗塞予防効果はない。この目的には、**抗血栓薬**を中心に、**HMG-CoA還元酵素阻害薬、レニン-アンギオテンシン系抑制薬**などが用いられる。

●ニトログリセリンはなぜ効くか

では、GTNはなぜ効くのだろうか。冠動脈を拡張させるからだと思っている人も多いようだが、そう単純ではない。たしかに冠動脈は拡張するが、血圧が低下するので冠動脈の血流は必ずしも増えない。最も重要な機序は、**前負荷の軽減**である。GTNにより全身の静脈が拡張して静脈還流量が減るため、心筋の酸素消費量が低下するのである。また、静脈ほどではないが動脈も拡張するので血圧が低下して**後負荷**も減り、これも心筋酸素消費の軽減に寄与する。

●ノーベル賞受賞：一酸化窒素の発見

長い間使われているGTNだが、じつは血管を拡張させるメカニズムは1980年代にいたるまでわからなかった。ところが、1980年に**内皮由来弛緩因子** endothelium-derived relaxing factor（**EDRF**）が発見され、その実体は内皮細胞が生成する**一酸化窒素** nitric oxide（**NO**）であることが

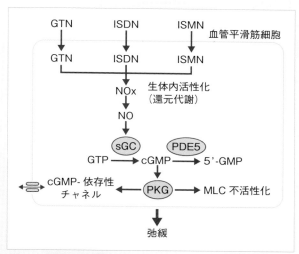

図3　硝酸薬の作用機序
sGC：可溶性グアニル酸シクラーゼ
PDE5：ホスホジエステラーゼ5
PKG：cGMP依存性プロテインキナーゼ
MLC：ミオシン軽鎖

わかり、さらにNOが平滑筋細胞内で血管拡張物質**サイクリックGMP**（**cGMP**）を産生することが次々に解明され（**図3**）、これらの発見を主導した米国の薬理学者**ロバート＝フランシス＝ファーチゴット** Robert Francis Furchgott（1916-2009）、**ルイ＝ホゼ＝イグナロ** Louis José Ignarro（1941-）、**フェリド＝ムラド** Ferid Murad（1936-）の3名に1998年のノーベル賞が贈られた。

これらの研究を背景に、硝酸薬は平滑筋細胞内でNOを生成し、cGMPを増加させることで血管を拡張させることが明らかとなった（静脈の方が拡張しやすいのは、NO生成にかかわる酵素が動脈より豊富なためだろうと考えられている）。

●cGMP関連薬

その後、cGMP関連の研究は狭心症以外の疾患へも拡大し、今では肺高血圧症、心不全、勃起不全、前立腺肥大症など多くの疾患に関連薬

（ホスホジエステラーゼ5阻害薬、可溶性グアニル酸シクラーゼ刺激薬など）が開発されている。ただし、これらの薬と硝酸薬は併用禁忌である。どちらも cGMP を別の機序で増加させ、相乗効果で過度の血圧低下を起こす可能性があるためだ。

参考文献

1) Murrell W：Nitro-Glycerine as a Remedy for Angina Pectoris. Glasgow Med J, 18：370-371, 1882
2) Smith E & Hart FD：William Murrell, physician and practical therapist. Br Med J, 3：632-633, 1971
3) National Academy of Sciences：Beyond Discovery. From explosives to the gas that heals：Nitric oxide in biology and medicine.
   →http://www.nasonline.org/publications/beyond-discovery/nitric-oxide.pdf
4) 「火薬が心臓を救う：ニトログリセリン不思議ものがたり」（吉田信弘，大西正夫／著），ダイヤモンド社，1990
5) 「薬の散歩道 薬理学入門」（仁木一郎／著），pp93-99，メディカル・サイエンス・インターナショナル，2010

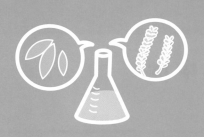

第2章

薬史5千年

この章のポイント

1. 人類史は病との闘いの歴史でもあり、薬の歴史は人類史とともに展開してきた。
2. 今日の薬物治療の背景には、5千年に及ぶ文明の進歩がある。
3. 新しい薬も、開発の経緯を遡ると起源はたいへん古いことがしばしばある。
4. 薬の歴史を知れば、薬物治療への関心は一層深まるに違いない。

第2章 薬史5千年

1 古代から中世
生薬をもとめて

薬物治療の夜明け

▶薬と宗教との密接な関係

　有史以前の人類は狩猟採集生活を営むうちに、日光や冷水、火熱、鉱物、植物、動物、あるいは自分の唾液など、自然の力で傷病を癒すことを覚えていったと思われる。特に、植物や動物を食料とするなかで、薬になるものと毒になるものを学びとっていったのだろう。

　やがて人類が集団生活を営むようになると、病気は神や悪魔など超自然的な力によってもたらされると信じられ、神や悪魔に働きかけて病を癒そうとする呪術・巫術を行う者が現れた。その際、幻覚をもたらす植物などが"トランス状態"に入る手段として用いられるようになった。

　古代メソポタミアのバビロニア王国（紀元前2600年頃）では、粘土板に楔形文字で薬の調合がはじめて記述された。この時代には病気の治療は宗教的な行為でもあり、医師の役割も担っていた司祭によって行われていた。

　古代エジプトでも医学は宗教から分離することはなく、医学や薬学の知識をもつ神殿の司祭が薬の処方を行っていた。当時の医療について象形文字で記したパピルスがいくつか発見されているが、なかでも最も貴重とされるのは**エーベルス＝パピルス** Ebers Papyrus（**図1**）と呼ばれるもので、紀元前1550年頃の処方が800種類近くも記述されている[※1]。

※1　**パピルス** papyrusとは、カミガヤツリ（カヤツリグサ科）の茎の繊維を用いてつくった最古の「紙」である。現代の定義からすると紙には当たらないが、英語のpaperの語源となった。

エーベルス＝パピルスは、古代エジプトの医学知識をパピルスにヒエラティック（象形文字ヒエログリフの行書体）で記載した人類史上最も古い医学文書の1つで、治療薬や、病気の原因である悪魔を退散させる呪文などが記されている。出所は不明だが、1873年、エジプトのルクソール（古代エジプトの都テーベがあった所）で、ドイツのエジプト学者で小説家のゲオルグ＝エーベルスGeorg Ebersが購入したのでこの名で呼ばれる。

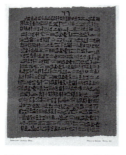 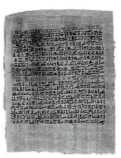

図1　エーベルス＝パピルス
左は気管支喘息、右はがんの治療についての記述。

▶古代中国：東洋本草学の誕生

一方、紀元前2000年頃の古代中国には、**神農**という伝説上の人物が現れ、薬草を探して諸国を巡り、効果や毒性を自ら試したとされている[※2]。後漢の時代（25年～220年）には、神農に名を託した本草学の基本書たる『**神農本草経**』がつくられた。これには365種類の生薬が収載され、それらを120種の上薬（人参、地黄、茯苓など）、120種の中薬（芍薬、葛根、麻黄など）、125種の下薬（大黄、附子、半夏、杏仁など）に分類している。生薬を上・中・下に分けた考え方は、現代の薬にも通じるところがある[※3]。日本の薬の歴史は、江戸時代にオランダを通じて西洋医学を導入するまでは、基本的に、この神農にはじまる中国本草学の発展を見て展開した[※4]。

※2　そのなかには、麻黄、肉桂、大黄、チョウセンアサガオ、トリカブトなどが含まれると言われる。

※3　上薬・中薬・下薬とは、良い薬・普通の薬・悪い薬という意味ではない。**上薬**は、毒性がな

いので連用でき、健康を増進して不老長寿をもたらす薬、**中薬**は、毒性が現れることがあるので連用はできないが、病気を防いで元気をつける薬、**下薬**は、毒性が強いので連用してはならないが、病気を治すために一時的に用いる薬のことである。現代の薬もこのように分類できなくはなさそうだ。

※4 東洋の薬の歴史も独特で大変興味深いが、字数に限りがあることと、現代日本で用いられる薬の大半が西洋に由来していることから、本書では主に西洋の薬史について述べ、東洋の薬史はおおむね割愛した。

医学・薬学の"父"

▶「医学の父」ヒポクラテス

　西洋医学の基礎は、古代ギリシア・ローマ時代に築かれた。紀元前500年頃まではギリシアでも医学は宗教から独立しておらず、ギリシア神話の医神**アスクレーピオス**の神殿で医療が行われていた。しかし、紀元前5～4世紀になると、後に「医学の父」と呼ばれるようになる**ヒポクラテス** Hippocrates（前460頃－前370頃）が現れ、医学を神の領域から人間の領域へ、さらには科学の領域へと導いた。もっとも、ヒポクラテスの唱えた医学は**体液病理説**※5を中心とする未熟なものだったが、「患者の健康を医師の第一関心事とする」という主張は、現代にいたるまで医療倫理の根本となっている。

※5 **四体液説**ともいい、人間の体液は「血液」、「粘液」、「黄胆汁」、「黒胆汁」の4つからなり、これらのバランスが崩れると病気になると考えた。

▶「植物学の父」テオプラストス

　紀元前4～3世紀のギリシアには、「植物学の父」とされる**テオプラストス** Theóphrastos（前371－前287）が現れ、史上初の植物学書である『**植物誌**』などを著して植物学を系統立て、生薬（没薬やセンナなど）の特性、調製法・使用法なども記述した。テオプラストスは、**アリストテ**

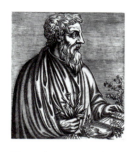
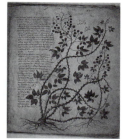

図2　ディオスコリデス（左）と『薬物誌』（右）
『薬物誌』の原書はテキストだけだったが、100年後には図版が付けられ、多くの写本が残されている。右図は、6世紀の「ウィーン写本」のセイヨウヤブイチゴ。

レス Aristotelēs（前384-前322）の親しい同僚であり、アリストテレスの死後は後を継いでアリストテレス学派（逍遥学派）のリーダーとなった。つまり、現代科学の淵源がアリストテレスにあるとすれば、植物学や薬草学、ひいては薬理学は、最も古くからある科学の一分野だと言える。

▶「薬理学の父」ディオスコリデス

　ローマ時代の1世紀になると、医師であり植物学者でもあった**ペダニウス＝ディオスコリデス** Pedanius Dioscorides（40頃-90）が現れる（**図2**）。彼は薬草を研究するため、軍医としてローマ軍団とともに小アジア、イタリア、ギリシア、ガリア、スペインなど多くの国々を訪れ、収集した生薬を系統的に分類し、77年に『**薬物誌**』（全5巻）を著した[※6]。これには800種類以上の生薬が記載されており、多くは植物だが、動物や酒類、鉱物もかなり含まれている。今日の観点から正しいと言える内容の1つは、「**ヤナギ**が（耳の）痛みや痛風に効く」という記述である［アスピリンは、ヤナギの樹皮に含まれる抗炎症成分サリシンをもとに合成された（本章-4）］。また、**ケシ**の乳液（アヘン）の鎮痛効果や催眠効果はすでによく知られていたらしく、乳液の採取方法なども詳しく記載されている。さらに、毒性についてのおおむね正しい記述も多く、**ヒヨス**や

ヨウシュチョウセンアサガオ、**マンドラゴラ**（以上、抗コリン薬を含有する）、**ヨウシュトリカブト**（アコニチンを含有する）、**セイヨウイチイ**（タキサン類を含有する）、**セイヨウキョウチクトウ**（強心配糖体オレアンドリンを含有する）などが収載されている[※7]。『**薬物誌**』は、以後1500年間にわたって薬物学の基本文献であり続け、ディオスコリデスは「薬理学の父」と呼ばれる。

 ※6 『薬物誌』の原書はギリシア語で書かれており、書名を『Περὶ ὕλης ἰατρικῆς』という（直訳すると、『医療材料について』）。原書名のラテン語訳は『De Materia Medica（デ＝マテリア＝メディカ）』で、世界的にはこの名で知られているが、「マテリア＝メディカ（医療材料）」とは薬を意味しているため、日本では『薬物誌』と翻訳されている。『薬物誌』は、薬理学書の原型といえる書物である。

※7 最近まで、巷では、「イヌサフラン（コルヒチンを含有する）が痛風に効く」と『薬物誌』にすでに書かれていると言われてきた。そこで、ギリシア語原典の訳書〔『ディオスコリデス薬物誌』（岸本良彦／訳注）、八坂書房、2022年〕で確認すると、イヌサフランの項目はたしかにあるものの、毒だから食べてはいけないものとして掲載されており、痛風への言及は全くなかった。筆者も巷の噂を信じ、これまで講義や著作で誤った話を伝えていた。この場を借りてお詫びしたい。

古代から中世へ

2世紀には、ギリシアの医学者でローマ皇帝の典医ともなった**ガレノス** Galenus（130頃-200頃）が現れる。ヒポクラテスらの体液病理説を継承・発展させた彼の学説は、中世を経てルネサンス期に至るまでヨーロッパおよびイスラムの医学界で支配的なものとなった。ガレノスは薬学者としても活躍し、薬物の抽出・精製・調合により、コールドクリームなどのいわゆる「ガレノス製剤」を作った。

中世ヨーロッパでは、一般に、科学の発展は限られていたといわれる。この時代、学問・文化の主な担い手は教会であり、薬の研究も主に修道士が行っていた。修道士たちは、病気や怪我の治療薬となる薬草を修道院の庭で栽培し、薬の知識を守り、育てた。

第2章 薬史5千年

2 ルネサンスから近世
迷信からの脱却

医学のルネサンス

中世の長い停滞の後にルネサンス期を迎えると、医学・薬学の分野でも大きな発展がはじまる。第1章-1ですでに登場した**パラケルスス**など、ローマ時代から中世を通じて支配的であったガレノスの学説（体液病理説）に異を唱える人たちが出てきた。

▶解剖学の改新

そのなかで最も大きな影響を後世に残したのは、医師で解剖学者の**アンドレアス＝ヴェサリウス** Andreas Vesalius（1514-1564）（**図3左**）だった。ブリュッセルの医師の家に生まれたヴェサリウスは、パドヴァ大学で外科学と解剖学の教授を務め、多くの人体解剖を行い、1543年、これに基づく精緻な解剖学書『**ファブリカ Fabrica**』（**図3**）を著した[※8]。

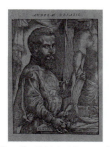 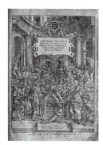 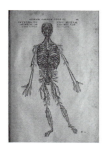

図3　ヴェサリウスとファブリカ
左：『ファブリカ』に掲載されているヴェサリウスの肖像画、中央：扉絵、右：動脈系の図。解剖図の精密な描写に驚かされる。
九州大学医学図書館蔵。

55

※8 『ファブリカ』の正確な書名は、『De Humani Corporis Fabrica Libri Septem（人体の構造についての七つの書）』である。

　人体解剖はローマ時代に禁止され、中世まで人体の構造は動物の解剖から推定されるだけだったが、1539年、ヴェサリウスの仕事に興味をもったパドヴァの裁判官によって人体解剖が解禁された。実際の観察に基づく彼の新しい医学は、1400年間も支配的だったガレノスの学説とその伝承者たちを打ち破り、『ファブリカ』は医学書のスタンダードとなった。

近世へつづく医学・薬学の革命

▶生理学の改新

　ルネサンス期を過ぎ、近世と呼ばれる時代に入っても、医学の革命はつづく。英国の医師で解剖学者の**ウィリアム＝ハーヴェー** William Harvey（1578-1657）（**図4**）は、1628年、**「血液循環説」**を発表した。「血液は心臓を中心に循環している」というこの革命的な理論は、「血液は肝臓でつくられ、身体各所に移動して消費されるが循環することはない」としていたガレノス派の医学者たちの猛反発を受けたが、この説の正しさは実験により証明され、広く認められていった。ガレノス派の学説はまたも覆され、解剖学のみならず生理学にも新しい概念がもたらされたのであった。

　ヴェサリウスやハーヴェーによって人体の構造と機能の基本概念が構築された後、それらを基盤として、18世紀、医学・薬学は多様な発展を見せる。ここでは、薬物治療に特にかかわりの深い人物の功績を見ていこう。

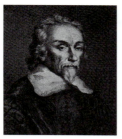
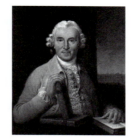

図4　ハーヴェー　　　　図5　リンド

▶壊血病：史上初の比較臨床試験

　1747年、スコットランド出身の英国海軍軍医**ジェームズ＝リンド** James Lind（1716-1794）（**図5**）は、水兵たちに恐れられていた壊血病が、柑橘類によって治療できることを証明した。

　彼は軍艦に乗り込み、重い壊血病の症状を呈している乗組員12人に実験を行った。12人を2人ずつ6群に分け、それぞれに異なる物（リンゴ酒、硫酸液、酢、海水、オレンジとレモン、香辛料ペーストと大麦湯）を処方し、それ以外は食事を含めて全員に同じ生活をさせるというものである。その結果、オレンジとレモンの群はほぼ完全に回復し、リンゴ酒の群にわずかな効果がみられたが、ほかの群には全く改善がみられなかったため、壊血病にはオレンジとレモンが最も効果的だと彼は結論づけた。実のところ、壊血病にライムジュースが効くことは以前から経験的に知られていたようで、この結論自体は特に新しくはなかったらしいが、対照群を置き、ほかの条件をできるかぎり揃えたリンドの実験は、医学史上初の**比較臨床試験** controlled clinical trial であったとされている。薬の効果を確かめるために比較臨床試験を行うことは今では当然だが、当時としては画期的な実験方法であった[※9]。

　※9　経験的にせよ、壊血病にライムが効くことがリンドの実験以前から知られていたとすれば、彼の人体実験は倫理的に問題を孕んでいたかもしれない。

▶ ジギタリス：生薬の効果の証明

1785年に、英国シュロップシャー出身の医師で、植物学者、化学者、地質学者でもあった**ウィリアム＝ウィザリング** William Withering（1741-1799）が、オオバコ科の**ジギタリス** Digitalis purpurea に利尿・強心作用のあることを発表した（**図6**）。シュロップシャーでは以前から水腫（浮腫や肺水腫）に対する民間療法としてジギタリスが用いられていたが、彼はジギタリス各部位の薬効を詳細に調べ、150人以上の患者で臨床試験を行って適用量や用法を調べた。生薬の効果が科学的に証明されたのはおそらくはじめてのことで、ウィザリングは「実験薬理学の祖」とされている。

▶ 酸素・ほか：化学物質の発見

18世紀には、薬づくりに欠かすことのできない化学の分野も著しく進歩する。スウェーデンの薬剤師であり化学者でもあった**カール＝ヴィルヘルム＝シェーレ** Karl Wilhelm Scheele（1742-1786）（**図7**）は、ヨーテボリやマルメなどの薬局で薬剤師として働きながら数多くの化学実験を行い、酸素[※10]、バリウム、塩素、マンガン、モリブデン、タングステン、酒石酸、グリセリン、乳酸など、膨大な数の重要な化学物質を発見した。

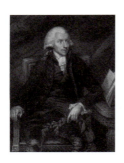
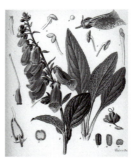

図6　ウィザリング（左）とジギタリス（右）
ジギタリス Digitalis purpurea からはジギトキシンが、ケジギタリス Digitalis lanata からはラナトシドC、ジゴキシンなどの有効成分（ジギタリス配糖体）が後に単離され、最近まで、うっ血性心不全の標準治療薬として用いられた。

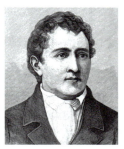
図7　シェーレ

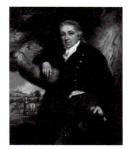
図8　ジェンナー

 ※10　酸素は、英国の**ジョゼフ＝プリーストリー** Joseph Priestley（1733-1804）もほぼ同時に発見した。発見自体はシェーレの方が早かったが、発表したのが1777年でプリーストリー（1775年）より遅かったため、現在では一般に、酸素の発見者はプリーストリーとされている。

▶天然痘：種痘法の発明

　この時代の大きな進歩をもう1つあげるなら、それは**種痘法**の発明であろう。英国の片田舎（グロスターシャー、バークリー）の開業医**エドワード＝ジェンナー** Edward Jenner（1749-1823）（**図8**）は、はじめて人に牛痘を接種し、天然痘の予防法を確立した。天然痘（人痘）の接種はすでに一部で行われていたが、感染の危険を伴っていた。ジェンナーは、乳搾りなどで自然に牛痘にかかった人は天然痘にかからないという農民の言い伝えを聞き、牛痘を天然痘の予防に使えないか長く研究を続け、ついに1796年5月14日、使用人の子ジェームズ＝フィップス（8歳）に牛痘を接種した。大した副反応はなかったため、さらに6週間後、ジェンナーは少年に天然痘を接種したが、少年は罹患しなかった。この方法はやがてヨーロッパ中に広がり、彼は「近代免疫学の父」と呼ばれるようになる。現代のワクチン接種や免疫療法は、ここに産声をあげたのだった。ただし、成功したからよかったようなものの、彼の行った人体実験は、今日であれば相当厳しい条件の下でなければ許されなかったことだろう。

第2章 薬史5千年

3 近代
薬は純物質に

植物アルカロイドの発見

▶ モルヒネの単離

　19世紀は、薬学の飛躍的な進歩とともに幕を開けた。第1章-2でも少し触れたが、ドイツの薬剤師**フリードリヒ＝ヴィルヘルム＝アダム＝ゼルチュルナー** Friedrich Wilhelm Adam Sertürner（1783-1841）（**図9**）が、薬局の助手として働いていた1804年、20歳そこそこでアヘンから有効成分（後に**モルヒネ**と命名された化合物）を単離することに成功したのである（第1章-図3、4）。ゼルチュルナーは、単離したモルヒネを3人の友人に投与し、有効性（催眠効果）を確かめた。

　これがなぜ飛躍的進歩だったかというと、それまでの薬は基本的にすべて生薬であり、生薬から有効成分を純粋な形で取り出して薬にすることに成功したのは、これがはじめてだったからだ。また、モルヒネは、今では数千種類も知られている**アルカロイド** alkaloid[※11]のうち最初に発見された物質だった。したがって、ゼルチュルナーは「アルカロイドの発見者」とも言われる。この成功を受け、西洋の薬づくりは、生薬の利用から純物質（特に植物アルカロイド）の探索へと移っていった。

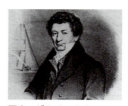

図9　ゼルチュルナー

※11 アルカロイドの定義は難しく、一般には、「窒素原子を含み、ほとんどの場合アルカリ性の、天然由来の有機化合物の総称」とされているが、窒素を含むほかの天然化合物（特に生体アミン）との境界は必ずしも明確ではない。アルカロイドは、微生物や真菌、植物、両生類などさまざまな生物が産生し、多くの場合、ほかの生物にとっては毒となる。毒になるということは、薬になる可能性も十分あるということだ。

▶ キニーネの単離

　続いてアルカロイド化学の発展に多大な貢献をしたのは、パリの薬剤師で化学者の**ピエール－ジョゼフ＝ペルティエ** Pierre-Joseph Pelletier（1788-1842）と**ジョゼフ＝ビヤンネメ＝カヴェントゥ** Joseph Bienaimé Caventou（1795-1877）の2人組（**図10**）だった。ペルティエとカヴェントゥは、彼らの薬局で、ストリキニーネやキニーネなど多くの植物アルカロイドを単離した（**図11**）。なかでも、1820年、南米原産**アカキナノキ** *Cinchona pubescens* の樹皮からシンコナアルカロイドである**キニーネ** quinine を単離したことが、後の抗マラリア薬（キニーネ、プリマキン、メフロキン）、抗不整脈薬（キニジン）、抗菌薬（キノロン系、フルオロキノロン系）、抗SLE薬（ヒドロキシクロロキン）など、多くの重要な薬の開発につながった。

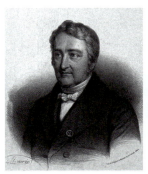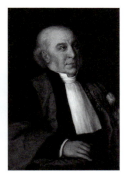

図10　ペルティエ（左）とカヴェントゥ（右）
カヴェントゥ：©Catherine Buisson, クリエイティブ・コモンズ・ライセンス：CC BY 4.0（https://commons.wikimedia.org/wiki/File:Joseph_Bienaimé_Caventou.jpg）

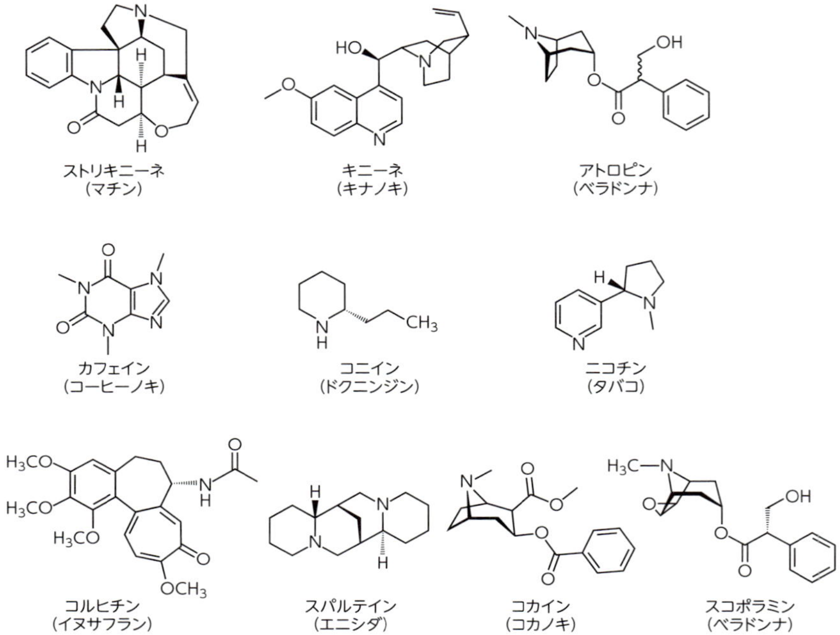

ストリキニーネ（マチン）	キニーネ（キナノキ）	アトロピン（ベラドンナ）
カフェイン（コーヒーノキ）	コニイン（ドクニンジン）	ニコチン（タバコ）
コルヒチン（イヌサフラン）	スパルテイン（エニシダ）	コカイン（コカノキ）	スコポラミン（ベラドンナ）

図11　植物アルカロイドとその基原植物

　　また、この頃、**アトロピン** atropine（1819年）、**カフェイン** caffeine（1819もしくは1820年）、**コニイン** coniine（1827年）、**ニコチン** nicotine（1828年）、**コルヒチン** colchicine（1833年）、**スパルテイン** sparteine（1851年）、**コカイン** cocaine（1860年）、**スコポラミン** scopolamine（1880年）など、重要なアルカロイドが次々と発見された（**図11**）。

▶未開の地へ薬を探しに

　　18世紀半ばからはじまった産業革命を背景に、帝国主義的な勢力拡大をめざす欧米列強はアジア、オセアニア、アフリカなどへ侵出したが、同時に新しい産業資源を獲得するのも大きな目的だった。19世紀には薬の原料を求めて調査隊がいくつも組織され、未開の土地を探検した。たとえば、米国の植物学者、薬学者で探検家でもあった**ヘンリー＝ハード＝**

ラズビー Henry Hurd Rusby（1855-1940）は、多くの困難を克服して南アメリカを探検し、去痰作用をもつとされるコシラナの樹皮などを含む4万5千種類もの植物標本を持ち帰った。

19世紀の医学革命

純粋な薬物学以外の分野でも、19世紀には、その後の医学の発展に著しく寄与した多くの偉大な発見や発明がなされた。ここでは、そのうちの3つを紹介しよう。

全身麻酔法の発明：ジエチルエーテル

その1つは**全身麻酔法**の発明である[※12]。1846年10月16日、ボストンのマサチューセッツ総合病院の手術室で、米国の歯科医師**ウィリアム＝トーマス＝グリーン＝モートン** William Thomas Green Morton（1819-1868）は、頸部腫瘍の患者に**ジエチルエーテル** diethyl ether を用いて麻酔をかけ、手術を成功させた（**図12**）。それから1年も経たないうちにエーテル麻酔は世界中で使われるようになり、外科手術に革命がもたらされた。

※12 全身麻酔を発明したのは華岡青洲（1760-1835）だとする説が日本にはある。1804年に彼が乳癌手術に用いた「通仙散」は、チョウセンアサガオやトリカブトなどの生薬を配合したものとされるが、しかし、処方を門外不出としたため詳細を確認できず、また毒性も高かったので普及することはなかった。

消毒法の発明：次亜塩素酸カルシウム

もう1つは**消毒法**の発明だ。19世紀中頃には産褥熱によって死亡する産婦が多かったが、ドイツ系ハンガリー人の医師**センメルヴェイス＝イグナーツ＝フュレプ** Semmelweis Ignác Fülöp（1818-1865）は、1847年、ウィーン総合病院で、産婦を診察する前に**さらし粉**（**次亜塩素酸カルシ**

ウム溶液）で手を洗うと産褥熱が激減することを発見した（**図13**）。1861年には、研究成果を『産褥熱の成因、概念、予防法』と題した書物にまとめたが、まだ細菌という概念をもたなかった当時の医学界には受け入れられなかった。彼自身は、医師が死体を触って「手についた微粒子」が患者に移されると考えていた。不幸にも、1865年、センメルヴェイスは精神に変調をきたし、精神科の独房に強制入院させられてさまざまな虐待を受け、これによる壊疽、敗血症によって入院後たった2週間で死亡した。

　そんなセンメルヴェイスが生前証明することの叶わなかった細菌だが、その存在自体は古くから想定されていた。1861年に、フランスの化学者**ルイ＝パスツール** Louis Pasteur（1822-1895）が従来の「自然発生説」を否定し、1866年に、イギリスの外科医**ジョセフ＝リスター** Joseph Lister（1827-1912）がフェノールによる消毒法を発明し、さらにはドイツの医師で細菌学者の**ハインリヒ＝ヘルマン＝ロベルト＝コッホ** Heinrich Hermann Robert Koch（1843-1910）が細菌培養法を確立して次々に細菌を発見した。これらの功績によってセンメルヴェイスの正しかったことが広く認められ、やがて彼は「母親たちの救世主」と呼ばれるようになった[※13]。

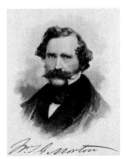

図12 モートンとジエチルエーテル

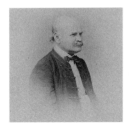

図13 センメルヴェイスと次亜塩素酸カルシウム

※13 新型コロナウイルス感染の世界的拡大のさなか（2020年3月20日）、Googleのトップページが「『手洗い』の提唱者、センメルヴェイス＝イグナーツを称賛して」と題した特別仕様（Doodle）となり、ロゴをクリックすると効果的な手洗い方法が示され、センメルヴェイスがストップウォッチをもって横で見張っている、というアニメが流れる仕掛けが施された。
→ https://www.google.com/doodles/recognizing-ignaz-semmelweis-and-hand-washing

▶血清療法の発明：破傷風・ジフテリア

　19世紀後半、ベルリン大学に留学した**北里柴三郎**（1853-1931）（**図14左**）はコッホに師事し、1889年、破傷風菌の純粋培養に世界ではじめて成功し、翌1890年には**破傷風抗毒素**を発見して世界を驚嘆させた。また、同僚の**エミール＝アドルフ＝フォン＝ベーリング** Emil Adolf von Behring（1854-1917）（**図14右**）とともに、破傷風と同様の方法で**ジフテリア抗毒素**も発見した。彼らは細菌毒素を動物に少量投与することで抗毒素をつくらせて免疫を獲得させ、その血清を免疫のない個体に投与して感染症を予防・治療する**血清療法**という画期的な手法を発明し、ワクチンによる感染症予防への道を開いた。

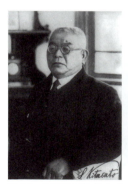 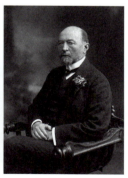

図14 北里柴三郎（左）とベーリング（右）

第2章 薬史5千年

4 近現代
化学療法の時代

薬の合成がはじまる

19世紀後半になると、人工的に合成された薬がいくつも登場しはじめる。これは、19世紀から20世紀にかけて、化学合成技術が飛躍的に進歩したことによる（薬の殿堂3「アセトアミノフェン」）。それ以前の薬は、たとえ純物質であっても、植物などから単離されたまま用いられることがほとんどであったのに対し、天然物質を完全合成したり※14、天然物質の構造を医薬品として使いやすいように化学修飾したりする方法が可能となったのである。

※14　たとえば、1886年には、ドイツ人化学者**アルベルト＝ラーデンブルク** Albert Ladenburg（1842-1911）によってアルカロイド（コニイン）の初の完全合成がなされた。ちなみにコニインは、ソクラテスの処刑に用いられた**ドクニンジン**（*Conium maculatum*）に含まれる神経毒である。

▶アスピリン（アセチルサリチル酸）

最初期の合成医薬品のなかで、現代まで生き残った薬、いや、それどころか現代の医療にとっても必須の薬が**アスピリン** aspirin である。

ヤナギ *Salix* の樹皮や葉に鎮痛作用があることは古代ギリシア・ローマ時代から知られ、ヒポクラテスやディオスコリデスも用いていたらしい。ヤナギの有効成分は、ドイツの薬理学者**ヨハン＝アンドレアス＝ブフナー** Johann Andreas Buchner（1783-1852）により1828年に単離され、**サリシン** salicin と名付けられた（図15）。サリシンは苦くて薬にはなら

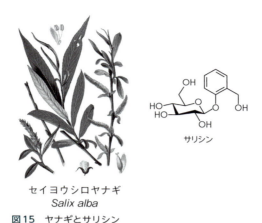

セイヨウシロヤナギ
Salix alba

サリシン

図15　ヤナギとサリシン

サリチル酸　無水酢酸　アセチルサリチル酸（アスピリン）　酢酸

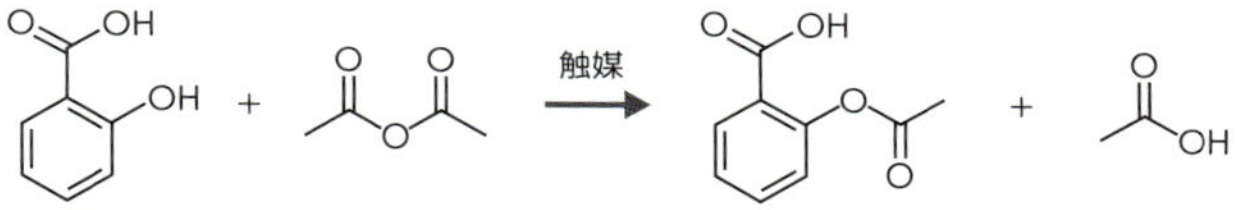

図16　アスピリンの合成

サリチル酸のフェノール性ヒドロキシ基を触媒（酸または塩基）存在下でアセチル化することにより、アセチルサリチル酸（アスピリン）が得られる。アセチル基供与体としては無水酢酸が用いられることが多い。

なかったが、やがて、サリシンは内服すると分解され**サリチル酸** salicilic acid となって効果を示すことがわかった。しかし、サリチル酸も、胃粘膜への傷害性が強いため、内服剤として用いることはできなかった（外用剤としては今もさかんに用いられている）。

そこで、サリチル酸をアセチル化して毒性の低い化合物とする試みがなされ、これに成功したのがバイエル社の化学者**フェリックス＝ホフマン** Felix Hoffmann（1868-1946）であった。1897年、ホフマンは**アセチルサリチル酸** acetylsalicylic acid を合成し、1899年、バイエル社はアセチルサリチル酸製剤をアスピリンという名前で商標登録した（**図16**）。以来、アスピリンは有効性の非常に高い抗炎症剤、解熱剤、鎮痛剤として世界

中に普及し[※15]、20世紀初頭には、バイエル社の売り上げの3分の1を占めた。

なお、「アスピリン」という商標は、第一次世界大戦でのドイツの敗戦に伴って連合国に奪われた後、一般名として広く使われるようになった[※16]。画期的な薬であっただけに、アスピリンの利権の奪い合いには熾烈かつ複雑な経緯があったが、ここでは省略する。

※15 今日、アスピリンは主に抗血小板薬として用いられているが、これは20世紀後半に明らかとなった効果であり、開発当時は知られていなかった。

※16 Aspirinという商品名は「アセチル化（acetyl-）されたスピール酸（spirsaüre）」から来ている。スピール酸というのはセイヨウナツユキソウ *Spiraea ulmaria*（今では分類が変更され、現在の学名は *Filipendula ulmaria*）から抽出された酸だが、やがてサリチル酸と同一物質ということが判明した。アスピリンは「ピリン」が付くのでピリン系かと誤解されやすいが、そうでないことは語源からも自明である。

化学療法薬の登場

▶ 梅毒治療薬：サルバルサン

20世紀に入ると、細菌学の知識と化学合成の技術が合わさり、**化学療法**の時代が訪れる。この時代を切り開いたのはドイツの実験医学者**パウル＝エールリヒ** Paul Ehrlich（1854-1915）（**図17左**）であった。エールリヒは、細菌学、免疫学、生化学など多方面にわたって独創的な研究を行ったが、薬の歴史のなかでは化学療法の創始者として果たした役割が大きい。1910年、エールリヒと助手の**秦佐八郎**（1873-1938）（**図17右**）は、フランクフルトの実験治療研究所でアニリン系色素から**サルバルサン** Salvarsanを合成し、梅毒トレポネーマへの有効性を証明した。これによって化学療法の概念（化学物質の**選択毒性**を利用して、病原体やがん細胞を排除する治療）が確立し、後のサルファ薬の合成やペニシリンの発見に道を開いた。また、エールリヒの「結合せぬものに反応（薬効

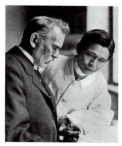
図17 エールリヒ（左）と秦（右）

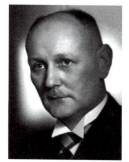
図18 ドーマク

や毒性）なし」という考えは、後に、薬の**受容体** drug receptor あるいは**標的分子** target molecule の概念へと発展したので、彼を近代薬理学の創始者と捉えることもできる。

エールリヒと秦の合成したサルバルサン（ヒ素化合物）は毒性が強いため、今では用いられないが、ドイツの医師で病理学者、細菌学者の**ゲルハルト＝ヨハネス＝パウル＝ドーマク** Gerhard Johannes Paul Domagk（1895-1964）（**図18**）は、エールリヒに続いて化学療法薬の研究を行い、**サルファ薬** sulfonamides（構造中にスルホンアミドを有し、細菌の葉酸合成を阻害する化合物の総称）を発見した。ドーマクは、1932年、**プロントジル** Prontosil[※17]が連鎖球菌に抗菌活性を示すことを発見し、1935年、これを世界初のサルファ薬系合成抗菌薬として発表した。その後、より安価で安全な数千種にも及ぶサルファ薬誘導体がつくられ、これにより、細菌・真菌・原虫など、さまざまな微生物に対する有力な武器が手に入った。しかしながら、サルファ薬が感染症治療薬の主流を占めた時代は、後に述べる抗生物質の発見によって、長くは続かなかった。

※17 プロントジルはバイエル社の商品名だが、当時、一般名と商品名の区別は今のように明確ではなかった。今の言い方で言えば、プロントジルの一般名はスルファミドクリソイジン sulfamidochrysoidine などとなる。

生体高分子の薬としての利用

　1920年代には、薬物治療のもう1つの方向性を示す大きな発見がカナダでなされた。膵臓を除去すると糖尿病になることは19世紀から知られていたが、その理由は不明だった。そんな折、カナダの医師**フレデリック＝グラント＝バンティング** Frederick Grant Banting（1891-1941）（**図19右**）は、血糖を下げる物質が膵臓でつくられる、という思いつきを試すため、1921年春からトロント大学生理学教室を借り、イヌを用いた実験をはじめる。同年夏には大学院生だった**チャールズ＝ハーバート＝ベスト** Charles Herbert Best（1899-1978）（**図19左**）を助手に迎え、膵臓抽出物を注射すれば糖尿病のイヌが生存できることを発見した。つづいて、生化学者の協力を得てウシの膵臓から血糖を下げる物質（後に**インスリン** insulin と命名）を精製し、1922年に1型糖尿病の少年を救命することに成功した。当時は**セクレチン** secretin や**ガストリン** gastrin、**アドレナリン** adrenaline という最初の**ホルモン** hormone が発見されてまだ間もない頃だったが、インスリンは、ホルモンの補充により致命的な疾患を克服できることをはじめて示したのだった。薬といえばほぼ低分子化合物に限られていた時代に、生体高分子の**ペプチド** peptide を薬として用いたはじめての経験としても、この発見は画期的だった[※18]。

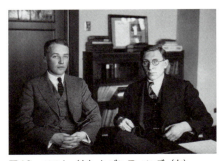

図19 ベスト（左）とバンティング（右）

※18 インスリンの一次構造は、1951年に英国の生化学者**フレデリック＝サンガー** Frederick Sanger（1918-2013）により決定され、インスリンは一次構造が完全に解明された初の蛋白質ともなった。1980年代には、遺伝子組換え技術を用いたヒトインスリン製剤が登場し、現在では、一次構造に修飾を加えることで、超速効型や持効型など作用時間の異なる**インスリンアナログ**が多数つくられている。

抗生物質の発見

　1928年、英国の細菌学者**アレクサンダー＝フレミング** Alexander Fleming（1881-1955）（**図20左**）は、偶然にも、**アオカビ** *Penicillium* から世界最初の抗生物質を発見した。彼が実験室を整理しているとき、黄色ブドウ球菌を殖やした培地にアオカビが混入していた。ところがよく見ると、カビの周囲には細菌のコロニーがなく、細菌の生育が阻止されていることに気づいた。フレミングは、アオカビが抗菌物質をつくっているのではないかと思い、アオカビを培養してその濾液を調べたところ、中に抗菌物質が含まれていることを発見した。アオカビの属名にち

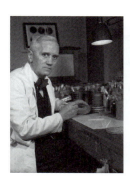
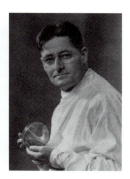
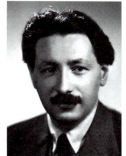

図20　フレミング（左）・フローリー（中央）・チェーン（右）とベンジルペニシリン

なんで、この物質を**ペニシリン** penicillin と命名し、1929年に論文として発表したが、これを薬として用いるには精製して大量生産する必要があった。しかし彼自身はそれに成功しなかったので、ペニシリンの存在はあやうく忘れられるところであった。

ところが、9年後の1938年、オックスフォード大学にいたオーストラリア出身の生理学者**ハワード＝ウォルター＝フローリー** Howard Walter Florey（1898-1968）（**図20中央**）とドイツ出身の生化学者**エルンスト＝ボリス＝チェーン** Ernst Boris Chain（1906-1979）（**図20右**）が9年前のフレミングの論文を読み、ペニシリンを「再発見」した。チェーンとフローリーはペニシリン（ベンジルペニシリン）を単離・精製し、構造を予測した（これは後に、X線結晶構造解析で確かめられた）。その後ペニシリンは、第二次世界大戦中に大量生産できるようになり、軍の管理の下で傷病兵の治療に大いに役立った。戦後になると民間人にも行き渡り、やがて世界中に普及した。また、ペニシリンに続き、**ストレプトマイシン** streptomycin[※19]など新しい**抗生物質** antibiotics（微生物が産生する抗菌物質）が次々と発見され、20世紀の中葉は「抗生物質の時代」と呼ばれる医療革命の時代となった。

※19　ストレプトマイシンは、最初に発見された**アミノグリコシド系**抗生物質 aminoglycoside で、結核に用いられた最初の抗生物質でもある。米国の生化学者、微生物学者の**セルマン＝エイブラハム＝ワクスマン** Selman Abraham Waksman（1888-1973）によって、**放線菌** *Streptomyces* 属から発見された。ワクスマンは、そのほかにも**アクチノマイシン** actinomycin や**ネオマイシン** neomycin など、数々の有用な抗生物質を発見した。Antibiotics（抗生物質）という用語も、ワクスマンが発案したものである。

第2章 薬史5千年

5 現代
セレンディピティとの惜別

薬は発見するものから発明するものへ

　20世紀後半になると疾患の成因の解明が飛躍的に進み、それにつれて疾患固有の薬が大幅に増加する。それらの開発について限られた字数で述べるのは、ほとんど不可能である。そこで、各章末に「薬の殿堂」というコラムを設け、必要不可欠の薬をいくつかピックアップし、開発の歴史を含めて解説したので、ぜひ読んでいただきたい。

▶標的分子ありきの製薬

　ただ、1つだけここで話しておきたいのは、20世紀後半に薬づくりの方法が大きく変わったことである。従来の薬づくりでは、まず、①自然界から見つけたり、人工的に合成したりした化合物が先にあって、②その薬理作用を調べ、③その効果にマッチする疾患に向けて薬剤を開発する、というのが一般的な手順であった。しかし最近は、この方法と逆の手順が用いられることが多くなってきた。

　すなわち、①薬物治療を行いたい疾患を定め、疾患の成因に基づいて薬物の標的とする分子を決め、②この標的分子に結合し作用する化合物を、何万もの既存**化合物ライブラリー** compound library から**スクリーニング** screening することで選び出し、③選ばれた化合物（**リード化合物** lead compound）の構造を化学修飾などで変換し、薬理活性や安全性、薬物動態を改善する（**最適化** optimization）、というステップを踏むのが一般的になった。

　言い換えれば、以前のような「はじめに薬物ありき」ではなく、「はじ

めに標的分子ありき」という方向に薬づくりが変わったということである。偶然の発見（**セレンディピティ** serendipity）に頼らざるを得なかった従来の方法ではたいへん効率が悪いため、医療現場からの新薬の要求に速やかに応えることができなかった。先に述べたペニシリンの発見などは、まさにセレンディピティの産物といえるだろう。効率のよい新しい薬づくりが可能となったのは、科学者の研究成果によって疾患の成因を分子レベルで説明することが可能となり、薬の標的分子を定めることが容易になったからである。

▶先駆けとなった研究者

現代の薬づくりの方法を世界に先駆けて行って成功したのは、英国の医師で薬理学者の**ジェームス＝ワイト＝ブラック** James Whyte Black（1924-2010）（**図21**）だった。ブラックは、まず膜受容体分子を標的に定め、それを選択的に阻害する低分子薬をつくる、という従来とは逆の

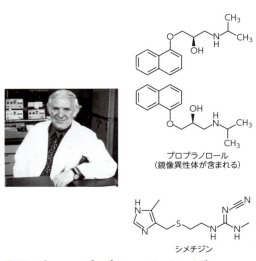

図21　ブラックとプロプラノロール、シメチジン
ブラック：©クリエイティブ・コモンズ・ライセンス：CC BY 4.0
(https://commons.wikimedia.org/wiki/File:James_Black_
(pharmacologist).jpg)

方法を用いて、英国の化学企業インペリアル＝ケミカル＝インダストリーズではβアドレナリン受容体拮抗薬**プロプラノロール** propranolol を発明し、さらには、製薬企業スミス＝クライン＆フレンチ＝ラボラトリーズでは世界初のヒスタミン H_2 受容体拮抗薬**シメチジン** cimetidine の開発に成功した。プロプラノロールは、βアドレナリン受容体拮抗薬（いわゆるβ遮断薬）の基本薬として今でも頻用されており、シメチジンは、消化性潰瘍の治療に革命的な変化をもたらした。1988年、ノーベル生理学・医学賞が彼に授与された。その理由として、もちろん循環器疾患や消化器疾患の治療に顕著な貢献をしたということも重要だが、薬理学的には、創薬研究の方法に革命をもたらした功績の方が大きい。

　ただ、やはりセレンディピティもときには起こるので、そこからはじまる薬づくりが古いやり方として軽んじられるとすれば、惜しい気がする。第一、新薬の大半が、標的分子も作用機序も最初からわかっているとなると、われわれ薬理学者の出る幕がなくなってしまうではないか[20]。

 ※20 「この薬はなぜ効くの？」という素朴な疑問に答えるために薬理学は生まれたのだが、最近の新薬には最初からそれがわかっているものが多くなっており、薬理学者のアイデンティティが危うくなりつつある。

薬の殿堂 2　アドレナリン

●"世界初"のホルモン

　ホルモンや神経伝達物質、サイトカイン、オータコイドなどの生理活性物質をそのまま、あるいは少々修飾を加え、薬として用いることは非常に多い。これらは長きにわたる生物進化の過程で自然選択された物質なので、作用が特異的であり、活性が高いうえに副作用も想定内であることが多く、薬として利用しやすいのである。

　世界ではじめて発見されたホルモンは**セクレチン** secretin と書かれていることもあるが、血圧上昇という活性がはじめて報告され、単離・精製されて構造が解明された世界初のホルモンは**アドレナリン** adrenaline（図1）である。

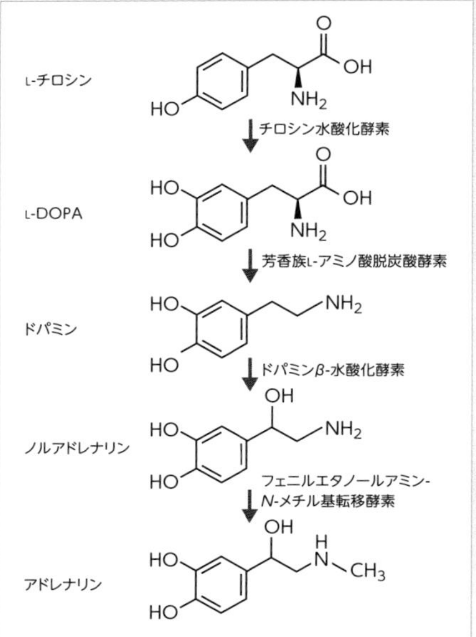

図1　カテコールアミンの生合成

（L-チロシン → チロシン水酸化酵素 → L-DOPA → 芳香族L-アミノ酸脱炭酸酵素 → ドパミン → ドパミンβ-水酸化酵素 → ノルアドレナリン → フェニルエタノールアミン-N-メチル基転移酵素 → アドレナリン）

● 興味の契機となったアジソン病

腎臓の上にある小さな臓器、**副腎** adrenal gland の存在は16世紀から知られていたが、19世紀半ばまでその働きは謎だった。副腎の機能を示す最初の報告は、ロンドンの内科医**トーマス＝アジソン** Thomas Addison（1793-1860）（**図2左**）によってなされた。1855年、彼は、副腎の病変とともに全身の色素沈着や衰弱を示し死に至る疾患（**アジソン病** Addison's disease）を報告し、これにより副腎に含まれる物質に多くの研究者が興味を抱くことになった。

ただ、ここから先の歴史は、副腎の皮質ホルモンと髄質ホルモンとで別々に展開する。前者の**コルチゾール** cortisol も後者のアドレナリンも文句なく「殿堂入り」の薬となるのだが、ページ数の関係もあり、ここではアドレナリンに的を絞ることにしよう。

● 発見競争の経緯

「塩化鉄で緑色を呈する物質」

アドレナリン発見の経緯は複雑で、今でも完全に明かされているとは言い難い。自然界に存在しない物をつくり出す「発明」の場合、特定の人物の功績になりやすいが、はじめから自然界に存在していたものを探り当てた「発見」の場合、誰の功績なのか争いを生みやすい。これは発見競争の勝敗に拘泥するかぎり起こりうる悩ましい問題だが、アドレナリンほどそれが激しく、また長く尾を引いた例は少ないだろう。

アドレナリンの存在にはじめて気づいた人物は、おそらく、フランスの生理学者で神経学者の**エドメ＝フェリックス＝アルフレッド＝ヴルピアン** Edmé Félix Alfred Vulpian（1826-1887）（**図2右**）であったと思われる。アジソン病の発見に触発された彼は、副腎抽出物に含まれる物質を種々の方法で捉えることを試み、塩化鉄で緑色を呈する物質が髄質に存在することを発見（この呈色反応は**ヴルピアン反応**と呼ばれた）、早くも1856年に発表した。したがって、ある意味、アドレナリンの発見者はヴルピアンだと言っても間違いではないだろう。

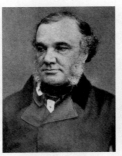
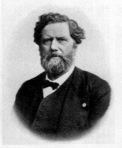

図2　アジソン（左）とヴルピアン（右）
トーマス＝アジソン：©クリエイティブ・コモンズ・ライセンス：CC BY 4.0（https://commons.wikimedia.org/wiki/File:ThomasAddison.jpg）

● 生物活性の発見

　アドレナリンの生物活性を発見したのは、一般には、イギリスの医学者**ジョージ＝オリバー** George Oliver（1841-1915）と、米国の生理学者**アルバート＝シェーファー** Albert Schäfer（1850-1935）だとされている。彼らは、副腎髄質の抽出物が血圧や心拍数を上昇させ、血管を収縮させ、心筋収縮を増強することを共同研究で発見し、1895年に発表した（要旨は1894年に発表していた）。

昇圧物質「ナドネルツィナ」

　ただ、これとは独立して、ほとんど同じ結果をほとんど同じ時期（1895年）に発表した人物がいる。ポーランドの生理学者**ナポレオン＝ツィブルスキ** Napoleon Cybulski（1854-1919）と助手の**ウワディスワフ＝シモノヴィチ** Władysław Szymonowicz（1869-1939）である。彼らは、副腎抽出物中の昇圧物質をナドネルツィナ nadnerczyna と呼んだ（ナドネルツィ nadnerczy は副腎を意味するポーランド語）。オリバーとシェーファーの功績に比べて忘れられた感があるが、それは彼らの論文がポーランド語で書かれていたからだろう。どんなに優れた業績でも強国の言語で発表されなければ正当に評価されない、という深刻な問題がここにもある。

副腎髄質の粗抽出物は、血管収縮により眼や鼻の手術時の出血を止める目的で、すぐに使われはじめた。しかし効果持続時間が短く、またアレルギーを起こしやすいという欠点もあったため、活性物質の単離・精製が強く求められ、発見競争が激化した。

スフィグモゲニン？ エピネフリン？ それともスプラレニン？

1897年、オーストリアの生化学者**ジークムント＝フレンケル** Sigmund Fränkel（1868-1939）は、**スフィグモゲニン** sphygmogenin と名付けた活性物質を副腎から抽出した（sphygmo- は脈を意味するギリシア語 sphygmos に由来する）。また1897年から20世紀初頭にかけて、米国の**生化学者、薬理学者ジョン＝ジェイコブス＝エイベル** John Jacobs Abel（1857-1938）が、ヒツジの副腎から活性物質（$C_{17}H_{15}NO_4$）を単離したことを一連の論文で報告し、これを**エピネフリン** epinephrine と名付けた。しかし1900年、オーストリア出身の生化学者**オットー＝フォン＝フュルト** Otto von Fürth（1867-1938）はエイベルのエピネフリンには活性がないとし、**スプラレニン** suprarenin と名付けた活性物質（$C_5H_9NO_2$）をブタの副腎から単離したと報告した。

● 単離に成功した日本人化学者たち

一方、米国デトロイトの製薬企業**パーク-デービス社** Parke, Davis and Company は、19世紀末、副腎の抽出物を止血剤として販売していたが、効果が不十分だったため、有効成分を単離・精製する必要に迫られていた。そこで、当時、**タカジアスターゼ**の販売に関連して同社の顧問となっていた日本の化学者**高峰 譲吉**（1854-1922）（**図3左**）に、その仕事を依頼した。高峰は、ニューヨークの小さな実験室でウシの副腎髄質から活性物質を分離する仕事をはじめたが、なかなか進展しなかった。ところが1899年の暮れ、東京大学の**長井長義**（1845-1929）のもとで研究生活を送っていた薬剤師**上中啓三**（1876-1960）（**図3右**）が渡米し、翌1900年2月から高峰の助手となったことが転機となる。4月中頃から件の実験にとりかかった上中は、驚くべきことに、早くも6月29日には活性物質

79

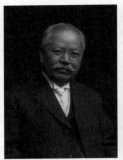
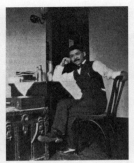

図3　高峰譲吉（左）と上中啓三（右）
上中啓三：文献1より引用。

の結晶化に成功した。上中が成功したのは、ほかの研究者が行わなかったヴルピアン反応（前述）を利用したためと言われる。その後も彼らは実験をくり返し、アドレナリンと呼んだ活性物質の単離・精製法を秋までに確立、工業規模で製造する道を開いた（その後、1904年には化学合成が可能になった）。

● 発見競争のエピローグ

　高峰は、1900年から1901年にかけて、米国・英国・日本におけるアドレナリン製造に関する特許を申請、後に取得した。また1901年、彼はさかんに学会活動を行いアドレナリンの発見を世界に伝え、その口演原稿をもとに論文としても成果を発表した。しかし、この論文は高峰の単著として発表され、上中の名前は謝辞にあげてはいるが、著者には加えていない。アドレナリンを実際に単離したのが上中であることは明白なので、今日から見ると発表倫理に反するオーサーシップと言えよう。

　なお、高峰はアドレナリンの分子式を$C_{10}H_{15}NO_3$としていたが、これはパーク-デービス社の研究者**トーマス＝ベル＝オルドリッチ** Thomas Bell Aldrich（1861-1939）によって$C_9H_{13}NO_3$に修正され、化学構造が確立した。

　一方、競争に敗れたエイベルは最後まで高峰らの研究成果を認めず、

自分が発見したエピネフリンにこだわり続け、エピネフリンとアドレナリンは同一物質だと言ったり、ついには高峰らの業績は彼の仕事の剽窃だとまで言い出したりした。しかし後年、上中が残した実験ノートにより反証がなされ、加えてエイベルの方法では有効成分を抽出できないことも判明して、高峰・上中がアドレナリンの発見者であることは確定している[※1]。

※1 今ではアドレナリンもエピネフリンも同じ物質のことを指すが、ヨーロッパや日本では高峰らの功績を認めてアドレナリンと呼んできた。一方米国では、学界で大きな力をもっていたエイベルへの遠慮か、エピネフリンの呼称が使われ続けた。

● アドレナリンの生合成

　アドレナリンは**L-チロシン**を原料として、**L-DOPA**（L-3,4-ジヒドロキシフェニルアラニン）、**ドパミン**、**ノルアドレナリン**を経て生合成される（**図1**）。主に副腎髄質のクロム親和性細胞で合成されるが、延髄のニューロンでもつくられるとも言われる。ドパミン、ノルアドレナリン、アドレナリンは、いずれも**カテコール**（1,2-ジヒドロキシベンゼン）をもつ**アミン**なので、**カテコールアミン** catecholamine と総称する。

● 今日のアドレナリン

　アドレナリンは**闘争・逃走反応** fight-or-flight response において中心的な役割を果たすホルモンであり、散瞳、心拍数・血圧上昇、血糖値上昇などの作用をもたらす。**アドレナリン受容体** adrenergic receptor は**α₁**、**α₂**、**β**の3系統に分かれ、これらはさらに3種類ずつのサブタイプに分類されており、局在や生理機能、薬物親和性、細胞内シグナルなどに違いがある。これらの生理機能を利用し、数多くの作動薬や拮抗薬が臨床使用されている（**表1**）。なお、**ドパミン受容体** dopaminergic receptor も系統進化的にアドレナリン受容体と近縁である。

　薬としてのアドレナリンは、20世紀初頭はもっぱら局所投与で止血に用いられていたが、今日では、心肺蘇生、喘息重積発作、アナフィラキ

表1　アドレナリン受容体に作用する薬

受容体サブタイプ			代表的局在	細胞内情報伝達	親和性	作動薬	拮抗薬
α	α₁	α₁ₐ	脳、血管、心臓、輸精管	Gq (イノシトールリン脂質代謝)	NAd ≧ Ad	アドレナリン ノルアドレナリン フェニレフリン オキシメタゾリン	プラゾシン ドキサゾシン タムスロシン (α₁ₐ) カルベジロール ラベタロール
		α₁ᵦ	脳、肺、血管、心臓		Ad = NAd		
		α₁ᴅ	脳、血管、輸精管		Ad = NAd		
	α₂	α₂ₐ	脳、肺、腎臓、脾臓、大動脈、骨格筋	Gi、Go (アデニル酸シクラーゼ抑制)	Ad = NAd	アドレナリン クロニジン メチルドパ グアナベンズ オキシメタゾリン	プラゾシン (α₂ᵦ、α₂ᴄ)
		α₂ᵦ	肝臓、腎臓、肺、大動脈、血管		Ad ≧ NAd		
		α₂ᴄ	脳		Ad = NAd		
β	β₁		心臓、松果体、脳	Gs (アデニル酸シクラーゼ活性化)	Ad = NAd	アドレナリン イソプレナリン ドブタミン (β₁) プロカテロール (β₂) リトドリン (β₂) ミラベグロン (β₃) ビベグロン (β₃)	プロプラノロール カルベジロール ラベタロール メトプロロール (β₁) ビソプロロール (β₁) アテノロール (β₁)
	β₂		平滑筋、骨格筋、肝臓		Ad ≫ NAd		
	β₃		脂肪組織、膀胱		Ad = NAd		

シーショックなどに用いる必須救急医薬品となっている。また、局所投与では止血のほか、局所麻酔薬の作用延長にも用いられる。

参考文献

1) 都築洋次郎, 山下愛子：アドレナリンの発見史. 科学史研究, 47：1-7, 1958
2) 佐野 豊：アドレナリン発見への道程. ミクロスコピア, 6：194-200, 1989
3) 『ホルモンハンター アドレナリンの発見』（石田三雄／著）, 京都大学学術出版会, 2012
4) Ball CM & Featherstone PJ：The early history of adrenaline. Anaesth Intensive Care, 45：279-281, 2017
5) Ball CM & Featherstone PJ：Adrenaine – a therapeutic history. Anaesth Intensive Care, 45：531-533, 2017
6) Rao Y：The first hormone：adrenaline. Trends Endocrinol Metab, 30：331-334, 2019

第3章

薬はなぜ効くのか

この章のポイント

1. 薬の大部分は、特定の生体高分子に結合することにより効果を表す。
2. 薬は一般に、生理的な生体調節機構を修飾することにより効果を表す。
3. 薬理作用の様式は、受容体理論で表現できることが多い。
4. 薬物治療に際しては、薬理作用の変動要因に注意を払う。

第3章 薬はなぜ効くのか

1 薬理作用とは

薬が体に働きかけるプロセス

　薬は、体（人体以外に病原体も含む）のどこかに働きかけ、体に物理・化学的な変化を起こすことによって**薬効**（薬に求められている効果）をもたらす。一般に、薬は特定の**生体高分子** biopolymer[※1]に結合し、高分子に物理・化学的な変化をもたらす。実際上、高分子のほとんどは蛋白質である。これにより、生体の調節機構や情報伝達機構が病態を改善する方向へ傾き、その結果として薬効が現れる。この、薬が体に働きかけて変化をもたらすことを**薬理作用** pharmacological action といい、薬理作用を研究する学問を（狭義の）**薬理学** pharmacology という。

> [※1] 生体高分子とは、細胞がつくる天然の高分子（**ポリマー** polymer）であり、**モノマー** monomer と呼ばれる単位が共有結合して構成された大きな分子である。モノマーが**アミノ酸** amino acid なら高分子は**ポリペプチド** polypeptide ないし**蛋白質** protein であり、モノマーが**ヌクレオチド** nucleotide なら高分子は**核酸** nucleid acid［**リボ核酸** ribonucleic acid（**RNA**）と**デオキシリボ核酸** deoxyribonucleic acid（**DNA**）］である。大部分の薬は蛋白質を標的とするが、核酸を標的とするものもある。モノマーが**単糖** monosaccharide なら高分子は**多糖** polysaccharide（直鎖状または分岐状の高分子炭水化物）だが、これを標的とする薬は少ない（ただし、糖自体を薬として用いることはよくある）。

　また、**薬力学** pharmacodynamics（**PD**と略されることが多い）という用語も、薬理作用に近い意味でよく用いられる。これも、薬が体に働きかけるプロセスを意味する点では薬理作用と同じだが、ニュアンスが若干異なる。薬理作用という用語は、主に、生化学的なメカニズムを重視するときに用いられるのに対し、薬力学という用語は、薬の濃度と効果の大きさ（作用強度）との定量的関係を表すときに使われることが多い。

特に、第4章で解説する**薬物動態** pharmacokinetics（**PK**）と対にしてPK/PDと呼び、薬の投与量と薬効の定量的な関係を記述する。薬物動態の研究も（広義の）**薬理学**に含まれるため、一般に、薬理学とは薬理作用（薬力学）と薬物動態を研究する学問と考えてよい。

一方、**薬物感受性** drug sensitivity という用語が用いられることもある。これも、薬が体に働きかけるプロセスを意味する点では同じだが、人体の薬への応答性を表現したいとき（特にそれが条件によって変化するとき）によく用いられる。

そもそも、薬理学は「薬はなぜ効くのか」というシンプルな問いからはじまった学問なので、**薬理作用の研究こそ薬理学の真髄**といえるのだが、薬理作用を研究していると、薬の作用機序が明らかになるだけではなく、それまで知られていなかった生体機能の調節機構が明らかになることがしばしばある。このような場合、薬理学は、生体機構解明のツールとして用いられたことになる。すなわち、薬理学と**生理学** physiology（生体機能の調節機構を解明する研究分野）は、お互いに目的となり手段となり、補完しあいながら発展してきた学問なのである。

薬は結合してはじめて作用を表す

大部分の薬は分子量が数百の比較的小さな化合物（**低分子化合物** low-molecular-weight compound）であり、一部の例外を除けば、体のなかのある分子（**標的分子** target molecule）に特異的 specific に働きかけて薬効をもたらす。標的分子の多くは、すでに述べたように蛋白質などの高分子である。小さな化合物が、大きな生体分子の特定の部位（**作用点** site of action）に働きかけて、体の調子を望ましい方向に導くのである[※2]。

 ※2 薬の標的分子は**薬物受容体** drug receptor と呼ばれることがある。その物質的本体が解明される前から、受容体の概念は薬理作用の説明に不可欠だったからである。今日では、薬の標的分子のかなりの割合を内因性リガンドの受容体が占めることが明らかとなっており、内

因性リガンド受容体を介するメカニズムで数多くの薬の作用が説明できる。ただ、薬の標的は内因性リガンド受容体とはかぎらず、イオンチャネルやトランスポーター、酵素、さらには低分子成分に結合する薬も多くあり、すべてに受容体理論を当てはめるのは難しい。このため、本書では薬物受容体という用語は用いず、「薬の標的分子」という言葉ですべてを表すことにする。

なぜそのようなことが起きるのかというと、薬と生体分子とが物理・化学的な力で**結合** bonding し、生体分子の構造や機能が変化するためである。言いかえれば、生体高分子に結合することで、その構造を変えたり、機能を変えたりすることができるものが薬となるのである。この結合には、**イオン結合** ionic bond、**水素結合** hydrogen bond、**疎水性結合** hydrophobic bond、**ファン＝デル＝ワールス結合** van der Waals bond、**共有結合** covalent bond などいろいろなタイプがあり、しかも複数の結合力が同時にかかわることもしばしばある。

このうち共有結合だけは**不可逆的** irreversible だが、そのほかの結合は**可逆的** reversible であり、後者の方が一般的だ。不可逆的である共有結合が関与すると、一般に、薬理作用の持続時間は長くなる[※3]。しかし、共有結合ではなくても、薬と標的分子が高い結合親和性を示す場合は、実質的には不可逆的な結合となり、作用持続時間が長くなることもある。

※3　よく知られる例として、アスピリンの抗血小板作用をあげよう。アスピリンは、シクロオキシゲナーゼの活性中心近くにあるセリン残基にアセチル基を共有結合させて活性を阻害し、トロンボキサンA_2の合成を抑制する。不可逆的な共有結合であるうえに、血小板は核をもたないのでシクロオキシゲナーゼを新たに合成することもできず、アスピリンの効果は血小板寿命が尽きるまで（7〜10日間）持続する。

一方、薬は常に生体高分子を標的とするとは限らない。例外的だが、低分子成分やイオンに作用する薬、あるいは非特異的に生体に影響を与えて効果を表す一部の薬もある（**本章-2**）。

構造−活性相関

　薬と標的分子が結合するには、薬の構造が結合に適した形になっている必要がある。薬の構造と薬理作用の間には密接な関係があり、構造が似ている薬は同じような薬理作用を示しやすい。これを**構造−活性相関** structure-activity relationship といい、薬の構造から薬効を予測するのに役立つ。たとえば、アドレナリン受容体やムスカリン性アセチルコリン受容体の作動薬・拮抗薬の基本構造は、それぞれの内因性リガンドであるアドレナリンやアセチルコリンによく似ている。これは、標的分子の一部分に、薬物分子の形状と**相補的** complementary な構造をもつ部位があり、そこに合致する薬だけが結合して作用を発揮できるためである。薬と標的分子の特異的な結合は、これによってもたらされる。

　構造−活性相関に関連して、薬の分子構造中、蛋白質などと結合して薬理作用を示すのに鍵となる特定部位のことを**ファーマコフォア** pharmacophore という。一般に、共通の薬効を示す薬は共通のファーマコフォアをもっている。また、ファーマコフォアが定まると薬の開発が著しく加速される。なぜなら、その部分を核として、いろいろな**誘導体** derivative（核となる部分は同じか非常に似ており、それ以外の部分を変えた化合物）を合成できるからである（図1）。

　今までに全く存在しなかった構造の薬をある製薬会社が開発し、その薬に高い価値があるとわかったとすると、ほかの会社も競って同じファーマコフォアをもつ誘導体を合成し、オリジナルの薬にはない何らかの長所をもった薬を開発しようとする。名前に同じステムをもつ薬が次々につくられるのは、このためである（第1章-4）。

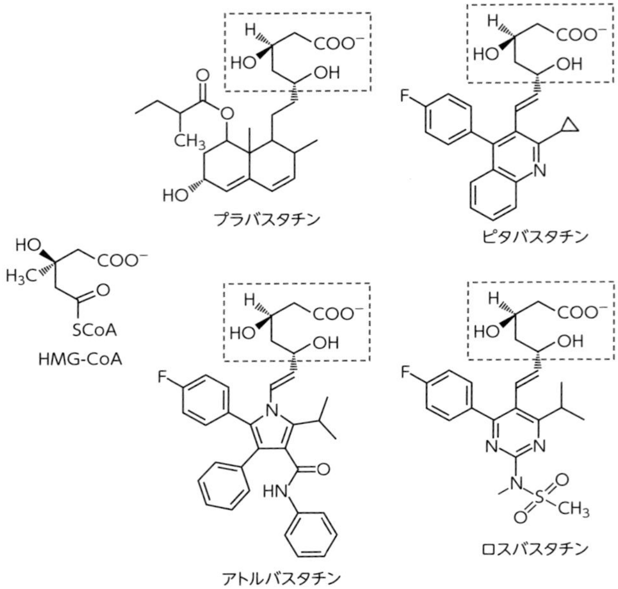

図1 ファーマコフォア
HMG-CoA還元酵素阻害薬を例に示す。HMG-CoA還元酵素はコレステロール生合成系の律速酵素で、ヒドロキシメチルグルタリルCoA（HMG-CoA）を還元してメバロン酸を生成する反応を触媒する。HMG-CoA還元酵素阻害薬は、HMG-CoAに類似したファーマコフォア（波線の部分）を共通にもち、HMG-CoAと競合して酵素活性を阻害する。

第3章 薬はなぜ効くのか

2 薬のターゲット

いろいろな標的分子

　表1は、すでに薬の標的となっている生体分子を部位別に示したものである。実際には、これよりはるかに多種類の生体分子が標的となっており、ここに示したのはほんの一部ではあるのだが、全体像はつかめるのではないかと思う。

　人体が標的となる場合、細胞外の生体分子としては酵素や内因性リガンドが、細胞膜の分子としては細胞膜受容体やイオンチャネル／ポンプ、輸送体(トランスポーター)などが、細胞内（細胞質およびミトコンドリアなどの細胞内小器官）の分子としては主として酵素が、核内の分子としては転写因子や酵素、DNAなどが薬の標的になっている。一方、感染症に対する薬は、ふつう、人体ではなく病原体の高分子を標的とする。

　こうして見ると、標的分子はたいへんバラエティーに富んでおり、どんな生体分子でも薬の標的になりそうに感じられる。しかし、どんな分子でも薬の標的に（簡単に）なるわけではなく、実際に薬の標的となっている生体分子はごく一部にすぎない。生体分子には薬の標的になりやすいものとなりにくいものがあるのである。

　では、それを分けるのはどのような要素なのだろうか。それを知るためには、まず次項の刺激-応答システムについて押さえておこう。

標的分子と刺激-応答システム

　生物の最小単位は細胞である。細胞は、外からさまざまな刺激を受け、

表1 薬の標的分子

局在				標的分子（代表的な薬）
人体	生体高分子	細胞外分子		コリンエステラーゼ（ドネペジル、ピリドスチグミン） アンギオテンシン変換酵素（カプトプリル、エナラプリル） 活性化第X因子（エドキサバン、アピキサバン） プラスミノーゲン（アルテプラーゼ、モンテプラーゼ） TNF-α（アダリムマブ、エタネルセプト） BAFF（ベリムマブ）
		細胞膜分子	G蛋白質共役型受容体	アドレナリンβ_1受容体（プロプラノロール、ビソプロロール） アドレナリンβ_2受容体（サルブタモール、リトドリン） ムスカリン受容体（ブチルスコポラミン、チオトロピウム） ヒスタミンH_2受容体（シメチジン、ファモチジン、ラフチジン） ドパミンD_2受容体（ロピニロール、アリピプラゾール） アンギオテンシンAT_1受容体（ロサルタン、アジルサルタン） 5-$HT_{1B/1D}$受容体（スマトリプタン、ゾルミトリプタン） オピオイドμ受容体（モルヒネ、フェンタニル、ロペラミド）
			イオンチャネル型受容体	ニコチン受容体（スキサメトニウム、ロクロニウム） $GABA_A$受容体（ジアゼパム、プロポフォール）
			酵素共役型受容体	インスリン受容体（インスリンリスプロ、インスリンデグルデク） EGF受容体（セツキシマブ、パニツムマブ、エルロチニブ）
			Ca^{2+}チャネル	L型Ca^{2+}チャネル（ニフェジピン、アムロジピン、ベラパミル）
			Na^+チャネル/ポンプ	電位依存性Na^+チャネル（ピルシカイニド、リドカイン） Na^+, K^+-ATPアーゼ（ジゴキシン、メチルジゴキシン）
			K^+チャネル	hERGチャネル（アミオダロン、ソタロール、ニフェカラント）
			H^+ポンプ	H^+, K^+-ATPアーゼ（オメプラゾール、ラベプラゾール）
			輸送体（トランスポーター）	セロトニン輸送体（セルトラリン、エスシタロプラム） Na^+/Cl^-共輸送体（ヒドロクロロチアジド、トリクロルメチアジド） $Na^+/K^+/2Cl^-$共輸送体（フロセミド、アゾセミド、トラセミド） SGLT2（ダパグリフロジン、エンパグリフロジン） コレステロール輸送体（エゼチミブ）
		細胞内分子		シクロオキシゲナーゼ（アスピリン、ロキソプロフェン） グアニル酸シクラーゼ（ニトログリセリン、硝酸イソソルビド） HMG-CoA還元酵素（プラバスタチン、ロスバスタチン） カルシニューリン（シクロスポリン、タクロリムス） BCR-Ablチロシンキナーゼ（イマチニブ）

（次ページへ続く）

局在		標的分子（代表的な薬）
核内分子	転写因子（核内受容体）	糖質コルチコイド受容体（ヒドロコルチゾン、プレドニゾロン） 電解質コルチコイド受容体（エプレレノン、エサキセレノン） エストロゲン受容体（エストラジオール、ラロキシフェン） 甲状腺ホルモン受容体（レボチロキシン） ビタミンD受容体（アルファカルシドール、カルシトリオール）
	核酸および関連分子	DNA（シクロホスファミド、シスプラチン、ドキソルビシン） チミジル酸合成酵素（フルオロウラシル、テガフール） β-チューブリン（ビンクリスチン、パクリタキセル） トポイソメラーゼ（イリノテカン、エトポシド）
低分子成分		腸管内カリウムイオン（ポリスチレンスルホン酸カルシウム） 脳内フリーラジカル（エダラボン） 重金属イオン（ジメルカプロール）
病原体	細菌	ペニシリン結合蛋白質（アモキシシリン、セフトリアキソン） リボソーム50S蛋白質（クラリスロマイシン、アジスロマイシン） DNAジャイレース（ノルフロキサシン、レボフロキサシン）
	真菌	シトクロムP450（イトラコナゾール、フルコナゾール）
	ウイルス	インフルエンザウイルスのノイラミニダーゼ（オセルタミビル） C型肝炎ウイルスのRNAポリメラーゼ（ソホスブビル）

その細胞独自の反応を示す。図2は、細胞が刺激を受けたあと応答するまでの道筋（**刺激-応答システム**）を極度に単純化したものである。

典型的な刺激-応答システムの1つは、ホルモンや神経伝達物質、オータコイド、サイトカイン、成長因子などの内因性リガンドによる刺激が、リガンド受容体→細胞内情報伝達因子→転写因子→DNA→mRNAと伝わり、遺伝子を発現させて蛋白質をつくることによって細胞が応答するものである（遺伝子発現を介することから、これをリガンドの**ゲノム作用** genomic effect と呼ぶ）。

もう1つ、受容体が惹起した細胞内シグナルが、遺伝子発現を介さずにイオンチャネルやトランスポーターなどの機能性分子に直接伝わり、細胞機能が変化することによって応答する場合もある（これを**非ゲノム作用** non-genomic effect という）。

また、重要なことだが、このような刺激-応答システムのあらゆるプロセスで多種多様な酵素が働いており、リガンド受容体や細胞内情報伝達因子自体が酵素活性をもつこともよくある。

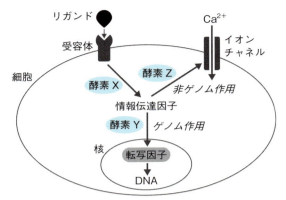

図2 刺激-応答システム

　そこで、刺激-応答システムにかかわる生体分子を、①**内因性リガンド** intrinsic ligand、②**受容体** receptor、③**酵素** enzyme、④**イオンチャネル** ion channel/**トランスポーター** transporter、⑤**細胞内情報伝達因子** intracellular signaling factor、⑥**転写因子** transcription factor、⑦**遺伝子** geneの7カテゴリーに大雑把に分けて以下に解説する。受容体、酵素、イオンチャネル/トランスポーター、転写因子の4つは蛋白質であり、遺伝子はもちろん核酸だが、内因性リガンドと細胞内情報伝達因子の実体はさまざまで、低分子化合物のこともあればペプチドや蛋白質のこともある。

何が標的になりやすいか

　さて、薬によってこの刺激-応答システムに変化を加えたい場合、これらのいずれを標的とすればいいだろうか。
　理屈からいうと、どの分子でも薬の標的分子にすることは可能である。しかし実際には、**選択性** selectivity もしくは**特異性** specificity という大問題が立ちはだかり、どの分子でも容易に薬の標的にすることはできない。
　この刺激-応答システムのうち、最も薬の標的にしやすいのは、間違いなく**受容体**（内因性リガンド受容体）である。事実、今の医薬品の半

分以上は内因性リガンド受容体に作用する薬である。それはなぜかというと、1つには、内因性リガンドの構造がわかれば、これをもとに薬をつくることができるからである。アドレナリンやインスリンなどのようにリガンドそのものを薬にすることもあるが、リガンドの構造を修飾すれば、β受容体拮抗薬やムスカリン受容体拮抗薬のような**競合的拮抗薬** competitive inhibitor をつくることも比較的容易にできる。

　もう1つの理由は、受容体は細胞特有の分子であることが多いからだ。すなわち、受容体を標的とすれば、目的とする細胞だけに薬を作用させることが（少なくとも理論上は）できる。言いかえれば、目的とする細胞以外に薬が作用してしまう可能性が小さくなり、求められていない作用（副作用）を少なくできるのである（第5章-1）。

　ここまで読むと、薬のデザインには一定の制約があることが何となく理解できたはずだ。それでは次項から、それぞれの生体分子について詳しく見ていこう。

①内因性リガンドと②受容体

　内因性リガンドそのものを薬（受容体作動薬）として用いることはもちろん多い。最も一般的な例はインスリンやアドレナリンだろう。しかし、内因性リガンドを標的とする薬（内因性リガンドに結合する薬）は、ちょっと考えるとつくりやすそうな気もするが、実際にはそれほど多くない。リガンドが蛋白質性であれば、たとえば、デコイ受容体としてTNF-αに結合するエタネルセプトや、抗サイトカイン抗体を薬にしたアダリムマブ（抗TNF-α抗体）やメポリズマブ（抗IL-5抗体）、ウステキヌマブ（抗IL-12/23抗体）など、すでに実用化された薬がいくつかあるが、低分子化合物のリガンドを標的とする薬はほとんど見当たらない。

　薬の標的として最も多く利用されているのは内因性リガンドの**受容体**である。受容体にはいくつかタイプがある。主なものは、**G蛋白質共役**

型受容体 G protein-coupled receptor（**GPCR**）、**イオンチャネル型受容体** ionotropic receptor、**酵素共役型受容体** enzyme-linked receptor、**核内受容体** nuclear receptor の4つである。前2者の多くは非ゲノム作用を、後2者の多くはゲノム作用を惹起する。同じ受容体がゲノム作用と非ゲノム作用の両方を引き起こすこともある。

ここでは細胞膜に存在する受容体（前3者）について解説し、核内受容体については後述する。

▶GPCR

このうち、最も多くの内因性リガンドの信号を受け取るのは**GPCR**で（非常に多くの種類に分化し、**GPCRスーパーファミリー** GPCR superfamily を成している）、細胞特異的な発現や多様性、生理的重要性などにより、医薬品の標的分子として最も多く利用されている。GPCRは**7回膜貫通型**であり、**G蛋白質**（グアニンヌクレオチド結合蛋白質 guanine nucleotide-binding protein）とリンクし、**アデニル酸シクラーゼ** adenylate cyclase、**ホスホリパーゼC** phospholipase C、**Ca^{2+}チャネル**、**K^+チャネル**などさまざまな下流因子の活性化や抑制を介し、細胞機能を調節する（**図3**）。GPCRを標的とする薬物は、**作動薬** agonist や**逆作動薬** inverse agonist として作用するか、内因性リガンドへの**拮抗薬** antagonist として作用する（**本章-3**）。

▶イオンチャネル型受容体

神経伝達物質の受容体などにみられるイオンチャネル型受容体は、細胞膜を貫通するサブユニットが複数重合して**イオンチャネル** ion channel を形成しており、Na^+、K^+、Cl^-、Ca^{2+}などの通過性を調節して細胞を興奮させたり抑制したりする（**図4**）。特定のイオンだけを通過させるチャネルもあれば、いくつかのイオンを通過させるチャネルもある。具体的には、ニコチン性アセチルコリン受容体（陽イオンチャネル）、γ-アミノ酪酸（GABA）$_A$受容体（Cl^-チャネル）、セロトニン5-HT_3受容体

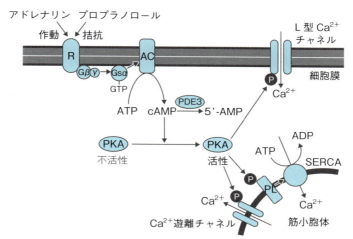

図3　β受容体（GPCR）のシグナル伝達
GPCRの代表として心筋β受容体のシグナル伝達を示す。アドレナリンなどのカテコールアミンが受容体（R）に結合すると、G蛋白質（Gs）を介してアデニル酸シクラーゼ（AC）が活性化され、ATPからサイクリックAMP（cAMP）が産生される。cAMPはcAMP依存性プロテインキナーゼ（PKA）を活性化し、PKAはL型Ca^{2+}チャネル、筋小胞体ホスホランバン（PL）、筋小胞体Ca^{2+}遊離チャネルをリン酸化し、その結果、細胞内Ca^{2+}濃度が上昇して心筋収縮力が増大する。
PDE：ホスホジエステラーゼ、SERCA：筋小胞体Ca^{2+}-ATPase

（陽イオンチャネル）、グリシン受容体（Cl^-チャネル）、NMDA型グルタミン酸受容体（陽イオンチャネル）などがあり、これらを標的とする薬物は、イオンチャネルの通過性を変えることにより膜電位やイオン組成を変え、細胞機能を調節する。

▶酵素共役型受容体

　酵素共役型受容体は、ペプチドホルモンや増殖因子、サイトカインに対する受容体に多い。細胞膜を1回貫通し、細胞外にリガンド結合部位、細胞内に**蛋白質リン酸化酵素（プロテインキナーゼ** protein kinase）活性をもっている（受容体分子にプロテインキナーゼが内在せず、ほかのプロテインキナーゼ分子が受容体に結合して活性化される場合もある）。**プロテインキナーゼ**は主として**チロシンキナーゼ** tyrosine kinase（チロシン残基の水酸基にリン酸を付加する酵素）で、一部は**セリン/スレオニンキナーゼ** serine/threonine kinase（セリン残基またはスレオニン残基の

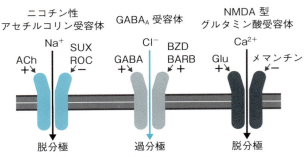

図4 イオンチャネル型受容体のシグナル伝達
ニコチン性アセチルコリン受容体、GABA_A受容体、NMDA型グルタミン酸受容体などは、受容体自体がイオンチャネルをつくっている。いずれも複数（前2者は5つ、後者は4つ）の膜貫通サブユニットが組み合わさりチャネルを形成している。非刺激時には閉じているが、作動薬が結合するとサブユニットのコンフォメーションが変化し、チャネルが開く。ニコチン性アセチルコリン受容体、NMDA型グルタミン酸受容体ではNa$^+$やCa^{2+}などの陽イオンが流入し膜が脱分極し、GABA_A受容体ではCl$^-$が流入し膜が過分極する。
Ach：アセチルコリン、SUC：スキサメトニウム、ROC：ロクロニウム、GABA：γ-アミノ酪酸、BZD：ベンゾジアゼピン系薬、BARB：バルビツール酸系薬、Glu：グルタミン酸

水酸基にリン酸を付加する酵素）であり、これらの活性化により情報を細胞内に伝達する（**図5**）。このタイプの受容体に作用する薬のうち最も古いのはインスリンだが、近年は、さまざまな生物学的製剤や低分子化合物が開発されている。

ただし情報伝達には例外もあり、TNF-αなど炎症性サイトカインの受容体には、プロテインキナーゼを介さないものがある。また、心房性ナトリウム利尿ペプチド（ANP）ファミリーの受容体は、プロテインキナーゼではなく**グアニル酸シクラーゼ** guanylate cyclase を分子内に含んでおり、細胞内**サイクリックGMP**（**cGMP**）を増加させ、cGMP依存性プロテインキナーゼを活性化することにより情報を伝える。

③酵素

内因性リガンド受容体の次に薬の標的にしやすいのは、おそらく**酵素**だろう。ただ、酵素といってもいろいろある。多くの細胞に共通の、細胞の生存に欠かせないような重要な酵素を標的にするのは、副作用が出やすいため薬とするのは容易ではないだろう。しかし、特定の細胞だけ

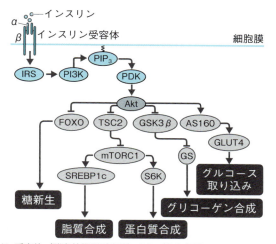

図5 インスリン受容体（酵素共役型受容体）のシグナル伝達
インスリン受容体は、インスリンと結合するαサブユニットと、細胞質領域にチロシンキナーゼを内在するβサブユニットで構成される単量体2つからなるダイマーである。インスリンが結合すると受容体のチロシンキナーゼが活性化され、受容体が自己リン酸化される。そのリン酸化チロシンにインスリン受容体基質（IRS）が結合し、リン酸化される。IRSによりホスファチジルイノシトール3-キナーゼ（PI3K）が活性化され、ホスファチジルイノシトール3,4,5-三リン酸（PIP$_3$）がつくられる。PIP$_3$はホスファチジルイノシトール依存性プロテインキナーゼ（PDK）を介してプロテインキナーゼB（Akt）をリン酸化（活性化）する。Aktは、AS160を介してグルコース輸送体-4（GLUT4）をもつエンドソームを細胞膜と融合させ、グルコースの取り込みを促す。また、グリコーゲン合成酵素キナーゼ-3β（GSK3β）の不活化を介してグリコーゲン合成を促す。そのほかにもさまざまな因子を介して糖新生、脂質合成、蛋白質合成など多くの細胞機能を調節する。
文献1を参考に作成。
FOXO：フォークヘッド転写因子、TSC2：ツベリン、AS160：160 kDaのAkt基質、mTORC1：mTOR複合体1、SREBP1c：ステロール調節配列結合タンパク質1c、S6K：S6キナーゼ、GS：グリコーゲン合成酵素

で働く酵素や、特殊機能を担う酵素であれば、よい標的分子となる可能性がある。酵素は、細胞外から核内に至るまで、あらゆる場所に分布して生体機能を担っており、**表1**でもわかるように、きわめて多種類の酵素が薬の標的となっている。

④イオンチャネル・トランスポーター

イオンチャネルを標的とする薬物も古くから数多くあるが、そのほとんどはチャネル遮断薬で、チャネル開口薬はごく限られる。Ca^{2+}チャネル遮

断薬のほとんどは電位依存性Ca^{2+}チャネル（VDCC）を標的とし、降圧薬や抗狭心症薬、抗不整脈薬などとして広く用いられている。また、Na^+チャネル遮断薬は、抗てんかん薬や局所麻酔薬、抗不整脈薬などとして、K^+チャネル遮断薬は、抗不整脈薬や血糖降下薬の一部に用いられている。

イオンチャネルに機能が似ている**トランスポーター**（種々のイオンや活性アミン、低分子化合物を、細胞膜を通して運搬する蛋白質）も、標的になりやすい分子である。Na^+/K^+-ATPaseを標的とするジギタリス強心配糖体、Na^+-K^+-$2Cl^-$共輸送体（NKCC）やNa^+-Cl^-共輸送体（NCC）を標的とする利尿薬、セロトニンやノルアドレナリンの再取り込みトランスポーターを阻害する抗うつ薬、H^+/K^+-ATPaseを標的とするプロトンポンプ阻害薬、小腸コレステロール輸送体を阻害するエゼチミブ、Na^+-グルコース共輸送体を阻害するSGLT2阻害薬などが代表例としてあげられる。

⑤細胞内情報伝達因子と⑥転写因子

細胞内情報伝達因子（低分子量G蛋白質、環状ヌクレオチド、イノシトールリン酸、Ca^{2+}、チロシンキナーゼ、セリン/スレオニンキナーゼなど多種多様）や**転写因子**は、一般的に薬の標的になりにくい分子だといえる。なぜなら、多種類の細胞がこれらを共通の情報伝達因子として用いていることが多いため、これらを標的とすると副作用が現れやすいのだ。

ただし例外的に、転写因子の一部は脂溶性ホルモン（副腎皮質ホルモンなど）や脂溶性ビタミン（ビタミンDなど）の受容体（いわゆる**核内受容体**）となっており、このような分子に対しては多くの医薬品が開発されている（図6）。

⑦遺伝子

遺伝子の本体である**核酸**（DNAとRNA）はほとんどの細胞に存在し、

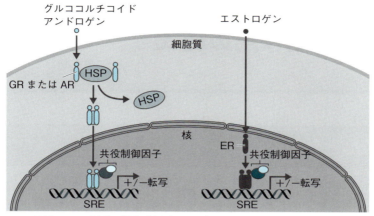

図6 ステロイドホルモン受容体（核内受容体）のシグナル伝達
グルココルチコイド受容体やアンドロゲン受容体は、不活性時は熱ショック蛋白質と結合して主に細胞質中に存在する。リガンドが結合すると熱ショック蛋白質と離れてダイマー化し、核内へ移行してDNAの特異配列と結合し、転写を促進または抑制する。エストロゲン受容体では大部分がはじめから核内にあり、核内でリガンドと結合してダイマー化し、DNAに結合する。このほか、直接DNAに結合するのではなくほかの転写因子を介して転写を制御する機序や、非ゲノム作用もあると考えられている。
文献2より引用。
GR：グルココルチコイド受容体、AR：アンドロゲン受容体、ER：エストロゲン受容体、HSP：熱ショック蛋白質、SRE：ステロイド応答因子

　　遺伝子発現や遺伝子複製というきわめて重要な役割を担っているため、薬物の標的とするのは一般に難しい分子である。ある種の酵素を阻害することで間接的にDNA合成や複製を抑制する薬は古くからあったが、核酸を直接の標的とする薬は最近まで一部の抗がん薬（アルキル化薬やプラチナ製剤など）にほぼ限られ、これらはDNAを非特異的に傷害する薬なので重い副作用が必発であった。ただ最近では、核酸の塩基配列に特異的に結合する**核酸医薬品**が一部の難病に対して使われはじめている（第1章-2）。

参考文献
1) Haeusler RA, et al：Biochemical and cellular properties of insulin receptor signalling. Nat Rev Mol Cell Biol, 19：31-44, 2018
2) Levin ER & Hammes SR：Nuclear receptors outside the nucleus: extranuclear signalling by steroid receptors. Nat Rev Mol Cell Biol, 17：783-797, 2016

第3章 薬はなぜ効くのか

3 薬理作用の様式

濃度と効果の関係

　内因性リガンド受容体を標的とする薬を想定し、薬と受容体との相互作用を物理・化学の法則によって説明する試みを**受容体理論** receptor theory という。受容体理論を用いると、薬理作用を**薬力学**（薬の濃度と効果との定量的関係）として扱えるようになる。理論的な話なので、医学生が薬理を嫌いになるのはおそらくこの辺りからかと思われるが、薬の特性を知るには受容体理論をある程度は知っておいたほうがいいだろう（…が、実は筆者もそれほど詳しくはない）。また、理論的とはいえ、後に出てくる内因性交感神経刺激作用（ISA）やDopamine system stabilizer（DSS）といった薬の特性の理解にも通ずる。順を追って理解していけばそこまで難解ではないため、ぜひここで押さえておいてほしい。

　さて、まずは薬の濃度と反応の大きさをプロットしたグラフをみていこう。これを**濃度−反応曲線** concentration-response curve といい、受容体理論の基本となる（図7）。

　ここで、薬による受容体の占有率（受容体のうち薬が結合しているものの割合）が反応の大きさと一致すると仮定すると、受容体占有率が上がるにつれて反応は大きくなり、薬がすべての受容体を占めたときに反応の大きさは最大値に達する。多くの場合、この曲線はS字状となり、この曲線から①**反応の閾値**、②**勾配**、③**最大反応**という、その薬の3つの基本特性を知ることができる。

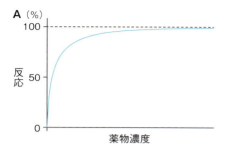

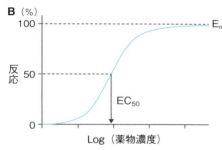

図7　濃度-反応曲線
A：薬物濃度を線形目盛りで表すと双曲線となり、薬物の特性がわかりにくい。
B：薬物濃度を対数目盛りで表すとシグモイド曲線となり、特性がわかりやすい。最大反応E_{max}の50％を生じる濃度をEC_{50}と呼び、薬物の効力を表す指標となる。

効力と最大効果

　一般に、薬理作用の強さは、**効力** potency と**最大効果** efficacy によって表される。効力とは、どれくらいの濃度で薬の効果が現れるかということで、低濃度で効果が現れる薬ほど効力が大きいことになる。低濃度で効果が現れるということは、低濃度でも受容体に結合できるということだ。したがって、効力は、薬と受容体の**親和性** affinity（結合しやすさ）によって決まる。一方、最大効果とは、薬と受容体の結合によって生まれる最大反応の大きさであり、薬の**固有活性** intrinsic activity（後述）によって決まる。

　薬と受容体の相互作用は次の式1で表され、前半が効力を、後半が効果を規定するプロセスを表す。Dは薬物、Rは受容体、DRは両者の複合体、Eは効果、k_1は結合速度定数、k_2は解離速度定数である。

$$D + R \underset{k_2}{\overset{k_1}{\rightleftarrows}} DR \rightarrow E \qquad (式1)$$

平衡状態(結合と解離が同じ速度で起こっている状態)では$k_1[D][R] = k_2[DR]$が成立する([ ]は濃度を表す)。解離速度と結合速度の比(k_2/k_1)を**解離定数**(K_D)といい、平衡状態では次の式2が成り立つ。

$$K_D = k_2/k_1 = [D][R]/[DR] \qquad (式2)$$

薬による受容体占有率fは、総受容体(RとDRの和)に占める薬物受容体複合体(DR)の割合なので、

$$f = [DR]/([R]+[DR]) \qquad (式3)$$

これを、K_Dを用いて表すと、

$$f = ([D]/K_D)/(1+[D]/K_D) = [D]/([D]+K_D) \qquad (式4)$$

式4から、薬物濃度[D]が一定ならK_Dが小さいほどfが大きいことがわかる。また、[D]がK_Dに等しい時、fは1/2となることから、K_Dは、全受容体の50%に薬物が結合するときの薬の濃度を意味していることがわかる。つまり、効力が大きい薬とは、「K_Dが小さく、受容体への結合をより低濃度で達成できる(親和性が高い)薬」である。

ここで、[DR]と反応の大きさが単純な比例関係にあると仮定すると、受容体占有率fと反応率(最大効果と比べたときの反応の大きさ)は一致し、fが50%の時、反応率も50%、fが100%の時、反応率も100%となる。K_Dはfが50%のときの薬物濃度なので、これは最大反応の50%が得られる薬物濃度、すなわち**EC$_{50}$**と一致する。したがって、このような薬物では、EC$_{50}$を測定すればK_Dを知ることができる。ただし、余剰受容体が存在する場合は、一般にEC$_{50}$はK_Dより小さくなる(後述)。

作動薬と逆作動薬

▶受容体の立体配座と作動薬

受容体は、少なくとも2つの立体配座の状態、**活性状態**（Ra）と**不活性状態**（Ri）をとると考えられる。前に述べた薬の固有活性とは、RaとRiの平衡状態をどのようにシフトさせるかということである。これは、RaとRiに対する薬の相対的な親和性によって決まる（図8）。

RiよりRaに対してより高い親和性をもつ薬は、活性状態に向けて平衡を動かし、受容体を活性化する。このような薬物を**作動薬** agonist といい、多くの内因性リガンドは作動薬としての性質をもっている。

逆に、RaよりRiに対して高い親和性をもつ薬は、不活性状態に向けて平衡を動かし、受容体を不活性化する。このような薬物を**逆作動薬**

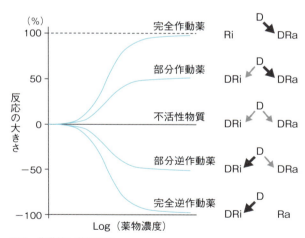

図8 作動薬と逆作動薬
グラフは、完全作動薬もしくは完全逆作動薬の最大反応を±100としたときの濃度-反応関係を表す。ただし「完全」というのは理論に過ぎず、現実の作動薬では最大反応は0と100の間、逆作動薬では0と−100の間になる。最大反応が0なら不活性物質であるが、そのような物質が受容体に結合する場合は拮抗薬となる。グラフの右に、活性化状態の受容体（Ra）と不活性状態の受容体（Ri）に対する薬物（D）の結合様式を示す。矢印の太さは親和性の大きさを表す。

inverse agonist という。この逆作動という効果は、内因性リガンドが存在しないとき（基底状態）でも恒常的に活性化されている受容体がある場合にはじめて観察できる。言いかえると、もし基底状態の平衡が圧倒的にRiに偏っているなら、逆作動性を検出することはできない。実際に、逆作動性はGPCRを抑制する薬にしばしばみられ、メトプロロール、ロサルタン、ファモチジン、リスペリドンなどがその代表だ。

▶完全作動薬と部分作動薬

　Raに完全な選択性を有する薬は、受容体を完全に活性化状態に移行させる。このような薬を**完全作動薬** full agonist という。しかし、Raへの親和性がRiへのそれを上回ってはいるもののRaへの選択性は完全ではない薬も多く、これを**部分作動薬** partial agonist という。

　そして面白いことに、部分作動薬は、Raへの親和性がより高い作動薬が存在する状況下では、拮抗薬（後述）として作用する。Raへの親和性がRiへのそれをわずかに上回る程度の部分作動薬は、受容体への刺激を完全に失わせることなく、過大な刺激のみ抑制することができる。このような薬は、受容体の強力な遮断による弊害を和らげる目的で用いられる。たとえば、β受容体拮抗薬の**内因性交感神経刺激作用** intrinsic sympathomimetic activity（**ISA**）とは部分作動性を表しており、ピンドロールやアセブトロールなどがこれをもっている。**Dopamine system stabilizer**（**DSS**）と呼ばれるアリピプラゾールやブレクスピプラゾールは、ドパミン作動性神経の活動が亢進している場合は拮抗薬として、低下している場合は活性化薬として作用する、ドパミンD_2受容体部分作動薬である。これらの何が利点かというと、特に神経系の調節バランスを安定化する働きをもつことだ。「スタビライザー」という名もそのためである。

拮抗薬

作動薬（リガンド）の受容体結合を阻害したり、結合後の反応を低下させたりする物質を**拮抗薬** antagonist という。拮抗作用には、以下のように複数の異なる様式がある。

▶ 競合的拮抗薬

受容体への結合親和性はあるが、受容体の平衡状態を変えない（つまり固有活性をもたない）物質が、結合部位で作動薬と競合して作動薬の結合を阻害する場合、そのような物質は**競合的拮抗薬** competitive antagonist として働き、大部分の拮抗薬がこれに属する。

このような拮抗薬は、作動薬の濃度 - 反応曲線を右方（高濃度側）へ平行移動させるが、最大効果には影響を与えない。つまり、たとえ競合的拮抗薬が存在していても、作動薬の濃度が十分高くなれば、反応の大きさはついには100％となる（図9）。

競合的拮抗薬は固有活性をもたないので、効力を直接測定することはできない。そこで、競合的拮抗薬の効力は作動薬への拮抗作用から間接的に求めることになる。

作動薬 A の濃度が $[A]_0$ のときの受容体占有率 f_A は、次の式5で表せ

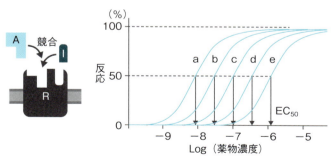

図9　競合的拮抗薬
競合的拮抗は、作動薬（A）と拮抗薬（I）が受容体（R）上の同じ結合部位を奪いあうことにより起こる。拮抗薬の濃度（a＜b＜c＜d＜e）に依存して濃度 - 反応曲線が右方移動し、作動薬のEC_{50}は増加するが、最大反応は変わらない。

る。

$f_A = ([A]_0 / K_A) / (1 + [A]_0 / K_A)$ （K_AはAの解離定数） （式5）

濃度［I］の拮抗薬I存在下で、同じ大きさの反応を得るために必要なAの濃度を［A］とすると、

$f_A = ([A] / K_A) / (1 + [A] / K_A + [I] / K_i)$ （K_iはIの解離定数）

（式6）

これらより、式7が導かれる。

$[A] / [A]_0 = 1 + [I] / K_i$ （式7）

［A］／［A］₀は、拮抗薬によって作動薬の濃度－反応曲線が何倍平行移動するかを表す値であり、**濃度比** concentration ratio（C_R）と呼ばれる。この式より、濃度－反応曲線の右方移動の大きさは、拮抗薬の濃度と親和性によって決まることがわかる。さらに、［I］がK_iに等しいとき、濃度比は2となるため、K_iは曲線を2倍だけ右方移動させるのに要する拮抗薬の濃度を表すことがわかる。K_iの対数に負号を付けた値（$-\log K_i$）を**pA₂**といい、競合的拮抗薬の効力を表す指標として用いられる。

K_iを求める方法はいくつか考案されているが、詳細は専門書を見てほしい。

▶非競合的拮抗薬

拮抗薬には、作動薬の濃度を上げても最大反応の大きさを回復させることのできないものもあり、**非競合的拮抗薬** non-competitive antagonistと呼ばれる。これには少なくとも2つの異なる機序が推定されている。

1つは、拮抗薬が受容体から解離しにくい場合である（図10A）。作動薬と同じ部位に結合するとしても、その結合が不可逆的な共有結合である場合や、共有結合でなくても結合力が強いために解離が遅い場合、拮抗薬は、濃度－反応曲線の右方移動を起こすと同時に、最大反応の抑制をもたらす。

もう1つは、拮抗薬が**アロステリック効果** allosteric effect を引き起こす場合である（図10B）。この場合、拮抗薬は、作動薬とは異なる部位

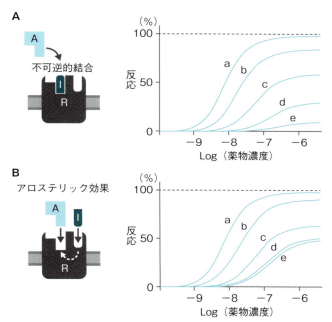

図10 非競合的拮抗薬
AとBは非競合的拮抗作用の2つの様式を示す。
A：作動薬と拮抗薬が同一部位に結合する場合でも、拮抗薬の結合が不可逆あるいはそれに近い場合には、濃度−反応曲線が右方移動するとともに、最大反応が抑制される。
B：作動薬とは異なる部位に結合した薬物が、受容体のコンフォメーションを変えて拮抗作用を及ぼす場合にも、曲線は右方移動し最大反応が低下する。ただし、拮抗薬が一定の濃度に達すると、拮抗作用は飽和する（dとeの差が小さいことに注目）。

に結合して受容体の立体構造に変化をもたらし、作動薬の結合を妨げたり、生成する反応を小さくしたりする。

　なお、アロステリック効果は、受容体活性を逆に増強する場合もある。例えば、ベンゾジアゼピン系薬は、$GABA_A$受容体のGABAへの感受性をアロステリック効果により増強する。

余剰受容体

　さて、ここまでは、薬による受容体占有率（％）と反応の大きさ（％）

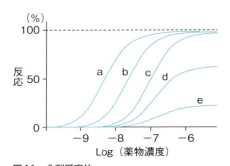

図11 余剰受容体
受容体に不可逆的に結合する拮抗薬の濃度を上げていくと（a＜b＜c＜d＜e）、作動薬の濃度−反応曲線は右方移動するが、余剰受容体がなくなる濃度cまでは最大反応が保たれる。濃度をさらに上げると、余剰受容体はもはや存在しないため、最大反応が低下する（dとe）。

が一致する（占有率が100％に達したときに反応も最大値に達する）と仮定していた。しかし、一般的に、最大反応を引き起こすためには受容体を100％占有する必要はないことがわかっている。実際は、受容体占有率が100％未満でも最大反応が得られることが多いのである。したがって、EC_{50}はK_Dより小さくなることが多い。

これがなぜ起こるかというと、受容体の数が、それによって活性化される下流メカニズムより多いためと考えられ、最大反応に達しても占有されていない受容体を**余剰受容体**（**予備受容体**）spare receptor という。

余剰受容体の存在は、非競合的拮抗薬の作用様式から推定できる。余剰受容体があると、非競合的拮抗薬の濃度が低いときはあたかも競合的拮抗薬のように濃度反応曲線は右方移動するが、高いときは最大反応が低下する（**図11**）。

余剰受容体があると、①低濃度の作動薬で強力なシグナルが発生する、②受容体数がある程度減少しても最大反応が低下しない［脱感作（後述）が起こりにくい］、③非競合的拮抗薬の存在下でも最大反応が低下しにくい、などの特徴がみられる。

第3章 薬はなぜ効くのか

4 薬物感受性

薬物感受性の変化

薬の作用は、**標的分子→情報伝達因子→効果器**（生理機能を発揮する装置）と伝わり、生体反応となって現れる。したがって、このプロセスのどこかに生化学的な変化が生じると、生体の**薬物感受性** drug sensitivity が変動する可能性がある。本当は、このプロセスはそれほど単純ではなく、標的分子や情報伝達因子は周囲からの制御も受けており、特に、下流の因子からフィードバック制御をほとんど常に受けている。そこで、もう少し正確に表すと、**標的分子⇄情報伝達因子⇄効果器**という双方向性の関係となる。

薬物感受性を変化させる要因には環境因子と遺伝因子があり、前者には、脱感作・過感受性など、後者には、薬物感受性にかかわる諸因子の遺伝子変異や遺伝子多型など、両者がかかわるものとして病原体やがんの薬剤耐性獲得などがある。これらのうち、ここでは脱感作と過感受性について解説し、そのほかの要因については第7章-1、2で述べる。

脱感作

▶脱感作とは

持続的に、あるいは頻回に受容体作動薬を投与すると、薬への反応性が低下し、同じ濃度の薬に再び曝露されても効きにくくなることがある。このような現象を**脱感作** desensitization という。**耐性** tolerance、**順応**

adaptation、**不応性** refractoriness、**タキフィラキシー** tachyphylaxis などの用語も、ほぼ同じ意味で用いられる。ただし、「耐性」という用語は、薬物感受性の低下だけではなく、代謝酵素やトランスポーターの誘導などにより薬物動態が変化して効果が減弱する場合にも用いられる（第6章-2）。

脱感作のメカニズム

脱感作が起こるのは、①受容体のシグナルが下流の情報伝達系に伝わりにくくなる（**脱共役** uncoupling）、②受容体が膜から細胞質へ移動して作動薬に接触しにくくなる（**内在化** internalization）、③受容体の数が減少する（**ダウンレギュレーション** down-regulation）、などの結果と考えられている。

このうち①と②のメカニズムについては、GPCRでは解明が比較的進んでいる（図12）。GPCRを作動薬で刺激すると、**G蛋白質共役受容体キナーゼ（GRK）**が活性化され、GPCRのリン酸化が起きる。このリン酸化は**アレスチン** arrestin と呼ばれる細胞質蛋白質のGPCRへの結合を促し、GPCRとG蛋白質を脱共役させる。さらに、アレスチンはクラスリンやダイナミンを動員して**エンドサイトーシス** endocytosis を誘導し、受容体を細胞質内に内在化させると考えられている。

脱感作には、同じ受容体を共有する作動薬に対してのみ起こる**同種脱感作** homologous desensitization と、ほかの受容体を介する作動薬にも及ぶ**異種脱感作** heterologous desensitization とがある。前者は、受容体分子の抑制だが、後者は、共通の情報伝達経路を構成する因子が抑制されることによると考えられる。

薬物治療への影響

脱感作は、本来、過剰な刺激に対する生体の防御機構と考えられるが、薬物治療にとっては問題となることがある。

たとえば、気管支喘息に対して β_2 受容体作動薬を反復使用すると脱感

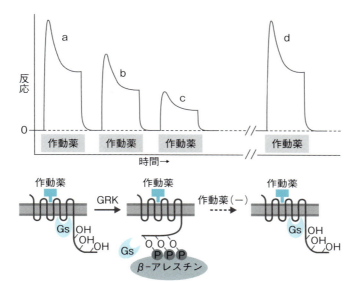

図12 受容体の脱感作
受容体が作動薬に曝露されると、反応はピークに達した後、減弱してある一定のレベルに達する（a）。作動薬を短時間で繰り返し投与すると、受容体は脱感作され、反応は徐々に減弱する（b、c）。作動薬を長期間にわたり除去すると、受容体の感受性が回復し、反応はもとのレベルに戻る（d）。脱感作は、GPCRの場合、GRKによる受容体リン酸化とβ-アレスチンの結合により、G蛋白質が受容体に共役できなくなることによって起こる。また、これに引き続き、受容体の内在化が起こり、より長期的には、受容体のダウンレギュレーションが起こることもある（図示していない）。

作により気管支拡張反応が減弱し、症状が悪化する場合がある。モルヒネを持続投与すると耐性が生じ、薬物感受性の低下を補うために投与量を増やす必要が生じることもよく知られている。降圧薬クロニジンは血管運動中枢 $α_2$ 受容体のダウンレギュレーションを起こすため、急に中止すると高血圧クリーゼが誘発される可能性がある。また、心不全が重症化すると心筋 $β_1$ 受容体のダウンレギュレーションを起こすため、$β_1$ 受容体を介する強心薬（ドブタミンなど）の作用が減弱する。

過感受性

　脱感作とは逆に、受容体刺激の長期的な減少が、作動薬に対する**過感受性** supersensitivity をもたらすことがある。過感受性は、内因性リガンドのシグナルが伝わりにくくなった病的状態において、受容体の合成や動員が促進され（**アップレギュレーション** up-regulation）、これを代償しようとする結果と考えられるが、これも薬物治療において問題となることがある。

　たとえば、β_1受容体拮抗薬の長期投与は、受容体密度を増加させて感受性を増大させるため、突然中止すると、急激な血圧上昇や頻脈を生じる（β_1受容体拮抗薬を中止するときは、時間をかけて漸減させる）。また、グアネチジン（カテコールアミンの放出を抑える交感神経節後神経抑制薬）を長期投与している状態でカテコラミンを投与すると、重度の血圧上昇をきたす可能性がある。これは、交感神経がグアネチジンで機能的に"除神経"された結果、血管平滑筋α_1受容体の感受性が亢進するためと考えられる。

薬の殿堂
3 アセトアミノフェン

● みんな知ってる基本薬

　アセトアミノフェン acetaminophen（あるいは**パラセタモール** paracetamol）（**図1下**）は、世界中で広く用いられている解熱・鎮痛の基本薬である。後述するように使用に当たっての注意点はいくつかあるとしても、総合的に見て効果と安全性に優れ、最も使いやすい薬の1つである。しかし「殿堂入り」の薬の多くがそうであるように、この薬も、評価が確立されるまでには多くの試行錯誤を必要とした。

● 解熱鎮痛薬の合成ラッシュ到来

　発端はセレンディピティと言えるだろう。1884年、アニリン誘導体の**アセトアニリド** acetanilide（**図1上**）に解熱作用のあることが全く偶然見つかった。間違って処方された結果、解熱効果が発見されたのである。アセトアニリドは1886年に早くも商品化されたが、やがて**メトヘモグロ**

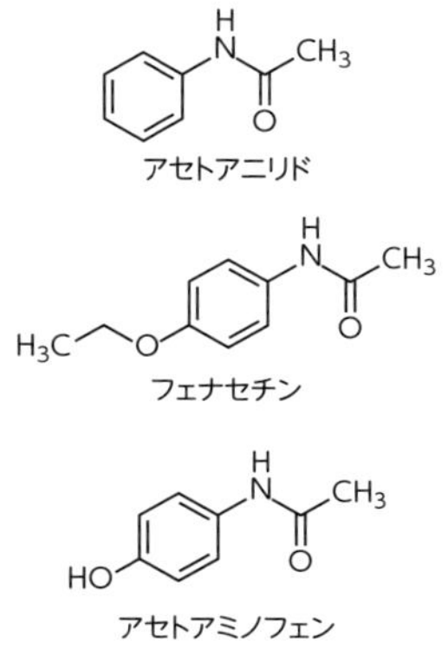

図1　アセトアミノフェン関連化合物

ビン血症という有害反応を起こすことがわかり、より安全な解熱鎮痛薬を求めてさまざまなアニリン誘導体が模索された。

　1880〜90年代、化学合成技術の進歩と相まって、ドイツの製薬会社は合成解熱鎮痛薬の製造ラッシュとなった。1887年、バイエル社は**フェナセチン** phenacetin（**図1中央**）を発売、続いて1899年には**アスピリン** aspirin を商品化した。ヘキスト社は1887年に**アンチピリン** antipyrine を発売、1896年にはそれを改良した**アミノピリン** aminopyrine を発売した。

● 臨床への登場

　いつどこでアセトアミノフェンが初合成されたかは諸説あって明確ではないが、1893年、ドイツの内科医で薬理学者の**ジョセフ＝フォン＝メリング** Joseph von Mering（1849-1908）によってはじめて臨床試用されたという（メリングは、ミンコフスキーとともに、血糖調節における膵臓の役割にはじめて気づいた人物として有名である）。ただ彼は、当時よく用いられていたフェナセチンほどアセトアミノフェンは有効ではなく、またメトヘモグロビン血症を起こすとした（後に、薬の低純度による誤りだったことがわかる）。

● 時代の後押し

　このようにアセトアミノフェンはスタートから躓いてしまったが、約50年後に好機が訪れた。1949年、米国の生化学者**バーナード＝ベリル＝ブロディ** Bernard Beryl Brodie（1907-1989）、**ジュリアス＝アクセルロッド** Julius Axelrod（1912-2004）（**図2**）らにより、アセトアミノフェンはフェナセチンの活性代謝物であることが明らかになり、フェナセチンの解熱・鎮痛効果は代謝物アセトアミノフェンの作用によることがわかったのである。

　この時代、精密機械工業の興隆などで労働形態が変化し、「頭痛薬」が強く求められるようになっていた。アセトアミノフェンは1953年には商品化されたが、当初はあまり普及しなかったという。なぜなら「頭痛薬」

として大ヒットしていた**サリドン®**（カフェイン、フェナセチン、イソプロピルアンチピリン、バルビツール酸の配合剤）を置き換えるにはいたらなかったからである。

● ライバル薬の後退とスポットライト

ところが、時計工業などで「頭痛薬」が多用されていたスイスから**間質性腎炎**の増加が報告され、サリドン®との関連が指摘された。やがて成分のフェナセチンが腎炎を惹起することがわかり、これを機に活性代謝物アセトアミノフェンが普及しはじめた。

さらに1960年代以降、消化管障害やライ症候群のためアスピリンの使用頻度が低下した。またアミノピリンは、まれに無顆粒球症を起こすこと、日本においては「アンプル入りかぜ薬事件」が起きたこと（アミノピリンとスルピリンが配合されたアンプル入りかぜ薬による重篤なショックで、1959〜65年に計38名の死亡例が発生した）、発がん性の可能性が指摘されたことなどで使用禁止となる国々が増えた。

こうしてアセトアミノフェンへの期待はますます高まり、WHOの必須医薬品にも認定され、今日では解熱鎮痛薬の第一選択薬となっている。

● 謎めいた作用機序

これほど歴史が長く、世界中に普及している薬だが、アセトアミノフェ

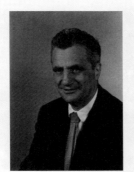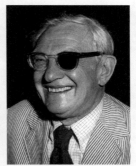

図2　バーナード＝ブロディ（左）とジュリアス＝アクセルロッド（右）

115

ンの作用機序については、多くの研究があるにもかかわらず依然として明確ではない。明らかなのは、アスピリンをはじめとするNSAIDsの機序とは異なるということだ。

NSAIDsの作用点は末梢なのに対し、アセトアミノフェンの作用点は中枢である。視床下部の体温調節中枢に働いて体温のセットポイントを下げたり、視床や大脳皮質に作用して痛覚閾値を上げたりして解熱・鎮痛効果を示す。そこまではだいたいわかっているが、詳細な分子機構については諸説あって混沌としている。

● どれが標的？

一般的には、アセトアミノフェンは中枢神経系におけるプロスタグランジン（PG）の合成を阻害すると考えられているが、シクロオキシゲナーゼ（COX）-1とCOX-2の阻害作用はほとんどない。2002年に、痛みの知覚にかかわるCOX（COX-3）が脳内で見つかり、アセトアミノフェンの標的として注目されたが、この説は今では疑問視されている。COX-3はCOX-1のスプライシング変異で生じるが、実際に発現しているのかどうかも明らかではない。一方、2005年に、代謝物p-アミノフェノールが中枢でアラキドン酸と結合してN-アシルフェノールアミン（AM404）となり、これが鎮痛作用をもたらすことが示唆された。AM404は、内因性カンナビノイドの活性化、TRPV1チャネルの活性化、COXの抑制などで鎮痛作用をもたらすと提唱されているが、解熱作用はこれでは説明できないとも言われる。

● 肝障害とNAPQI

ともあれ、アセトアミノフェンの解熱・鎮痛効果に疑いの余地はないので、臨床的に重要なのは、詳細な作用機序よりも起こりうる有害反応を知ることであろう。稀なものを除けば、日常診療で気をつけなければならない有害反応は**肝障害**であり、次いで重篤な皮膚粘膜障害（**スティーブンス・ジョンソン症候群**）である。肝障害については発現機序がよく

わかっている。投与されたアセトアミノフェンの大部分はグルクロン酸または硫酸と抱合されて尿中に排泄されるが、一部はCYP（特に**CYP2E1**）で代謝され、毒性の高いN-acetyl-p-benzoquinone imine（**NAPQI**）となる。生じたNAPQIは、ふつうは直ちにグルタチオン抱合で無毒化されるが、アセトアミノフェンの過剰投与や、大量の飲酒でCYP2E1が誘導され増加している場合は、NAPQIが処理できず肝障害が起きる（**図3**）。大酒家が多く、またしばしば高用量が投与される海外では、中毒による肝不全が最も恐れられている。しかし日本では、大酒家は比較的少なく用量も比較的少ないので、問題になることは少ない。もし中毒が発生したら、グルタチオンの前駆体**アセチルシステイン**を投与する。

● NSAIDsではありません

ところで、日本の添付文書には、アセトアミノフェンの特性に即して

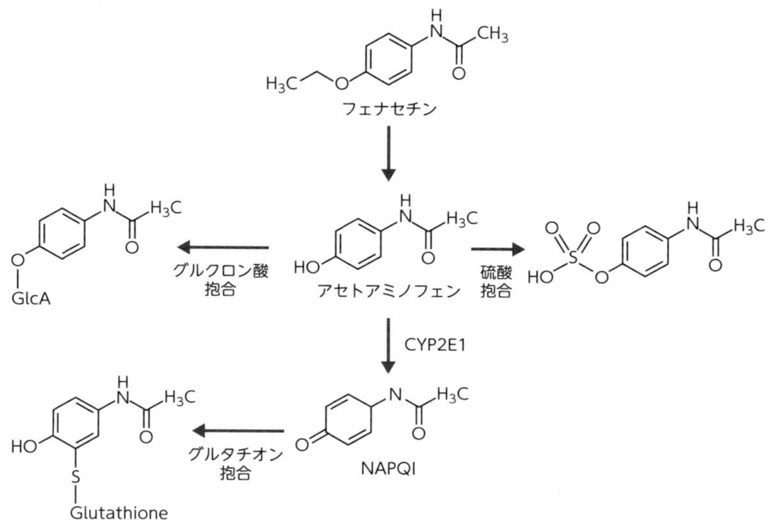

図3　アセトアミノフェンの代謝

いない部分がある。アセトアミノフェンがNSAIDsの一種であるかのように、消化性潰瘍、重篤な血液の異常、重篤な腎障害、重篤な心機能不全、アスピリン喘息の患者へは禁忌とされている。しかしNSAIDsではないので、COX-1阻害による消化管障害、腎障害、心血管障害は起きにくいし、また喘息を起こしたり悪化させたりすることはまずない。また、一般に、小児、高齢者、妊婦・授乳婦に対する安全性も高い。

●用量について

このように、重篤な肝障害患者やアルコール多飲者を除くほとんどの場合、解熱・鎮痛の第一選択薬としてよいアセトアミノフェンだが、日本では、鎮痛目的にはNSAIDsが使われる傾向が今も強い。おそらく「アセトアミノフェンの鎮痛効果はNSAIDsに劣る」と思っている医師が多いためだろう。しかし、これは薬の効力の違いであって、最大効果の比較ではない。つまり、投与量を増やせばNSAIDsに匹敵する効果は十分得られるのである。以前、日本では、アセトアミノフェンの用量を1回300〜500 mg、1日1,500 mgまでとされていたが、投与量が少なすぎて十分な効果が得られないことが指摘され、2011年に用量が見直され、1回300〜500 mg、1日4,000 mgまでとなった（これでも欧米と比べると少ない）。にもかかわらず、有害反応を恐れてか、2,000 mg以上が投与されることは今も少ないようだ。NSAIDsと比べてたしかに投与量は多くなるが、NSAIDsの長期投与による重篤な腎・心血管障害を避けるためには、アセトアミノフェンの用量が低すぎることについて再認識する必要があるだろう。

参考文献
1) Brune K, et al : Acetaminophen/paracetamol : A history of errors, failures and false decisions. Eur J Pain, 19 : 953-965, 2015
2) Ayoub SS : Paracetamol (acetaminophen) : A familiar drug with an unexplained mechanism of action. Temperature (Austin), 8 : 351-371, 2021
3) 郡司敦子, 他 : 古くて新しい鎮痛薬アセトアミノフェン. 歯科薬物療法, 28 : 109-116, 2009

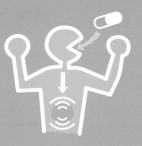
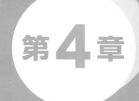

薬のたどる道

この章のポイント

1. 薬物動態とは、生体が薬物を処理するプロセスである。
2. 薬物動態は、吸収・分布・代謝・排泄の4つの相に分けられる。
3. 薬物動態を定量的に理解するため、分布容積とクリアランスを中心として、さまざまな薬物動態パラメーターが用いられる。
4. 薬の投与に当たっては、患者の薬物動態に基づき、適切な投与経路・投与量・投与間隔を決める。

第4章 薬のたどる道

1 PK と PD

薬理の"セントラルドグマ"

投与した薬が体のなかでどうなって効果を表すのかわかっていなかった昔は、体はいわばブラックボックスであり、薬の投与量や投与間隔は医師の「匙加減」で決められていた。つまり、「あの患者はこれくらいの量で効いたから、この患者もこのくらいでいいだろう」と、医師は個人的な経験に頼って処方を行い、たまたま匙加減がうまくいった医師が名医とされた。しかし、投与された薬がどのような経路で標的に行き着くのか、標的分子に結合した後どのようにして効果をもたらすのかということについて分子レベルでかなり解明が進んだ今日では、匙加減など全く当てにならないことは明白である。

図1は、薬理学における最も基本的なコンセプトを表している。薬を投与する際にいつも念頭に置かなければならない「投与量と効果の関係」を示しており、**薬理の中心原理**（セントラルドグマ）ともいえる概念である。ある**量** dose（D）の薬を投与すると、体はこれをさまざまに処理し、その結果、体内の薬の**濃度** concentration（C）が決まる。標的分子の周囲にどれくらいの濃度の薬が存在するかにより、薬が標的分子に作用する強さが決まる。表

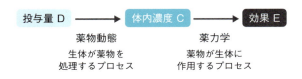

図1 薬理の"セントラルドグマ"

れる**効果** effect（E）は、基本的には、標的分子への作用強度によって決まるので、**図1**のようにD→C→Eという関係が成り立つ。

　D→Cは体が薬を処理するプロセス（what the body does to the drug）であり、後で詳しく説明するが、これを**薬物動態** pharmacokinetics（**PK**）という。一方C→Eは、薬が体に作用するプロセス（what the drug does to the body）であり、これを**薬力学** pharmacodynamics（**PD**）と呼ぶ。PDは、第3章-1で述べたように**薬理作用**という言葉で表されることもある[※1]。

※1　「薬力学」という用語は、CとEの定量的関係（Cの増加によりEがどれほど増加するか）に着目するときに用いられるのに対し、「薬理作用」の方は、CによってEが生じる生化学的メカニズムに着目するときに用いられる。

　DとCの関係（薬物動態）にもCとEの関係（薬力学）にも、いろいろな理由により個人差がある。D→Cの個人差とC→Eの個人差を合わせたものが、D→E（ある量の薬を投与したときに表れる効果）の個人差ということになる（**図2**）。

　昔は体内濃度（C）を知ることが困難だったので、医師は、投与量（D）と効果（E）の関係を自分の経験に基づいて決めざるを得なかった。しかし、今では測定技術が発達し、Cを知ることができるようになった。Cを正確に知ることができれば、D→Cの個人差に惑わされることなく薬物治療を行うことができる（少なくとも理論的には）。それでもC→Eの

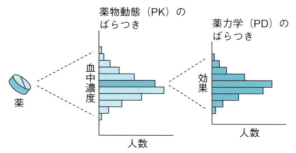
図2　PK/PDのばらつきと薬効の個人差

個人差は残るが、匙加減の時代に比べれば、はるかに正確に薬効を予測できるようになったと言える。

血中薬物濃度に関するパラメーター

　体内濃度を測れるようになったといっても、人の臓器中の薬物濃度を測定するのは容易ではない。薬の標的分子の多くは臓器の中にあるので、標的分子周囲の濃度を直接知ることはふつう難しい。そこで、代わりに**血中濃度** blood concentration（一般に**血漿中濃度** plasma concentration）を測定する。血液なら簡単に採取でき、また内服したり注射したりした薬は血流で全身に運ばれ、血中濃度と臓器中濃度は一般に相関するので、臓器中濃度の代わりに血中濃度を測定するのは理にかなっている。

　以下に、血中濃度に関するパラメーターを紹介しよう。これらを知っておくと、添付文書や各種臨床試験（治験を含む）の数値の意味するところが理解できるようになる。

▶ C_{max}・T_{max}・$t_{1/2}$

　一部の例外を除けば、薬効の大きさは血中濃度に応じて変化する。**図3**は、薬を1回だけ内服した後の血中濃度の推移を表したものである。はじめは、薬が体に吸収される速度の方が除去される速度よりも大きいので血中濃度は上昇していくが、やがて吸収速度と除去速度が等しくなった時点で血中濃度はピークとなり、以後は吸収速度より除去速度の方が大きくなるので血中濃度は下降していく。この推移を見ると**最高血中濃度**（C_{max}）、およびC_{max}が得られる**最高血中濃度到達時間**（T_{max}）を知ることができる。また、下降速度（傾き）から**消失半減期**（$t_{1/2}$）を求めることもできる。

▶ MEC・MTC・治療域

　薬効は、**最小有効濃度** minimum effective concentration（**MEC**）以上

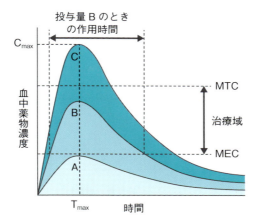

図3 単回投与後の血中濃度推移
Aでは、血中濃度のピーク値が最小有効濃度（MEC）未満であり、効果は期待できない。Bでは、血中濃度がMEC以上になると効果が期待でき、ピークは最小毒性発現濃度（MTC）未満なので有害反応は起こりにくい。Cでは、ピーク値がMTC以上となっており、有害反応が現れやすい。

の濃度で現れ、MEC以上の濃度を維持する時間が薬効の持続時間である。薬の毒性についても同じことが言え、血中濃度が**最小毒性発現濃度**（または**最小中毒濃度**）minimum toxic concentration（**MTC**）以上になると現れる。一般的な薬はMECよりMTCの方が大きい（例外的に抗がん薬などでは、これらが逆転することがある）。また、薬効は示すが毒性は示さない濃度の幅を**治療域** therapeutic range（**TR**）という。治療域が広いほど安全に効果を得やすい薬、狭いほど使い方が難しい薬ということになる。

▶LD₅₀・ED₅₀・治療指数

動物実験で求められる**半数致死量** median lethal dose（**LD₅₀**）と**半数効果用量** median effective dose（**ED₅₀**）の比（LD_{50}/ED_{50}）を**治療指数** therapeutic index といい、治療域の広さの目安となる（**図4**）。治療指数が3より小さいような薬（ジゴキシンなど）は治療域が狭く、扱いが難しい。

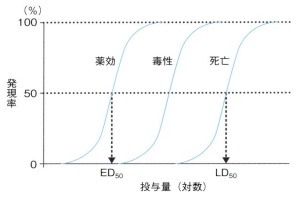

図4　ED_{50}とLD_{50}

▶血中濃度のモニタリング

　血中薬物濃度は、薬の効果を予測するために最も重要な臨床的パラメーターである。したがって、どの薬も血中濃度をモニタリングしながら用いるのが理想的ではあるが、測定には大きなコストがかかるため、それは現実的ではない。血中濃度のモニタリングがぜひとも必要な薬のみ、血中濃度測定が保険診療として認められている（第7章-7）。

薬はADMEで処理される

　さて、投与された薬が標的分子の存在する場所にたどり着くのは簡単だろうか。

　インスリンのような生理活性物質を別にすれば、大部分の薬は生理的には不要の物質であり、場合によっては害を及ぼしかねない「異物」や「毒物」だ。そのため、体は、さまざまな防御メカニズムを用いて薬を体外へ排除しようとする。薬が効果を表すためには、この防御機構を掻い潜って標的分子まで到達する必要がある。

　たとえば、内服した薬は消化液で分解されてしまうかもしれず、胃腸が吸収を拒むかもしれない。体内に入っても肝臓の酵素によって分解さ

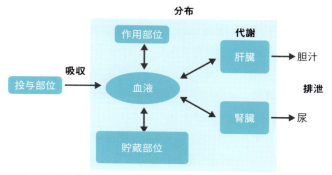

図5 ADMEの概念図

れるかもしれず、腎臓から尿中へすぐに排出されてしまうかもしれない。また、脳などの重要臓器は特別の防御機構を備えており、薬が臓器のなかに入るのを厳重に防いでいる。

　このような、薬が標的にたどり着くのを阻む異物処理機構は、薬物治療という観点からは障壁となる。薬が効果をもたらすには、この処理能力に打ち勝って十分な量が標的分子まで達する必要がある。

　どのように処理されるかは薬によって大きく異なるが、この、投与された薬が生体によって処理されるプロセスが、先に述べた薬物動態だ。薬物動態のプロセスを処理の様式に基づいて分類すると、①**吸収** absorption、②**分布** distribution、③**代謝** metabolism、④**排泄** excretionの4つに分けられる。これらは、①体が薬を取り込む過程、②薬を体内各所に分配する過程、③薬を除去しやすい形に変換する過程、④薬を体外へ捨て去る過程をそれぞれ意味している。これら4つのプロセスのことを、頭文字を順にとって**ADME**（アドメ）と呼ぶことがある（**図5**）。

薬物動態の基本パラメーター

　薬物動態を定量的に理解できれば、適切な濃度（薬効は現れるが、毒性は現れない濃度）の薬に標的分子を曝露するためにはどのような**投与経路**と**投与速度**で薬を投与すればよいか、科学的に予測できるようになる。薬の処方について医師が決めなければならないのはこの2つであり、間欠的に投与するときの投与速度は**1回投与量**と**投与間隔**で決まる（本章-6）。また、病態による薬物動態の変化に適切に対処するためにも、薬物動態の定量的評価は欠かせない。

　薬物動態を解析するためには、薬物動態を表現するさまざまなパラメーターが用いられる。そのなかで、**分布容積** volume of distribution と**クリアランス** clearance の2つは最も重要なパラメーターである（本章-3、5）。また、静脈内注射以外で投与される薬にとっては**生体利用率** bioavailability もたいへん重要だ（本章-2）。さらに、腎臓や肝臓からの臓器別クリアランスを知るには**尿中未変化体排泄率**が必要となり、病態での薬物動態の変動を考えるには**血漿中遊離形（非結合形）薬物分率**が必要となることもある。

　薬物動態を深く理解するのは容易ではないが、合理的な薬物治療を行うために基本だけは理解しておく必要がある。そこで、本書では込み入った内容はいったん置いて、押さえておきたい基本ルールに絞って次節以降に解説した。これは裏返すと、「ここだけは理解してほしい」内容である。

第4章 薬のたどる道

2 薬の吸収
そもそも体内にどれだけ入るのか

投与した薬が体内に入るプロセスを**吸収** absorption というが、吸収後に薬が辿る運命は、薬の化学構造や剤形、吸収される部位などによってさまざまだ（図6）。

吸収にかかわる投与経路と剤形

薬の投与方法は、**全身投与** systemic administration と**局所投与** topical application の2つに大きく分けられる。全身投与とは、いったん全身循環に薬を入れ、血流を介して目的の臓器に薬を送る方法で、局所投与は、投与部位近傍の組織に効果を限定しようとして行われる投与方法である。

一方、薬の剤形は、①**内服剤（内用剤）**、②**注射剤**、③**外用剤**の3つに分けられる。①は薬を嚥下して消化管で吸収させる方法、②は針を用い

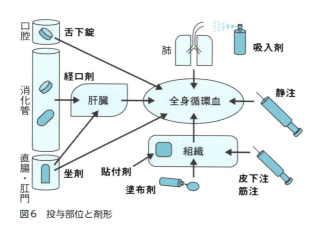

図6 投与部位と剤形

て身体のどこかに薬を注入する方法、③は①、②以外のすべての方法である。

投与方法（全身投与か局所投与か）と剤形にはある程度の関係がみられるものの、厳密な対応はない。内服剤は、消化管で吸収されない一部の薬（イオン交換樹脂製剤、球形吸着炭など）を除けば、基本的にすべて全身投与である。しかし、注射剤については多くは全身投与だが局所投与のこともあり、外用剤は局所投与・全身投与のいずれもよくある。

全身投与

▶生体利用率

全身投与では、吸収された量よりも全身循環血中に入ることのできた量の方が重要だ。なぜなら、吸収された薬がすべて全身循環に入るとはかぎらないからである。

投与された薬のうち全身循環に入る薬の割合を**生体利用率**または**生物学的利用率** bioavailability（**BA**）と呼び、これが高いほど全身循環に入りやすい薬となる。静脈内投与では投与したほぼ全量が全身循環に入るため、生体利用率はほぼ100％である。しかし、同じ注射でも筋肉内注射や皮下注射では必ずしも100％にはならない。経口投与の場合は初回通過効果（後述）などの影響を大きく受けるため、生体利用率には薬によって著しい差がある（たとえば、ジアゼパムはほぼ100％だが、プロプラノロールは16〜60％と人によって大きな差があり、ニトログリセリンは1％未満である）。

血中濃度を時間で積分した値を**濃度−時間曲線下面積** area under the concentration-time curve（**AUC**）というが、AUCは全身が曝露された薬の量を示す重要なパラメーターである。血管外に投与された薬物の血中濃度の推移は一般に山形となるが、生体利用率は、この曲線のAUCと静脈内投与時のAUCとの比で表される（**図7**）。

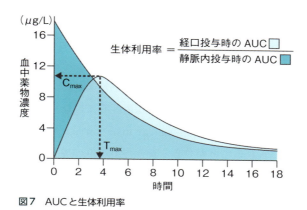

図7 AUCと生体利用率

生体利用率 = 知りたい投与方法のAUC／静脈内投与時のAUC
全身循環血中に到達する薬の量 = 投与量 × 生体利用率

▶全身投与法のいろいろ

　全身投与には、注射投与、経口投与、舌下投与、直腸内投与、経気道投与、経皮投与などさまざまな投与経路があり、それぞれに合わせて剤形（製剤の形状）が考案される。同じ有効成分であっても、投与経路によって薬物動態が大きく変わる可能性がある。代表的な投与方法の特徴を見てみよう。

❶ 注射投与

　注射投与 parenteral injection は薬を体内に直接入れる方法なので、生体利用率は概して高い。主として用いられる投与経路は、静脈内、筋肉内、皮下の3つで、血中への移行はこの順に速い。

　静脈内注射（静注） intravenous injection は、ほぼ完全な生体利用率が比較的容易に得られる投与方法である。全身循環への薬の送達は速く、ほかの方法では得がたい正確性と即時性で、送達速度を管理できる。また、組織傷害性が強いためほかの投与方法が難しい薬（主に抗がん薬）も、血液ですぐに希釈されるため、この方法なら投与できることがある

（ビンカアルカロイド系薬、アントラサイクリン系薬、タキサン系薬など）。ただし、血中濃度が急激に上昇しやすく、また、いったん注入された薬は取り戻すことができないので注意が必要である。また、注入できるのは原則として水溶液にかぎられ、油性基剤に溶けた薬や沈殿をつくる薬、血栓や溶血などを起こす薬は静注してはならない。

筋肉内注射（筋注）intramuscular injection は、比較的速やかに薬物を全身循環に入れることができるが、注射部位の加温、マッサージ、筋肉運動などにより移行速度は変化する。必ずしも水溶液でなくてもよく、油性基剤の薬物や懸濁液などとして投与すれば、注射部位からゆっくり血中へ移行させることもできる。ただし、筋肉障害を残す危険性がないわけではないので、合理的な理由がある場合のみにとどめるべきである。

皮下注射（皮下注）subcutaneous injection は比較的安全かつ容易なのでよく用いられ、自己注射も可能だ。皮下は血流が少なく、薬が皮下脂肪に溶け込みやすいため、全身循環への移行は緩やかで、持続的な効果をもたらす。インスリン製剤のように、化学修飾や剤形の工夫により、移行速度を意図的に変えることもできる。ただし、刺激性や組織傷害性のある薬は、激痛や壊死を起こすため皮下注はできない。

❷ 経口投与

経口投与 oral ingestion は、薬を口から投与して消化管粘膜から吸収させる方法で、**内服投与**ともいう。非侵襲的かつ容易に投与できるため、最も一般的な投与方法だ。しかし、薬によっては吸収されにくいこと、嘔吐を催す薬は投与しにくいこと、胃酸や消化酵素、腸内細菌などにより分解される可能性があること、食物や併用薬、消化管運動が吸収に影響する可能性があること（後述）、吸収されても全身循環に入る前に除去される可能性があること、患者の協力（服薬管理）が必要なことなどが問題となり得る。

● 消化管 pH による吸収の変動

　薬は一般に、非イオン型で脂溶性の高いものほどよく吸収される。消化管のpHは部位によって大きく変動し（胃で1〜2、上部小腸で3〜6、下部小腸で7〜8）、これに伴い非イオン型の割合が大きく変化する（**図8**）。弱酸性の薬は、胃では非イオン型が増え、小腸ではイオン型が増える。このため、弱酸性薬はある程度胃で吸収される[※2]。しかし、弱酸性薬であっても、吸収の大部分は小腸粘膜で起こる。これは、小腸内壁の吸収面積が圧倒的に大きいため、比率ではわずかな非イオン型であっても持続的に吸収されていくためだ。すなわち、一部の例外（経口GLP-1アナログなど）を除けば、薬の主な吸収部位は薬物のpKa（イオン型と非イオン型の濃度が等しいときのpH）によらず小腸粘膜である。したがって、胃の内容を腸に送り出す速度（**胃内容排出速度**）が蠕動亢進や牛角胃などの影響で大きくなると、吸収速度は増加する。

※2　酸性薬は、胃粘膜からいったん吸収されるとより高いpHに曝露されるためイオン型が増え、消化管腔へは戻りにくくなる。このような現象を**イオントラッピング** ion trapping といい、NSAIDsによる胃粘膜傷害の原因の1つと考えられている（第5章-2）。

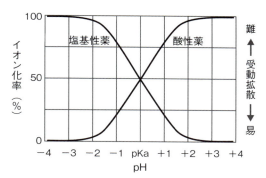

図8　pHとイオン化率
水溶液のpHと薬のpKaの関係は、ヘンダーソン-ハッセルバルヒの式 pH = pKa + log（[A⁻]/[HA]）で表される（A⁻は酸HAの共役塩基）。これより、酸性薬では pH = pKa + log（イオン形薬物濃度/非イオン形薬物濃度）、塩基性薬では pH = pKa + log（非イオン形薬物濃度/イオン形薬物濃度）となり、酸性薬はpHが高いほど、塩基性薬はpHが低いほど、イオン化率が高くなる。

● 初回通過効果で消えゆく薬

　血管内投与以外では、全身循環に入る前に代謝や排泄が起こって除去されてしまうため、生体利用率は100％ではなくなる。これを**初回通過効果** first pass effect（**FPE**）というが、経口投与の大きな特徴は、初回通過効果の影響を最も強く受けることだ（図9）。なぜなら、消化管から吸収されようとする薬は、まず消化管粘膜上皮の酵素で代謝されたり、トランスポーターで排除されたりする可能性がある。ここを無事通過できても薬は門脈系に入るため、全身循環に入る前に肝臓を通過しなければならない。肝臓は最大の代謝臓器であり、腎臓に次ぐ排泄臓器でもある。ニトログリセリンやリドカインのように、初回通過効果によってほとんどが除去されて全身循環に到達できない薬もあり、このような薬には、初回通過効果を回避できる投与方法が求められる。

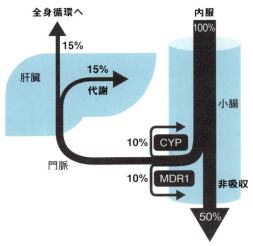

図9　初回通過効果
この図では、経口投与された薬（100％）の50％が小腸で吸収されるが、うち10％は小腸粘膜のCYPで代謝され、10％はMDR1により消化管腔へ戻される。残り30％が門脈に入るが、その半分の15％が肝臓で代謝されるため、全身循環に入ることのできる薬は投与量の15％になる（生体利用率15％）。

● 初回通過効果を利用する薬

　一方、初回通過効果を利用する薬もある。それ自体には薬理活性がないが、体内で代謝されることによってはじめて活性体に変化する薬があり、これを**プロドラッグ** prodrug という。発見された薬がたまたまプロドラッグだったということもあるが、吸収性の改善、作用の持続化、毒性の低減、味や匂いの改善などを目的として意図的にプロドラッグとしてつくられることもしばしばある。たとえば、エナラプリルやバラシクロビルなどのように、カルボキシル基や水酸基をエステル化して脂溶性を高めるような例が最も多くみられる。これらは、全身に分布するエステラーゼで容易に分解されて活性型に変わる。

❸ 舌下投与

　口腔内の静脈は上大静脈に通じているため、口腔粘膜から吸収された薬は、小腸・肝臓の初回通過効果を受けずに全身循環に入ることができる。特に舌下静脈の血流は大きいので、**舌下投与** sublingual administration は、速やかに全身循環に薬を届けるのに便利な方法だ。しかし、口腔粘膜の表面積は小さいので、脂溶性の高い薬でないと十分量を速やかに吸収させることは難しい。したがって、この方法で投与できる薬は限られており、有機硝酸薬のほかは稀である。しかし、初回通過効果が大きいため経口投与できないニトログリセリンにとって、即効性が得られる舌下投与は貴重な投与方法である（薬の殿堂1「ニトログリセリン」）。

　舌下に比べれば吸収性は落ちるが、最近では頬粘膜から吸収させる製剤（**バッカル剤**）もフェンタニルなど一部の薬で開発されている。

❹ 直腸内投与

　坐剤などによる**直腸内投与** rectal administration は、意識のない患者、経口摂取できない患者、内服が難しい小児などに有用だ。直腸上部の静脈は門脈に通じているが、直腸下部の静脈は直接全身循環に通じている。

このため、投与した薬物の一部が肝臓の初回通過効果を受けるが、生体利用率は経口投与より高くなる。

❺ 経気道投与

吸入麻酔薬のような揮発性でガス状の薬は、**吸入** inhalation により肺胞上皮と気道粘膜上皮から吸収させることができる。肺の表面積は十分大きいので、肺静脈への移行は速やかだ。また、空気と混ぜて霧状のエアロゾルにすれば、薬の溶液も吸入できる。

ただし、この方法は、全身投与を目的とするよりも、気管支喘息の治療に用いる吸入ステロイド薬のように、呼吸器への局所効果を狙って**アンテドラッグ** antedrug（血液中に入るとすぐ壊されて効力を失う薬）としてつくられるのが一般的だ。**点鼻** nasal drops という方法も、全身投与、局所投与ともに用いられる。全身投与のみを目的に点鼻投与される薬物には、デスモプレシンなどがある※3。

　※3　なぜ点鼻投与なのかは、薬の構造を見ればわかりやすい。デスモプレシンはペプチドホルモンであるバソプレシンの誘導体であり、消化管ではすぐに酵素によって分解されてしまう。そのため、ある程度分子量の大きい薬でも吸収可能な鼻粘膜から投与しようというわけだ。

❻ 経皮投与

経皮投与 transdermal administration は薬剤を皮膚に塗布または貼付して全身へ送達する方法である。表皮の障壁があるため容易に皮膚から吸収できる薬は少ないが、薬を油性基剤に懸濁したり、皮膚を湿潤化したりすれば、吸収率を上げることができる。また、火傷で表皮が損傷されたり、炎症で皮膚の血流が増加したりすると、吸収速度が増加する。いったん静脈やリンパ管に入れば、肝臓を経ずに全身循環に入ることができる。

局所投与

　局所投与では、病巣の位置によりさまざまな部位（結膜、皮膚、皮下、口腔粘膜、気道粘膜、肺胞上皮、消化管粘膜、膀胱粘膜、膣粘膜など）に薬が投与される。全身的な副作用を避けるため、または作用を長時間持続させるため、全身循環に入る薬物は少ないほど望ましく、この点が、生体利用率を高めたい全身投与とは全く異なる。

　非常に多くの剤形が開発されているが、代表例として**点眼剤** dye drops、**塗布剤** coating agent、**局所麻酔剤** local anesthesia をあげよう。点眼剤では、角膜を通過して薬物が眼内に吸収されるが、一部が鼻涙管を通じて流出し、鼻粘膜から吸収され全身循環に入り、副作用を起こすことがある。皮膚科領域で多用される塗布剤も、副作用を避けるためには全身循環に入らないほうが望ましいため、特に副腎皮質ホルモン薬ではしばしば**アンテドラッグ**が使われる。局所麻酔薬の標的は投与部位近傍の末梢神経線維である。局所の薬物濃度を長時間保つため、また全身性の副作用を避けるためには血管内に移行しにくい方がよいため、血管収縮薬（アドレナリン）と混注することにより血管への移行を遅らせることもある。

第4章 薬のたどる道

3 薬の体内分布
はたして作用部位まで辿り着けるのか

薬の分布とは

　全身循環血液中を流れる薬が血管外に出て、臓器・組織の間質液や細胞内へ分配されるプロセスを**分布** distribution という。

　一般に、薬は、まず肝臓や腎臓、脳などの血流の豊富な組織に速やかに移行し（**第Ⅰ相**）、次に、血流は比較的少ないが容量の大きな組織、すなわち筋肉や脂肪、皮膚、そのほかの臓器に緩やかに（数分から数時間をかけて）移行する（**第Ⅱ相**）。

薬はどのように細胞膜を通過するか

　薬の体内分布を理解するためには、薬が**細胞膜**を通過する仕組みを知る必要がある。あるコンパートメント（たとえば血管内）から別のコンパートメント（たとえば細胞内）に移動しようとすると、薬は細胞膜を何度も通過しなければならない。単に細胞の層を越えて移動するだけなら**細胞間隙**を通過できる場合もあるが、細胞内に入るには必ず細胞膜を通過する必要がある。細胞膜は脂質の二重層からなり、脂溶性の高い薬であれば単純拡散（下記）により容易に通過できるが、脂溶性の低い（水溶性の高い）薬は容易に通過できず、通過するには膜に埋め込まれた各種トランスポーターの助けなどを必要とする。

▶単純拡散

　体液中の薬は、濃度勾配に比例する速度で、高濃度部位から低濃度部位へと拡散する。これを**単純拡散** simple diffusion または**受動拡散** passive diffusion という。高濃度部位と低濃度部位が細胞膜で隔てられている場合、濃度勾配以外に、薬の脂溶性（あるいは水溶性）やイオン化の度合い、膜の面積、分子量などによって拡散速度が影響を受ける。<u>脂溶性の高い薬が最も速やかに拡散でき、イオン化の度合いが小さいほど、膜面積が大きいほど、小さい分子ほど、速やかに拡散できる。</u>

　大部分の薬は弱酸または弱塩基であり、イオン体または非イオン体として体液に溶けている。イオン化の度合いは、体液のpHと薬の**pKa**により決定される。pKaは、イオン体と非イオン体の濃度が等しいときのpHである。体液のpHがpKaより低い場合、弱酸性薬では非イオン体が優勢となるが、弱塩基性薬ではイオン体が優勢となる。pHが低い＝H^+が多い環境であるため、弱酸性薬のもつH^+が解離しづらいためだ。逆に、体液のpHがpKaより高い場合、弱酸性薬ではイオン体が優勢となるが、弱塩基性薬では非イオン体が優勢となる。細胞膜を隔てたイオン体・非イオン体の分布は、**ヘンダーソン−ハッセルバルヒの式** Henderson-Hasselbalch equation によって予測できる（**図8**）。

▶ トランスポーター

　水溶性の高い（脂溶性の低い）薬の膜通過には、蛋白質性の**トランスポーター** transporter を必要とする。トランスポーターは細胞膜上に発現しているが、極性があるため、小腸粘膜上皮細胞、肝細胞、尿細管上皮細胞、血管内皮細胞などでは、特定の方向への輸送が起こる（**図10**）。トランスポーターはまた、脳や生殖器などの重要臓器を薬（毒）から保護したり、さまざまな細胞を薬（毒）の侵入から保護したりするバリアーとしても働く。

　トランスポーターには多くの種類がある（**表1**）。これらはもともと、生体物質の移動や不要な代謝物を排除するためのメカニズムとして進化したと考えられるが、薬も同じ分子群によって運搬される。基質特異性はかなり低く、CYP（本章-4）よりさらに低い。すなわち、1種類のトランスポーターが多種類の薬を輸送でき、1種類の薬がいくつものトランスポーターで運ばれる。

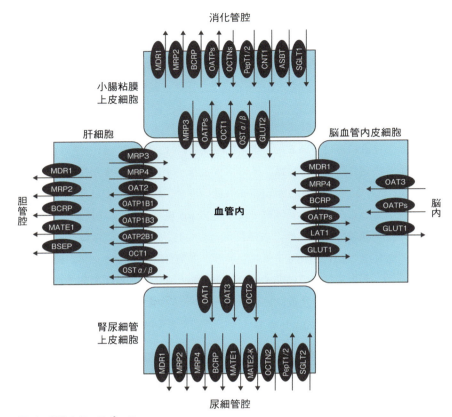

図10 薬物トランスポーター
CNT：濃縮型トランスポーター、ASBT：頂端ナトリウム依存性胆汁酸輸送体、SGLT：ナトリウム/グルコース共輸送体、GLUT：グルコーストランスポーター、BSEP：胆汁酸塩排出ポンプ、LAT：L型アミノ酸トランスポーター

❶ ABCトランスポーター（主に排出を担うトランスポーター）

　トランスポーターには、細胞内から細胞外への排出を担うものと、細胞外から細胞内への取り込みを担うものがある。排出を担うトランスポーターは、ATPの加水分解エネルギーを用いて能動的に物質を汲み出す**ABCトランスポーター** ATP-binding cassette transporter が大部分で、

表1 主な薬物トランスポーター

グループ	主な分子	系統分類名	主な分布	基質 生体成分	基質 薬
ABCトランスポーター	MDR1	ABCB1	小腸、肝、腎、胎盤、精巣、脳	脂溶性化合物	ジゴキシン、カルシウムチャネル遮断薬、β受容体拮抗薬、アミオダロン、HMG-CoA還元酵素阻害薬、副腎皮質ホルモン薬、モルヒネ、マクロライド系薬、キノロン系薬、免疫抑制薬、アゾール系薬など極めて多数
	MRP2	ABCC2	肝、腎、小腸	抱合ビリルビン	有機アニオンおよびその抱合体、HMG-CoA還元酵素阻害薬、アンギオテンシン受容体拮抗薬、メトトレキサート、SN-38など多数
	MRP4	ABCC4	腎、肝、脳	尿酸、胆汁酸	セフェム系薬、アザチオプリン、メルカプトプリン、メトトレキサートなど
	BCRP	ABCG2	肝、腎、胎盤、小腸、精巣、脳、骨髄	ステロイドホルモン代謝物、尿酸	各種抱合体、フルオロキノロン系薬、HMG-CoA還元酵素阻害薬、抗がん薬など多数
有機アニオントランスポーター	OATP1B1 OATP1B3	SLCO1B1 SLCO1B3	肝、脳	胆汁酸、エストロゲン、プロスタグランジン、甲状腺ホルモン、非抱合/抱合ビリルビン	HMG-CoA還元酵素阻害薬、レパグリニド、ナテグリニド、フェキソフェナジン、プロスタグランジン製剤、SN-38、エゼチミブ、オルメサルタン、メトトレキサートなど多数
	OAT1 OAT3	SLC22A6 SLC22A8	腎、脳	プロスタグランジン、α-ケトグルタル酸、コハク酸、尿酸	NSAIDs、フロセミド、β-ラクタム系薬、パラアミノサリチル酸、メトトレキサート、プロスタグランジン製剤、アシクロビル、オセルタミビル、ファモチジン、フェキソフェナジンなど
有機カチオントランスポーター	OCT1 OCT2 OCTN1 OCTN2	SLC22A1 SLC22A2 SLC22A4 SLC22A5	肝、腎、脾、脳、胎盤 腎、骨髄、脾	モノアミン、コリン、カルニチン	アトロピン、モルヒネ、プロカインアミド、キニジン、ジソピラミド、イミプラミン、ベラパミル、シメチジン、メトホルミン、シスプラチンなど

(次ページへ続く)

グループ	主な分子	系統分類名	主な分布	基質 生体成分	基質 薬
	MATE1	SLC47A1	腎、肝	クレアチニン、カルニチン、コリン、セロトニン	メトホルミン、シメチジン、ピルシカイニド、プロカインアミドなど
	MATE2-K	SLC47A2	腎		
ペプチドトランスポーター	PepT1 PepT2	SLC15A1 SLC15A2	小腸、腎、脳、肺	ジペプチド、トリペプチド	β-ラクタム系薬、ACE阻害薬、バラシクロビルなど

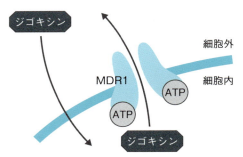

図11 MDR1（P-糖蛋白質）
MDR1を代表とするABCトランスポーターは、一般に2個の膜貫通ドメインと2個のATP結合ドメインを含み、ATPの加水分解エネルギーにより細胞内から細胞外へ薬を排出する。

代表的なものに**P-糖蛋白質** P-glycoprotein（**MDR1** multidrug resistance protein 1）、**MRP**ファミリー multidrug resistance-associated proteins、**BCRP** breast cancer resistance protein などがある（図11）。

❷ SLCトランスポーター（主に取り込みを担うトランスポーター）

取り込みを担うトランスポーターは、膜電位やイオン濃度勾配を駆動力とする**SLCトランスポーター** solute carrier transporter が大部分で、主なものに酸性薬を運ぶ**OAT/OATP**ファミリー organic anion transporters/organic anion transporting polypeptides、塩基性薬を運ぶ**OCT/OCTN**ファミリー organic cation transporters、ジペプチドやトリペプチドあるいはそれに似た薬（βラクタム系抗生物質、ACE阻害

薬、バラシクロビルなど）の小腸粘膜上皮への取り込みを担う**ペプチドトランスポーター** peptide transporters［**PepT1**（SLC15A1）、**PepT2**（SLC15A2）］などがある。ただし、SLCトランスポーターには、**MATEファミリー** multidrug and toxin extrusion proteins［**MATE1**（SLC47A1）、**MATE2-K**（SLC47A2）］のように薬の排出を担うものもある。

現在では遺伝子による系統的な命名もなされているが、古くからよく知られているトランスポーターは今でも前述のような伝統的な名称で呼ばれることが多い。

血漿蛋白質との結合

多くの薬は、血漿蛋白質と結合して血液中を流れている。結合は一般に可逆性だ。結合形の薬は粒子が大きいため血管外へ出ることはできず、結合していない遊離形の薬だけが組織へ移行できる。つまり、組織内に標的分子がある薬の場合、遊離型のみが作用をもたらすことができる。

酸性の薬（ワルファリン、フェニトイン、バルプロ酸、インドメタシン、アスピリン、フロセミド、グリベンクラミド、ベザフィブラート、ジアゼパム、ジゴキシンなど）の主な結合蛋白質は**アルブミン** albumin、塩基性の薬（プロプラノロール、リドカイン、ジソピラミド、イミプラミン、クロルプロマジンなど）のそれは**α_1-酸性糖蛋白** acid glycoproteinである。治療域における**血漿蛋白質結合率**は多くの薬でほぼ一定だが、病気などで血漿蛋白質の増減が起こると、遊離形の比率が変化する可能性がある。

血漿蛋白質への結合は一般に非選択的なので、同じ蛋白質に多くの薬物や内因性物質が結合する。そのため、これらの物質間で結合の競合が起きることがある。たとえば、アルブミンと結合している非抱合型ビリルビンが酸性薬との競合によって遊離し、新生児ビリルビン脳症（核黄疸）を起こしやすくなることなどが知られている（第6章-2、第7章-3）。

組織での結合と蓄積

血液のpHは7.4、組織のpHは7.0程度であって大差はないため、イオントラッピング（前述）は組織移行に大きな影響は与えない。

血液・組織間の薬の配分比は、主に、血中および組織中の生体高分子への薬の結合によって決まる。多くの薬は、血液や間質液よりも組織に高濃度で分布し、蓄積する。これは、蛋白質やリン脂質などの細胞成分と薬が結合する結果で、ふつう可逆性である。このような蓄積により、組織は薬の貯蔵庫として機能し、作用時間の持続に貢献する。一方、薬の蓄積は、当該組織における有害反応の原因ともなり得る。

特殊な形の蓄積もある。多くの**脂溶性薬物**は、脂肪組織の中性脂肪に溶解して蓄積される。脂肪組織は血流量が少ないので安定した貯蔵庫となる。また、骨組織には特殊な薬が蓄積する。**テトラサイクリン系抗生物質**のように2価金属イオンとキレートを形成する薬は、骨のCa^{2+}と結合して蓄積される。このため骨の成長に悪影響を与える恐れがあり、妊婦や小児に用いるべきではない。一方、骨粗鬆症治療薬の**ビスホスホネート**も骨基質ヒドロキシアパタイトに強く結合して蓄積されるが、こちらは治療効果の持続に貢献する。

分布の制御機構

▶ここは通行禁止です

もし薬の分布が血流速度と組織容量だけで決まるならば、血流が豊富で容量も大きい中枢神経系にはどのような薬でも容易に移行して蓄積されるはずだ。しかし、そうはならない。なぜなら、いくつかの組織は、血中から薬が容易に移行できないように特別の障壁を設けているからだ。なかでも中枢神経系は、最も堅牢な障壁によって血液と隔てられている。この障壁を**血液脳関門** blood-brain barrier（**BBB**）といい、脳という最

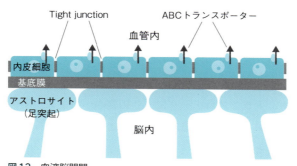

図12 血液脳関門
内皮細胞の密着接合やABCトランスポーターなどにより、脳内への薬の通過が阻害される。

重要臓器を異物や毒物から守るために進化した防御機構と考えられている（図12）。実際、脳へは脂溶性の高い薬しか移行できず、小分子であっても水溶性の薬物はほとんど移行できない（したがって、水溶性の高い薬は中枢神経系の副作用を示さない）。

▶血液脳関門の防御機構

血液脳関門はいくつかの機序からなる。第一に、普通の毛細血管の内皮細胞は**点接合** spot-welding で隣り合い、小分子の薬物は細胞間間隙を縫って通過することができるが、脳血管の内皮細胞は**密着接合** tight junction により隙間なく接着しており、それを許さない。第二に、アストロサイトの足突起が血管を外側（脳側）から囲み、障壁となっている。第三に、脳の内皮細胞にはMDR1をはじめとするトランスポーターが多く発現しており、これによって多くの薬の通過が阻害される。

▶そのほかの制御機構

血液脳関門ほど厳しくはないが、精巣にも**血液睾丸関門** blood-testis barrier と呼ばれる障壁があり、生殖細胞を異物から守っている。また、胎盤にもある程度の障壁が形成されるが（**血液胎盤関門** blood-placenta barrier）、あまり厳しくはないので、ある程度の脂溶性があれば通過で

きる。胎児の血液は母体の血液よりやや酸性に傾いているため、塩基性薬ならイオントラッピングが起こる可能性がある。

　間質液から細胞内への移行も自由ではない。水溶性の高い薬物は、トランスポーターによらずに細胞内に入ることはふつう難しい。また脂溶性薬物も、トランスポーターにより細胞内への侵入が阻害されることがある。トランスポーター遺伝子の発現誘導は、がん細胞が薬剤耐性を獲得する機序ともなる。

　最近では、標的分子の近くへ効率的に薬を届けるため、薬の分布を人為的にコントロールする工夫を施した製剤が増えており、その仕掛けのことを**ドラッグ＝デリバリー＝システム** drug delivery system（**DDS**）と呼ぶ。

分布容積

　体内の薬の分布が平衡状態（見かけ上、コンパートメント間の移動がない状態）にあるとき、体内薬物量は血漿中濃度（Cp）に比例する。このときの比例定数を**分布容積** volume of distribution（Vd）といい、以下の式で表せる。

　　体内薬物量 ＝ Vd・Cp

　分布容積は、血漿中と同じ濃度で薬が体内に均等に分布すると仮定したとき、体内全薬物が占める容積、いわば仮想の容積を表している。体重60 kgの健康成人では、全体液量が36 L、細胞内液量が24 L、細胞外液量が12 L、血液量が5 L、血漿量が3 L程度だ。これらの値と薬の分布容積を比較することにより、薬の体内分布状態をおおよそ推定できるようになる（**表2**）。

　仮に、血漿中でほとんどすべてがアルブミンなどの高分子に結合し、血管外にほとんど出ない薬があれば、その分布容積は血漿量にほぼ一致する。血管から間質液には容易に移行できても、水溶性のため細胞内にほとんど入らない薬や、血漿蛋白への結合率はかなり高い反面、細胞内

蛋白へはほとんど結合しないような薬では、分布容積は細胞外液量にほぼ等しくなる。また、血液中でも細胞内でもほとんど高分子に結合しない薬や、血液中の結合率と細胞内の結合率がほぼ等しい薬では、分布容積は全体液量に一致する。最後に、血液中の高分子結合率より、細胞内の高分子結合率が大きい薬では、分布容積は全体液量より大きくなる。

分布容積の変動

式の導き方は省略するが、細胞外液量（Vp）と細胞内液量（Vt）を用いて分布容積を表すと次のようになる〔fuBとfuTは、それぞれ血漿中と細胞内の遊離形（非結合形）薬物分率〕。

Vd ＝ Vp ＋（fuB/fuT）・Vt

▶分布容積が小さい薬（Vp/Vd＞0.7、あるいは体重60 kgでVd＜20 L）

このような薬では、上式の第2項〔（fuB/fuT）・Vt〕は無視できるほど小さいので、分布容積は細胞外液量にほぼ一致し、以下の式で表せる。

Vd ＝ Vp

こういう薬では、浮腫や腹水など（いわゆるサードスペース）への体液貯留により分布容積が増大する。

▶分布容積が大きい薬（Vp/Vd＜0.3、あるいは体重60 kgでVd＞50 L）

このような薬は、圧倒的大部分が細胞内液中に存在する。そこで、上式の第1項（Vp）はほぼ無視でき、分布容積は第2項だけでほぼ表すことができる。すなわち、

Vd ＝（fuB/fuT）・Vt

細胞内液量（Vt）が大きく変動することは少ないので、分布容積は、細胞外液中および内液中の遊離形分率に依存することになる。肝疾患や

表2 薬の分布容積

体液量との比較	Vd（体重60 kg）	例（括弧内はVd [L/kg]）
血漿量に近い	3 L程度	ヘパリン（0.058）、インドシアニングリーン（0.072）
細胞外液量に近い	12 L程度	エキセナチド（0.1）、フロセミド（0.13）、ワルファリン（0.14）、アスピリン（0.15）、グリメピリド（0.18）、セファゾリン（0.19）、タムスロシン（0.20）、アモキシシリン（0.21）、バルプロ酸（0.22）、バルサルタン（0.23）、エソメプラゾール（0.25）、フルオロウラシル（0.25）、スルファメトキサゾール（0.26）、シスプラチン（0.28）、インドメタシン（0.29）、ゲンタマイシン（0.31）、バンコマイシン（0.39）
全体液量に近い	36 L程度	アピキサバン（0.4）、プレドニゾロン（0.42）、アレンドロン酸（0.44）、プラバスタチン（0.46）、レベチラセタム（0.5〜0.7）、フェノバルビタール（0.54）、メトトレキサート（0.55）、フルコナゾール（0.6）、エプレレノン（0.6〜1.3）、フェニトイン（0.64）、リチウム（0.66）、イソニアジド（0.67）、アシクロビル（0.69）、アルプラゾラム（0.72）、ニフェジピン（0.78）、エリスロマイシン（0.78）、シクロホスファミド（0.78）、ヒドロクロロチアジド（0.83）、ラモトリギン（0.87）、アロプリノール（0.87）、フェノフィブラート（0.89）、タクロリムス（0.91）、アセトアミノフェン（0.95）、リファンピシン（0.97）、カルバマゼピン（1.1）、リスペリドン（1.1）、ジアゼパム（1.1）、メトホルミン（1.12）、ファモチジン（1.1〜1.4）、レボフロキサシン（1.36）、カルベジロール（1.5）、エゼチミブ（1.5）
全体液量より、かなり大きい	100L以上	ダパグリフロジン（1.69）、プロポフォール（1.7）、レボドパ（1.7）、エナラプリル（1.7）、スマトリプタン（2.0）、パクリタキセル（2.01）、リドカイン（2.3）、クラリスロマイシン（2.6）、クロナゼパム（2.6）、モルヒネ（3.3）、ニトログリセリン（3.3）、プロプラノロール（4.3）、シクロスポリン（4.5）、アリピプラゾール（4.9）、フレカイニド（4.9）、ベラパミル（5.0）、クロザピン（5.4）、アトルバスタチン（5.4）、セレコキシブ（6.12）、イマチニブ（6.2）、ジゴキシン（7）、ロピニロール（7.5）、イトラコナゾール（10.7）、イミプラミン（11.1）、ドネペジル（14）、エスシタロプラム（15.4）、アムロジピン（16）、オランザピン（16.4）、パロキセチン（17）、シナカルセト（17.6）、クロルプロマジン（21）、アジスロマイシン（31）、タモキシフェン（50〜60）、アミオダロン（66）、ビンクリスチン（96.9）、ヒドロキシクロロキン（525）、ソリフェナシン（671）、ラロキシフェン（2348）

Vd値は、「Goodman & Gilman's The Pharmacological Basis of Therapeutics（13th edition）」やインタビューフォームなどによる。ただし、測定条件はそれぞれ異なる可能性がある。

腎疾患でアルブミンが低下したり、炎症性疾患で$α_1$-酸性糖蛋白が増加したりすると、血漿中遊離形分率が変化するため分布容積が変化する。

▶分布容積が中程度の薬

　どちらにも該当しない薬は、第1項も第2項も無視できない。細胞外液量によっても、遊離形分率によっても、分布容積はある程度変動する。しかし、1つの要因だけで著しく変動することはないため、概して分布容積が変動しにくい薬といえる。

第4章 薬のたどる道

4 薬の代謝
化学修飾され、水溶性になる

代謝とは

　一般に、脂溶性の高い薬ほど吸収・分布が速やかで、標的分子への到達が容易だ。しかし、異物・毒物を排除するという生体防御の観点からみると、脂溶性の高いままでは都合が悪い。脂溶性の薬は腎糸球体で濾過されても尿細管で容易に再吸収されるため、そのままの形では体外への排除が難しい。水溶性の高い薬なら**親化合物** parent compound/**未変化体** unchanged compound（投与されたときと同じ化合物）のまま腎臓から排泄できるが、そのような薬はあまり多くない[※4]。

※4　いわゆる「腎排泄型薬物」は、**尿中未変化体排泄率**（吸収された薬のうち、代謝されず未変化体のまま腎臓から排泄される割合）が70％以上の薬をいう（ただし、添付文書に書かれた尿中未変化体排泄率の分母は投与量のことがあるので注意を要する）。代表的なものに、アミノグリコシド系抗生物質、バンコマイシン、アシクロビル、メトトレキサート、アテノロール、ジゴキシンなどがある。

　そこで生体は、薬を化学修飾して水溶性の高い化合物に変換することにより、薬を体外に排除しようとする。この、水溶性を増加させるための化学修飾を、薬の**代謝** metabolism という。たとえば、脂溶性の高いチオペンタール（バルビツール酸系麻酔薬）を、代謝することなく未変化体のまま尿中へ排泄しようとすると、体内から除くのに何十年もの時間がかかる。しかし実際は、代謝されて水溶性の物質に変えられるため、分単位で急速に除去される。

　生体は、薬物を代謝する多種類の**薬物代謝酵素** drug-metabolizing enzyme をもっている。これらは本来、内因性の脂溶性物質（副腎皮質

ホルモンなど）を代謝するために進化した酵素群だと思われるが、**基質特異性** substrate specificity が低いので外来化合物も代謝できる。薬物代謝の最大の担い手は肝臓で、薬物代謝酵素の大部分が肝臓に発現している。

多くの場合、代謝は、薬理活性の減弱や消失を伴う。もし薬理活性が全く消失するとすれば、事実上、代謝された時点で薬が体内から消失したとみなすことができる。しかし、代謝されても薬理活性が減弱・消失するとはかぎらず、代謝物も未変化体に匹敵するほどの薬理活性を有する場合や、逆に活性が新たに現れたり増強したりする場合もある。このような現象は**プロドラッグ** prodrug などとしてしばしば利用される。プロドラッグでなくても、代謝物が薬理活性を保持していれば薬効の持続に貢献することもある。一方、代謝が反応性に富む中間体を生じ、これが有害反応を引き起こすこともある。

代謝には、**第Ⅰ相** phase Ⅰ drug metabolism、**第Ⅱ相** phase Ⅱ drug metabolism と呼ばれる2つのタイプがある（**図13**）。第Ⅰ相に引き続いて第Ⅱ相を受ける薬は多いが、第Ⅰ相だけ受ける薬や第Ⅱ相だけ受ける薬もある[※5]。

※5　第Ⅱ相代謝の後、細胞外へ排出されるため、さらに追加変性を受ける場合があり、第Ⅲ相と呼ばれるが、ここでは省略する。

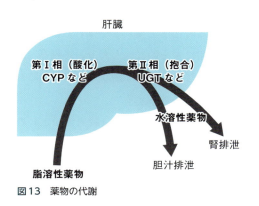
図13　薬物の代謝

第Ⅰ相反応

　第Ⅰ相は、**酸化・還元・加水分解**などにより、親化合物に官能基を導入したり、親化合物の官能基を露出させたりする変性反応で、薬の極性や反応性を増加させるため、水溶性を増したり、続く第Ⅱ相反応を起こりやすくする。第Ⅱ相反応と異なり化学合成を伴わないため、薬の分子量はたいして変わらない。

▶シトクロム P450

　第Ⅰ相反応の大部分は、小胞体やミトコンドリアに局在する**シトクロム P450** cytochrome P450（**CYP**（シップ））[※6]と呼ばれる一群の酸化酵素遺伝子スーパーファミリーが担っている。CYPは、細菌から植物、哺乳類にいたるほとんどすべての生物に存在する、分子量5万程度（約500アミノ酸）の酵素である。CYPは活性部位にヘムをもち、反応過程でヘム鉄が酸化・還元を受け、NADPH存在下で基質を**酸化**（多くは**水酸基**を導入）する。CYPには分子種の異なる多数のアイソフォームがあり、ヒトでは50種類以上の分子種が報告されている。

　※6　還元状態でヘム鉄が一酸化炭素と結合すると波長450 nmの電磁波に最大吸収を示すので、このように命名された。

　CYPの活性はほとんどの臓器に存在するが、圧倒的に高いのは**肝臓**である。肝臓は「人体の化学工場」と呼ばれるように、薬物代謝のみならずあらゆる物質代謝に中心的にかかわり、多種多様な酵素がさまざまな化学反応を日夜遂行している。肝臓以外では小腸にもかなりのCYP活性があり、初回通過効果に寄与する。

　CYPは、酵素としては例外的に基質特異性がきわめて低いのが特徴で、1つの分子種が多数の脂溶性物質を代謝することができる。また、その逆も言え、1種類の物質がいくつものCYP分子種で代謝される。その結果、臨床的に用いられる薬のうち、CYPによって代謝されるものは80％

以上にのぼる。

　基質特異性が低いので、CYPの分子種は基質特異性ではなくアミノ酸の相同性に基づいて命名されており、「CYP1A1」のようにファミリーを示すアラビア数字、サブファミリーを示すアルファベット、分子種を示すアラビア数字の組合せで表される。

　薬の代謝酵素としては、**CYP1A2、CYP2C9、CYP2C19、CYP2D6、CYP3A4**などが最も一般的で、いずれも数多くの薬の代謝にかかわる分子種として知られている。次いで、CYP1A1、CYP2A6、CYP2C8、CYP2E1、CYP3A5などが重要である（**表3**）。これらのうち、

表3　薬物代謝にかかわる主なCYP

群	亜群	分子種	主な基質
1	A	CYP1A1	ベンゾピレンなど
		CYP1A2	カフェイン、テオフィリン、オランザピン、デュロキセチン、プロプラノロール、エルロチニブなど
	B	CYP1B1	ベンゾピレンなど
2	A	CYP2A6	ニコチン、テガフールなど
	B	CYP2B6	プロポフォール、ケタミン、シクロホスファミド、エファビレンツ、セルトラリンなど
	C	CYP2C8	レパグリニド、パクリタキセルなど
		CYP2C9	イブプロフェン、ジクロフェナク、フェニトイン、ロサルタン、ワルファリン、グリメピリド、ナテグリニド、ベンズブロマロンなど
		CYP2C19	オメプラゾール、ランソプラゾール、ジアゼパム、クロピドグレル、イミプラミン、エスシタロプラムなど
	D	CYP2D6	イミプラミン、フルボキサミン、パロキセチン、デュロキセチン、エスシタロプラム、ハロペリドール、ドネペジル、プロプラノロール、メトプロロール、ビソプロロール、デキストロメトルファン、コデイン、タモキシフェンなど多数
	E	CYP2E1	エタノール、ハロタン、セボフルラン、アセトアミノフェン、アセトン、ベンゼンなど
3	A	CYP3A4	ベンゾジアゼピン系薬（ジアゼパム、トリアゾラム、ミダゾラムなど）、カルシウムチャネル遮断薬（ニフェジピン、ベラパミル、ジルチアゼムなど）、副腎皮質ホルモン薬、免疫抑制薬（シクロスポリン、タクロリムスなど）、マクロライド系抗生物質（エリスロマイシン、クラリスロマイシンなど）、カルバマゼピン、アミオダロン、アトルバスタチン、リファンピシン、イトラコナゾール、タモキシフェン、パクリタキセルなど極めて多数
		CYP3A5	CYP3A4に類似
		CYP3A7	CYP3A4に類似

最も発現量が多く、最も多種類の薬物を代謝する酵素はCYP3A4である。

CYPはさまざまな天然物質、食物、毒物、薬物により発現誘導されたり、活性を阻害されたりする。医薬品のなかにもCYPを誘導するものや阻害するものが数多くあり、臨床使用上注意が必要だ（第6章-2）。

▶ そのほかの酵素

CYP以外にも、モノアミンオキシダーゼ（MAO）、アルコール脱水素酵素（ADH）、アルデヒド脱水素酵素（ALDH）、カルボキシルエステラーゼ（CES）などが第Ⅰ相反応を触媒する。

第Ⅱ相反応

第Ⅱ相は、親化合物もしくは第Ⅰ相反応で生成された代謝物の官能基と内因性物質との間に、共有結合を形成する合成反応（**抱合反応** conjugation reaction）である。これにより、薬は極性の高い抱合体となり、水溶性が一段と増加する。第Ⅱ相反応の担い手は、各種の**転移酵素** transferase である。これらの多くは細胞質中に局在し、活性が最も高いのはやはり肝臓だ。第Ⅰ相反応によって代謝された薬は、多くの場合、同じ細胞内で連続的に第Ⅱ相反応を受けると考えられている。

共有結合する内因性物質としては**グルクロン酸** glucuronic acid[※7]が最も一般的で、多数の薬がグルクロン酸抱合体として尿中や胆汁中に排泄される。グルクロン酸の結合は**UDP-グルクロン酸転移酵素** UDP-glucuronosyl transferase（**UGT**）によって触媒される（**図14**）。第Ⅱ相反応にかかわるそのほかの内因性物質としては、硫酸、酢酸、アミノ酸、グルタチオンなどがある（**表4**）。

※7 **ウロン酸** uronic acid とは、単糖が酸化された誘導体のうち、主鎖末端のヒドロキシメチル基（−CH₂OH）が酸化されてカルボキシル基（−COOH）に変換されたカルボン酸の総称であり、最も一般的なのがグルコースのウロン酸、すなわちグルクロン酸である。

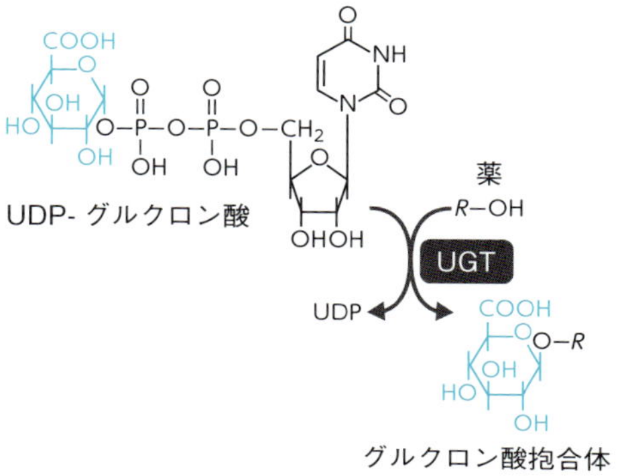

図14　グルクロン酸抱合

グルクロン酸抱合は、UDP-グルクロン酸転移酵素（UGT）により、UDP-グルクロン酸から薬（ここでは R-OH）にグルクロン酸（青色）を転移させ、グルクロン酸抱合体を生ずる反応である。この図は薬の水酸基にグルクロン酸をエーテル結合させる反応だが、カルボキシル基にエステル結合させるなどの反応様式もある。

表4　主な抱合代謝酵素

抱合反応	酵素	官能基	基質の例
グルクロン酸抱合	UDP-グルクロン酸転移酵素（UGT1A1など）	水酸基、カルボキシル基、アミノ基、チオール基	ビリルビン、モルヒネ、ロラゼパム、エゼチミブ、エストロゲン、アセトアミノフェン、アスピリン（サリチル酸）、イリノテカン（SN-38）など
硫酸抱合	硫酸転移酵素（SULT）	水酸基、アミノ基	アセトアミノフェン、エストロゲン、メチルドパ、イソプレナリン、ウルソデオキシコール酸など
アセチル抱合	N-アセチル転移酵素（NAT1、NAT2）	アミノ基	プロカインアミド、サラゾスルファピリジン、サルファ薬、イソニアジドなど
グリシン抱合	グリシン転移酵素	カルボキシル基	アスピリン（サリチル酸）、安息香酸など
グルタチオン抱合	グルタチオンS-転移酵素（GST）	ニトロ基、ハロゲン化合物、不飽和カルボニル化合物、エポキシドなど	アセトアミノフェン（NAPQI）、ブスルファンなど
メチル抱合	メチル基転移酵素（COMT、TPMTなど）	水酸基、アミノ基、チオール基	アドレナリン、ノルアドレナリン、イソプレナリン、ドパミン、カプトプリル、メルカプトプリン、アザチオプリンなど

第4章　薬のたどる道

第4章 薬のたどる道

5 薬の排泄
出ていくが、たまに戻ってくることも

薬の排泄とは

　未変化体もしくは代謝物として薬が体外に除かれるプロセスを**排泄** excretion という。排泄経路にはいろいろあるが、最も重要なのは、腎臓からの**尿中排泄** urinary excretion と肝臓からの**胆汁中排泄** biliary excretion である。

　一般に、脂溶性の非極性化合物より水溶性の極性化合物の方が容易に排泄される。水溶性の高い薬は未変化体のまま尿中へ排泄されるが、一部は肝臓から胆汁中へも排泄される。脂溶性の高い薬は肝臓などで代謝されて水溶性を増した後、肝臓から胆汁中へ排泄されたり、いったん全身循環に戻された後腎臓へ送られ、尿中へ排泄されたりする。

　糞中排泄 fecal excretion という用語もあり、薬が糞便中に排泄されることを表すが、これは胆汁中排泄と同じではない。糞便中に排泄されるのは、①胆汁中に排泄された薬のうち、腸管での再吸収（後述）を免れたもの、②経口投与された薬のうち、消化管で吸収されなかったもの、および③消化管から分泌される一部の薬の総和だからである。

　また、吸入麻酔薬など一部の薬は肺から呼気中に排泄され、ほかにも、乳汁中への排泄は量的にはわずかだが、乳児に影響を与える可能性がある。そのほか、唾液や汗、涙、毛髪、皮膚などへもわずかに排泄が起こる。

　代謝と排泄により薬は次々と除去されるので、血中濃度を持続するためには、失われる分を連続的に補う必要がある。薬を一定時間ごとに反復投与するのはこのためである。

尿中排泄

尿中排泄は、**糸球体濾過** glomerular filtration、**尿細管分泌** tubular secretion、**尿細管再吸収** tubular reabsorption の3つのプロセスによって決まる。

尿中排泄量 ＝ 糸球体濾過量 ＋ 尿細管分泌量 － 尿細管再吸収量

▶糸球体濾過

分子量5,000以下の血漿成分はすべて濾過され尿細管腔へ移行するが、アルブミンなどの血漿蛋白質に結合している薬は粒子が大きいため濾過されない。このため、糸球体濾過の速度は、腎機能の指標である**糸球体濾過率** glomerular filtration rate（**GFR**）、血漿中薬物濃度（Cp）、遊離形（非結合形）薬物の割合（fuB）によって決まる。すなわち、

薬の糸球体濾過速度 ＝ GFR・Cp・fuB

▶尿細管再吸収

しかし、糸球体で濾過された薬がすべて体外へ捨てられるわけではなく、一部は尿細管で再吸収されて血中へ戻される。再吸収の大部分は単純拡散による。水は99％再吸収されるため薬は100倍濃縮され、尿細管中の薬は血中に対し大きな濃度勾配を有する。その結果、薬は尿細管上皮を介して受動的に再吸収される。尿量が増加すると濃度勾配が減少するため、再吸収量は減少する。薬物中毒の際、輸液と利尿薬で尿量を増やす（強制利尿を行う）のはこのためである。

▶pHが再吸収に及ぼす影響

一般に、水溶性物質より脂溶性物質の方が、またイオン体より非イオン体の方が容易に再吸収される。このため、尿のpHが再吸収に大きく影響する。尿が酸性に傾くと酸性薬の再吸収が増え、アルカリ性に傾くと塩基性薬の再吸収が増える。薬物中毒の治療ではこの原理を応用し、

尿のpHを変えることで薬の排泄を促す[※8]。

[※8] アスピリンやバルビツール酸系などの弱酸性薬による中毒では、炭酸水素ナトリウム（重曹）を用いて尿をアルカリ化する（尿のpHを7.5〜8.5を目標に上昇させる）ことにより、薬のイオン化率を増加させ、尿細管再吸収を抑制して尿中排泄を増加させる。

▶尿細管分泌

一方、尿細管（特に近位尿細管）には多種類のトランスポーターが発現しており、血中の酸性や塩基性の薬を取り込み、それを尿細管腔へ排出する。たとえば、比較的極性の高い酸性薬（ペニシリン、メトトレキサート、ヒドロクロロチアジド、フロセミド、プロベネシドなど）はOATなどを介して、塩基性薬（アトロピン、ネオスチグミン、モルヒネ、プロカインアミド、シメチジンなど）はOCTなどを介して血中から尿細管細胞内に取り込まれ、MDR1、MRP2、MATEなどにより尿細管腔へ排泄される。複数の薬を併用すると、同じトランスポーターで運搬される薬の間で競合が起こり、薬物相互作用が生じることがある（第6章-2）。

胆汁中と糞中排泄

▶胆汁中排泄

実感しにくいが、胆汁は1日に1,000 mL程度分泌されている。肝細胞の胆管腔側細胞膜には、尿細管腔と同じようにMDR1やMRP2などのトランスポーターが発現しており、薬やその代謝物を肝細胞内から胆管腔内へと能動的に分泌する。ただ、水溶性が非常に高い薬や代謝物は、胆汁中より尿中に排泄されやすいので、胆汁中へ排泄される物質はある程度の脂溶性を有する場合が多く、それゆえに小腸から再び体内に再吸収されることがある。

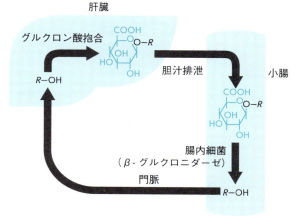

図15 腸肝循環
腸管循環する薬としては、モルヒネ、クロルプロマジン、フェニトイン、バルプロ酸、ジゴキシン、スピロノラクトン、ワルファリン、エゼチミブ、ビタミンD_3、エストロゲン、インドメタシンなどがある。

▶腸管循環

　グルクロン酸抱合体のような抱合代謝物であっても、腸内細菌が分泌する**β-グルクロニダーゼ** β-glucuronidase などの酵素で脱抱合されると脂溶性が増し、再吸収可能となる。小腸で再吸収された薬は、門脈を経て再び肝臓に向かう。この排泄と再吸収の繰り返しを**腸肝循環** enterohepatic circulation と呼ぶ（**図15**）。腸肝循環する薬では、投与後の血中濃度推移が多峰性を示す。モルヒネ、クロルプロマジン、インドメタシン、プラバスタチンなどが腸管循環する薬としてよく知られている。また、エゼチミブのように、薬効の持続時間を延ばすのに腸管循環を利用することもある。

クリアランス

　生体の薬物除去能を表すパラメーターを**クリアランス** clearance（CL）という。クリアランスは病態により大きく変動することがあるため、臨

床上、最も配慮しなければならない重要なパラメーターだ。

代謝や排泄により全身から薬が消失していく速度は、その時点での血中薬物濃度（Cp）に比例する。この比例定数がクリアランスである。

薬の消失速度 ＝ CL・Cp

この式を時間で積分すると、左辺は消失する薬の全量となる。「消失する薬の全量」とは、すなわち全身循環に入っていた体内薬物全量にほかならない。一方、右辺の血中濃度を時間で累積した値は **AUC** なので〔本章-2〕、AUCは体内薬物量に対応するパラメーターであることがわかる。

消失薬物全量（体内薬物全量） ＝ CL・AUC

肝クリアランスと腎クリアランス

上で定義したクリアランスは、体全体の薬物除去能を表す**全身クリアランス** systemic clearance である。実際に薬を消失させるプロセスは、活性体を消失させる代謝と、薬を体外に排除する排泄の2つで、これらのほとんどを肝臓と腎臓が担っている。薬物消失速度を臓器別に考える場合、それぞれの比例定数（**臓器クリアランス**）を**肝クリアランス** hepatic clearance（CL_H）、**腎クリアランス** renal clearance（CL_R）といい、全身クリアランスはこれらの和となる。

肝臓での消失速度 ＝ CL_H・Cp

腎臓での消失速度 ＝ CL_R・Cp

CL ＝ CL_H ＋ CL_R

このうち腎クリアランスは、**未変化体尿中排泄率**（体内薬物量のうち、代謝されずに尿中に排泄された薬の割合）がわかれば、計算できる。一方、肝臓での消失を直接測定するのは難しいため、肝クリアランスは全身クリアランスと腎クリアランスの差として求める。

CL_R ＝ 未変化体尿中排泄率・CL

CL_H ＝ CL － CL_R

消失速度定数と消失半減期

前述したように、薬物血中濃度の低下速度は、そのときの血中濃度に比例する。血中濃度Cpを時間の関数f(t)とすると、その低下速度は導関数f'(t)で表されるので、k_eを比例定数（**消失速度定数**）として、

f'(t) = $-k_e$・f(t)

血中濃度の初期値をC_0として、この微分方程式を解くと、

Cp = C_0・$e^{-k_e t}$

lnCp = lnC_0 － k_et

すなわち、血中濃度の対数値（lnCp）は時間の一次関数として減少する（**図16**）。一定時間内の減少率は血中濃度にかかわらず一定であり、血中濃度が1/2に減少する時間を**消失半減期** elimination half-life（**$t_{1/2}$**）といい、血中濃度を治療域に維持できる時間を推定するために有用なパラメーターだ。Cp = C_0/2とおいて上式を解けば、

$t_{1/2}$ = ln2 / k_e = 0.693 / k_e（0.693はln2の近似値）

一方、消失速度定数（k_e）は、薬物に汚染された体液量に対する薬物除去能の比率ととらえることもできる。

k_e = CL / Vd

したがって、クリアランスが減少するほど、または分布容積が増加す

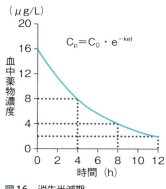
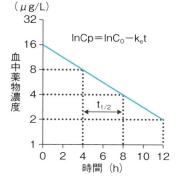

図16 消失半減期

るほど、血中濃度が減少しにくいことになる。**表5**は、L型カルシウムチャネル遮断薬を例に、クリアランス、分布容積、消失半減期を示したものだ。ニフェジピンは、クリアランスは比較的小さいが分布容積が著しく小さいため、半減期が短い。一方アムロジピンは、クリアランスが小さいうえに分布容積が大きいので、半減期が長い。

表5 PKパラメーターと消失半減期（L型カルシウムチャネル遮断薬を例に）

薬	クリアランス (mL/min/kg)	分布容積（L/kg）	消失半減期（h）
ニフェジピン	7.0 ± 1.8	0.78 ± 0.22	1.8 ± 0.4
ベラパミル	15 ± 6	5.0 ± 2.1	4.0 ± 1.5
ジルチアゼム	11.8 ± 2.2	3.3 ± 1.2	4.4 ± 1.3
フェロジピン	12 ± 5	10 ± 3	14 ± 4
アムロジピン	5.9 ± 1.5	16 ± 4	39 ± 8

数値は、Goodman & Gilman's The Pharmacological Basis of Therapeutics (13th edition) による。

第4章 薬のたどる道

6 薬の投与計画

医師が決めなければならないこと

　患者の病気が診断され、薬物治療を行うことになった時点で、医師は**薬物投与計画**を立てるが、具体的には何を決めればよいのだろうか。細かいことまで含めるといろいろあるが、突き詰めると重要なのは次の3つだろう。

　① どの薬を投与するか？
　② どのルートで投与するか？
　③ どれくらいのスピードで投与するか？

　①を決めるには、**薬の選択**の方法を知らなければならない。これについては十分なページ数を割いて説明する必要があるので、第8章-2で詳しく解説する。
　②は、薬を吸収させる**部位の選択**と、それに適した**剤形の選択**ということだが、これらについては本章-2ですでに述べた。
　残るは③の**投与速度**である。投与速度というと点滴静注や持続注入が連想されるが、経口投与などの間欠的投与であっても「投与速度」という概念を用いることは可能だ。この場合、「投与速度＝1回投与量／投与間隔」と考えればよいのである。
　では、**1回投与量**と**投与間隔**はどのようにして決めればよいのだろうか。それには、以下の3項目を念頭に置いて考える必要がある。

①定常状態の血中濃度を治療域に収める

薬の体内分布が平衡に達していない投与開始初期は、薬が全身循環に入る速度の方が消失速度よりはるかに大きいため、血中濃度は上昇していく。しかし消失速度は血中濃度に比例して増加するので、ある時点で全身循環に入る速度と消失速度が等しくなる。この状態を**定常状態** steady state という（**図17**）。投与方法を変更しなければ全身循環に入る速度は一定と見なせるので、定常状態に達する時間は消失速度によって決まる。求め方は省略するが、定常状態に達する時間は消失半減期の4～5倍である[※9]。

　※9　定常状態に達するまでに必要な時間は「5半減期＝ご飯元気」と憶える。

薬物投与計画を立てる際には、通常、定常状態における血中濃度を治療域に保つことを目的とする。定常状態では、薬が全身循環に入る速度と全身循環から除かれる速度が等しいので、生体利用率が完全（100％）

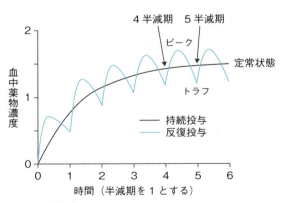

図17　定常状態
一定速度で薬を持続投与すると、半減期の4～5倍の時間で血中濃度はほぼ一定（定常状態）となる。投与速度を増加（減少）させると定常状態の血中濃度は比例して増加（減少）するが、定常状態に達するまでの時間は変わらない。一定間隔の反復投与ではピーク値とトラフ値の振幅が生じるが、平均値は定常状態に至る。

とすれば、クリアランスの定義により次式が成り立つ。

　定常状態のCp ＝ 投与速度／CL

　投与速度は、投与量を投与間隔で割ったものと考えられるので、

　定常状態のCp ＝ （投与量／投与間隔）／CL

　一般に、生体利用率は100％ではないので、

　定常状態のCp ＝ 生体利用率・（投与量／投与間隔）／CL

　常に一定のスピードで投与できる持続静注なら問題ないが、経口投与などの間欠的投与の場合、瞬間の投与速度は変動するため、血中濃度には上下の幅が生じる（この場合、上式の「定常状態のCp」は、平均血中濃度となる）。このような場合、最も高い血中濃度をMTCより低く、最も低い濃度をMECより高く保つべきである。

　血中濃度の変動を最小限にとどめるためには、少量ずつ頻回に投与する方が望ましいが、あまりにも短時間ごとの投与は現実的ではない。投与間隔を消失半減期と等しくすれば最大変動幅が2倍となり、多くの場合、この程度の変動は容認される。しかし、消失半減期が短いため半減期ごとの投与も難しいような場合は、薬効を得たい時間帯や副作用のリスク、患者のアドヒアランス（第8章-3）などを総合的に考慮し、実際の1回投与量と投与間隔を決めることになる。状況によっては、最大投与量を1度に投与したり、薬効を得たい時間帯だけMEC以上に保ったりすることもある。

②必要なら負荷投与、その後は維持投与

　すでに述べたように、最初から同じ速度で薬を投与し続けた場合、定常状態に達するには消失半減期の4〜5倍の時間がかかる。消失半減期が短い薬ならあまり問題にはならないが、分布容積が大きく消失半減期が長い薬では、定常状態に達するまでに何日間、何週間もかかり、血中濃度がMECを超えるまでに長時間を要することがある。急ぐ必要がなければそれでもよいが、急いで薬効を得たい場合、血中濃度の上昇を待っ

てはいられないかもしれない。このような場合、組織へ分布する薬の量を、初回投与量（初期投与速度）を増加させることで補うことがあり、これを**負荷投与** loading dose という。負荷投与量は分布容積から次のように計算できる（ここでは生体利用率を100％としている）。

　負荷投与量 ＝ 目標とするCp・Vd

　ただし、負荷投与すると血中濃度が急激に上昇するため、たとえばワルファリン（消失半減期は約36時間）のように重篤な毒性が現れやすい薬では、きわめて慎重に投与する必要がある。

　負荷投与により目標血中濃度が得られたら、以後の投与速度は、代謝と排泄により薬が消失する速度に合わせる。これを**維持投与** maintenance dose といい、維持投与速度はクリアランスから計算できる（ここでは生体利用率100％としている）。

　維持投与速度 ＝ 目標とするCp・CL

③変動があれば、都度修正

　薬物動態に影響を与えるような病態をもたない患者なら、上記にもとづいて投与速度（投与量と投与間隔）を決めればよいが、薬物動態に大きな変動をもたらす病態（多くは肝疾患と腎疾患）をもともともっていたり、薬物治療の途中で病態が変化したりする場合はよくある。そのようなときは、基本パラメーター（クリアランスや分布容積など）の変動を予測し、投与計画に適切な修正を加えることで、安全かつ有効な薬物治療を行うことができる。

　肝疾患や腎疾患への具体的な対応については、第7章-5で改めて解説する。

薬の殿堂

4 ワルファリン

● 抗血栓薬の分類

　血栓症 thrombosis の克服は、古くから医学上の大きな課題であった。血栓症を予防・治療する薬を一括して**抗血栓薬** antithrombotic drugs というが、抗血栓薬は、①**抗血小板薬** antiplatelet drugs、②**抗凝固薬** anticoagulants、③**血栓溶解薬** thrombolytic drugs の3カテゴリーに大別できる。抗血小板薬は主として動脈血栓症（心筋梗塞や脳梗塞など）の予防・治療に、抗凝固薬は主として静脈血栓症（深部静脈血栓や心房内血栓など）の予防・治療に用いられる。血栓溶解薬はすでに生じた血栓・塞栓を溶かして、動脈血流の再開通を図る薬である。

　このうち抗凝固薬については、今でこそ選択肢が増えているが、十数年前までは、半世紀を超える期間にわたって**ヘパリン** heparin（およびその類縁物質）と**ワルファリン** warfarin（図1左下）が注射薬、経口薬のそれぞれ唯一の選択肢であり、今でも標準治療薬として使われ続けている。ヘパリンも当然ながら「殿堂入り」の薬であり、発見の歴史もたいへん興味深いが、ここでは、より劇的な物語を経て開発されたワルファリンに焦点を合わせよう。

● スイートクローバー病の原因は？

　ワルファリン開発のきっかけとなったのは、1920年代、北アメリカ（カナダや米国北部）で牛の**スイートクローバー病**が多発していたことである。スイートクローバー病とは、厳しい冬に向けて飼料として貯蔵していた牧草**スイートクローバー**（マメ科**シナガワハギ属** *Melilotus* の通称）を食べた牛が、出血が止まらず死亡する事態のことだ。

　当初は感染症が疑われたが、この病気を注意深く観察したカナダの獣医師で細菌学者の**フランク＝ウィリアム＝スコフィールド** Frank William

Schofield（1889-1970）が、これは感染症ではなく腐敗したスイートクローバーの摂食による中毒であること、凝固時間が延長していること、健康な牛の血液を輸注すると止血できることなどを1922〜1924年に報告した。ほぼ同時に、ノースダコタの獣医病理学者**リー＝マイルズ＝ロデリック** Lee Miles Roderick（1888-1963）もスイートクローバー病を精査し、1931年、腐敗したスイートクローバーに含まれる「出血性物質」がプロトロンビン活性を著しく低下させると報告した。しかし、原因物質を特定することはできなかった。

● スコフィールドという人物

なお、スコフィールドには全く別の顔があったことにも触れておこう。プロテスタントの宣教師でもあった彼は、1916年に「医療宣教師」として当時日本統治下にあった韓国へ赴き、ソウルのセヴェランス病院で教鞭をとっていたが、1919年、三・一独立運動（特に提岩里教会事件）を目撃し、これを写真に撮り、日本軍による虐殺事件として世界中に伝えたのであった。翌年、韓国から追放されてカナダへ戻り、母校のオンタリオ獣医科大学で教職に就き、前述のとおりスイートクローバー病の研究に携わった。しかし定年後はソウル大学獣医学部教授として再び韓国へ渡り、ソウルで生涯を終えた。

● きっかけは農夫との出会い

さて、スコフィールドやロデリックの研究が示唆した「出血性物質」は長らく実体が不明のままだったが、これの分離・同定に成功したのはウィスコンシン大学の農学者、生化学者の**カール＝パウル＝リンク** Karl Paul Link（1901-1978）らであった。これにはある有名な逸話が残っている。

リンクは、**クマリン** coumarin（**図1左上**）含有量の低いスイートクローバーを品種改良で生み出す研究に従事していた。クマリンは甘い香りがするものの、牛が嫌う苦さのもとでもあったからである。しかしス

イートクローバー病への関心は薄く、まさかクマリンがその病気に関係していているなどとは思っていなかった。そこへ運命的な出会いが訪れる。1933年2月、吹き荒れる嵐の中、突然、**エド＝カールソン** Ed Carlson という一人の農夫が、出血で死んだ牛とその固まらない血液、腐ったスイートクローバーをリンクの研究室に山ほど持ち込み、途方に暮れながら、どうしたらいいか教えてほしいと訴えた。当時、腐った干し草を家畜に食べさせないよう勧告はされていたが、貧しい農夫にとってこれを守るのは難しかった。カールソンははじめ農業試験場に相談しようとしていたのだが、そこが閉まっていたため、たまたま近くにあったリンクの生化学研究室に来たのだった。しかしリンクはよいアドバイスができず、農夫は失望して帰って行った。

● 「出血性物質」ジクマロールの単離

　この情けない経験が、リンクを「出血性物質」の研究に駆り立てた。リンクは、新しく開発されたプロトロンビン時間の測定法を利用し、同僚の助けを借りながら、6年後の1939年、ついに物質の単離に成功した。さらに物質の構造が3,3'-methylenebis-（4-hydroxycoumarin）であることがわかり、化学合成にも成功し、一般名を**ジクマロール** dicoumarol とした（**図1左中央**）。スイートクローバーに含まれるクマリンがカビで変性し、ジクマロールとなっていたのである。

● 臨床使用のスタート

　一方、時を遡ること10年、1929年にデンマークの生化学者、生理学者の**カール＝ピーター＝ヘンリク＝ダム** Carl Peter Henrik Dam（1895-1976）（**図2**）が、ステロール欠乏食で飼育したヒヨコに出血が起きることを報告し、1935年には出血を抑制する脂溶性の**ビタミンK**（**図1右**）を発見した。そして1938年には、米国の生化学者**エドワード＝アダルバート＝ドイジー** Edward Adelbert Doisy（1893-1986）がビタミンKの構造を決定していた[※1]。これらの知見を踏まえ、リンクは、ジクマロールの

作用とビタミンKとの関連に気づき、ジクマロールの出血作用がビタミンKで打ち消されることを観察し、報告した。

 ※1 天然のビタミンKにはK₁とK₂の2種類があり、このうちK₂には側鎖の長さや修飾が異なる多数の化合物が含まれている（**図1右**）。ビタミンK₁（フィロキノン）は光合成に関与し、主に植物によって合成される。ビタミンK₂（メナキノン）は、側鎖のイソプレン単位の数によってメナキノン-4、メナキノン-7のように区別される。メナキノン-4は動物体内に多く存在し、食物から得たビタミンK₁を変換してつくられる。メナキノン-6からメナキノン-14にいたる側鎖の長いメナキノンは原核生物が合成し、呼吸に利用している。納豆に多く含まれるビタミンKは、メナキノン-7である。

リンクらの研究には**ウィスコンシン大学同窓生研究基金**（Wisconsin Alumni Research Foundation：**WARF**）が資金提供していたため、1941年、WARFはジクマロールの特許を取得し、複数の製薬会社にライセンスした。その後、抗凝固薬としてのジクマロールの効果が多くの医師たちによって確認され、1950年代にかけてジクマロールは広く臨床使用された。

● **「殺鼠剤」コンパウンド42**

一方、リンク自身はよい殺鼠剤をつくれないかと考えていたのだが、ジクマロールの効果は弱かった。そこで彼は150種ほどの誘導体を合成

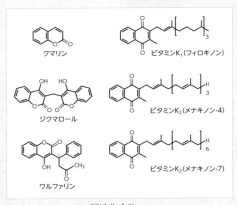

図1　ワルファリン関連化合物
＊はラセミ体を意味する。

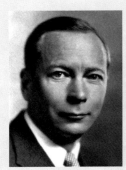

図2　カール＝ピーター＝ヘンリク＝ダム

して強力な化合物を探索し、コンパウンド42（3-phenylacetyl, 4-hydroxycoumarin）を見出した。この化合物もWARFを特許権者とし、1948年に殺鼠剤として販売された。このコンパウンド42こそ「WARFのクマリン誘導体（-arin）」、つまり「WARFarin」である。

● 医薬品の仲間入り

　当初ワルファリンは殺鼠剤に用いられただけだったが、1951年、ある陸軍徴集兵がワルファリンを大量に飲んで自殺を図り、ビタミンKによって完全回復するという出来事があり、これをきっかけにワルファリンの臨床使用が検討されはじめた。当時、抗凝固薬にはヘパリンとジクマロールがあったが、前者は経口投与できず、後者は効果発現に長時間を要した。一方、ワルファリンは経口投与の生体利用率が高く、ジクマロールより強力かつ効果発現が速やかで、またビタミンKで中和できるなど多くの長所があり、1954年に医薬品として承認された。

　ただ、ワルファリンの作用機序が詳しく解明されたのは1970年代以降である。ビタミンKは、血液凝固Ⅱ因子（プロトロンビン）、Ⅶ因子、Ⅸ因子、Ⅹ因子のグルタミン酸残基をγ-カルボキシル化（Gla化）して活性化するのに必要であり、一方ワルファリンは**ビタミンKエポキシド還元酵素**を阻害し、ビタミンKを不活性化することで凝固因子活性を抑制することが明らかとなった（**図3**）。

● 歴史の長いベテラン的存在

　近年まで半世紀以上にわたり、唯一の経口抗凝固薬としてワルファリンは貴重な医薬品であった。医薬品にとって歴史の古さはそれ自体が強みである。有効性についても、安全性についても、使用方法についても、大量の情報が蓄積されているからだ。多くの医薬品や食品と相互作用するうえ、遺伝子多型による用量や効果のバラツキが大きいなど、やや扱いにくい点はあるが、豊富な情報に支えられ、モニタリング法・中和法も確立されているワルファリンは安心して使える薬である。

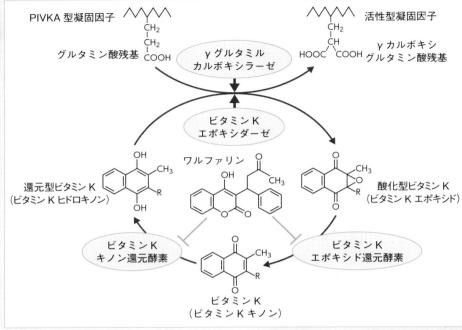

図3 ワルファリンの作用機序

　今日では、**トロンビン阻害薬**のダビガトランエテキシラート、**第X因子阻害薬**のエドキサバン、リバーロキサバン、アピキサバンなど新しい経口抗凝固薬が開発されており、いずれもワルファリンのような使用上の煩雑さはない。しかしこれらの薬は、薬効をモニタリングする方法が確立されていないため、予防薬として完成しているとは言い難い。ワルファリンの役目はまだ終わっていないのである。

参考文献
1) Mueller RL & Scheidt S：History of drugs for thrombotic disease. Discovery, development, and directions for the future. Circulation, 89：432-449, 1994
2) Duxbury BM & Poller L：The oral anticoagulant saga：past, present, and future. Clin Appl Thromb Hemost, 7：269-275, 2001
3) 齋藤英彦：抗凝固薬の歴史と展望. 血栓止血誌, 19：284-291, 2008
4) Lim GB：Warfarin：from rat poison to clinical use. Nat Rev Cardiol, 2017

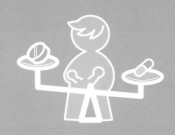

第5章

くすりはリスク
~有害反応を知る~

この章のポイント

1. 有害反応を起こさない薬というものは存在しない。
2. 有害反応は、毒性反応とアレルギー反応の2つに分類される。
3. 多くの薬物で、生命にかかわる重大な有害反応が起こりうる。
4. 有害反応による健康被害は非常に多いが、注意すれば重症化を避けられるものが多い。
5. あらゆる症状について、有害反応ではないかと疑ってみることが最も大切である。

第5章 くすりはリスク〜有害反応を知る〜

1 薬による健康被害

用語の違いを理解しよう

薬の好ましくない側面を語るとき、目的や状況によってさまざまな言葉が用いられて、しばしば混乱を招く。これを避けるため、まずは用語を整理しよう。

▶ 薬物有害反応

薬と生体との相互作用により生じる好ましくない現象を**薬物有害反応** adverse drug reaction（**ADR**）という[※1]。**有害反応**は、一般に、投与された薬との因果関係が否定できない（つまり、薬が原因であることが合理的に推察される）、有害で、意図していないあらゆる生体反応（具体的には疾患の発症、症状の発現、臨床検査値の異常など）を意味する。

ただ、有害反応の定義には、WHOやFDA（米国食品医薬品局）、EC（欧州委員会）、厚生労働省などの関連組織・機関によって多少差がある。特に投与量の条件や因果関係の判定などについては見解が異なることが多い[※2]。なお、好ましくない結果を生むのは、必ずしも薬の特性のみによるのではなく、薬と生体との相互作用によって生じる結果なので、「有害作用」ではなくあえて「有害反応」と表現している。

※1 以下、薬物有害反応の「薬物」は省略し、単に**有害反応**と書く。

※2 たとえば、WHOは従来、「診療のために標準的に用いられる投与量で生じる、有害で意図しない薬物反応」としてきた。しかし「診療のために標準的に用いられる投与量」という条件を付けると、用量が確立される前の薬には適用しにくい。ほかの組織では、これらの条件を含まず、一方、「合理的な理由により因果関係を否定できない」という条件を強調した定義が多い。

▶ 副作用

「有害反応」と紛らわしく、しばしば混同されているのは「副作用」という用語だろう。**副作用** side effect[※3]は、**主作用** main effect（その薬に今最も求められている作用）以外のすべての作用を意味しており、必ずしも有害とはかぎらない。たしかに、副作用は好ましくないことがほとんどだが、ときには起こっても害にはならないことや、稀にはむしろ好ましいこともあり、これを利用して新しい薬を開発することさえある[※4]。つまり、ある薬の効果が主作用なのか副作用なのかは、「今何を求めているか」によって変わりうる。言いかえれば、「有害反応」とは異なり、「主作用」や「副作用」はあくまで相対的な言葉なのである。

※3 ワクチンの場合、副作用ではなく**副反応**と呼ぶことが多い。これは、ワクチンによる健康被害の大半が薬理作用ではなく、免疫反応によって引き起こされるからである。ただ、ワクチンではなく一般の薬であっても、アレルギー反応による被害はしばしば起こる。そのため、すべてを副作用ではなく副反応と呼ぶ方がより適切だと思うのだが、定着していない。

※4 当初は目的としていなかった疾患に対する薬が、副作用に基づいて開発されることがあり、これを**ドラッグ＝リポジショニング** drug repositioning という。例としては、アスピリン（抗炎症薬→抗血小板薬）、アマンタジン（抗インフルエンザ薬→抗パーキンソン病薬）、ジフェンヒドラミン（抗ヒスタミン薬→睡眠改善薬）、サリドマイド（催眠鎮静薬→多発性骨髄腫治療薬）などがある。

なお、主作用が強すぎて有害となった場合（たとえば、インスリンやスルホニル尿素薬による低血糖など）、これを「副作用」と呼ぶのにはやや抵抗がある。筆者は、「主作用の過剰によらない副作用」を「**真の副作用**」などと呼んで区別したいと思っている（**図1**）。

▶ 有害事象

もう1つ、有害反応と混同しやすい言葉に**有害事象** adverse event というものがある。これは、薬との因果関係を問わず、薬を投与した後に生じた好ましくない出来事のすべてを意味する。多くの場合、薬の投与後に発生した現象であっても、薬との因果関係を立証するのは容易ではない。そこで、とりあえず「有害事象」と呼んで注意しておき、類似の

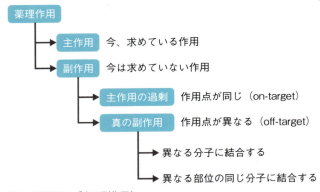

図1 副作用と「真の副作用」

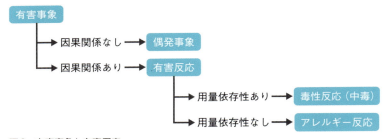

図2 有害事象と有害反応

事象が多く発生して薬が原因だと判断されたら「有害反応」ということになるのである（**図2**）※5。

 ※5 ややこしいことに、治験では、この有害反応のことを「副作用」と定義づけている。薬理学的に見ると、ちょっと変なのだが……。

　有害事象という用語が特に必要となる場面は**臨床試験** clinical trial である。臨床試験では、薬の安全性を評価するため、投与後に発生した好ましくない出来事をすべて拾いあげる。特に、**治験**（国に新薬の承認を申請するのに必要なデータを収集するための臨床試験）では、**重篤な有害事象** serious adverse event（次項）が生じた場合、試験実施医療機関の長や依頼者（多くは開発企業）へ直ちに報告しなければならない。

▶薬害

ところで、一般の人は重い有害反応が現れたとき、これを「薬害」と呼ぶことがある。薬による被害という意味では間違いではないが、**薬害**という言葉は、一般に、「薬剤による健康被害が系統的に発生したもの」という意味で用いており、患者個人に発生した有害反応を表す言葉ではない。

有害反応の重さ

厚生労働省は、有害反応（副作用）の重さを次の3段階で定義している[1]。

グレード1：軽微な副作用と考えられるもの
グレード2：重篤な副作用ではないが、軽微な副作用でもないもの
グレード3：重篤な副作用と考えられるもの。すなわち、患者の体質や発現時の状態などによっては、死亡または日常生活に支障をきたす程度の永続的な機能不全に陥る恐れのあるもの

しかしこれでは曖昧なので、より具体的に記述された、「重篤な有害事象または副作用」の定義に照らす方がわかりやすい。「重篤な有害事象または副作用」とは、以下のものを指す[2]。

(1) 死に至るもの
(2) 生命を脅かすもの
(3) 治療のための入院または入院期間の延長が必要であるもの
(4) 永続的または顕著な障害・機能不全に陥るもの
(5) 先天異常・先天的欠損を来すもの
(6) その他の医学的に重要な状態と判断される事象または反応

ただ、たとえ軽い副作用（頭痛や便秘、咳など）であっても、数カ月～数年もの長期間にわたって使う薬だとしたら、患者の**生活の質** quality of life（**QOL**）を落としてしまう。長期間使い続ける薬は効果があるだけでは不十分で、QOLを落とさないことも求められる。

有害反応の分類

有害反応は、その発生メカニズムにより大きく2つに分類できる（**表1**）。1つは、薬理作用（主作用の過剰、もしくは真の副作用）によって生じる有害反応であり、これを**毒性反応** toxic reaction という。もう1つは、免疫機序によって生じる**アレルギー反応** allergic reaction である。ただ、発生機序が明確でないものも多く、有害反応を分類するのは容易ではない。

▶毒性反応の特徴

❶ 発症が予測可能である

有害反応の多くはこのタイプだ。薬理作用の延長線上で起こるものなので、薬理作用がわかっていれば発症を予測できる可能性がある。特に、

表1　有害反応の分類

分類	頻度	原因	例
毒性反応	誰でも起こりうる	主作用の過剰	降圧薬による低血圧 抗凝固薬による出血 血糖降下薬による低血糖
		（真の）副作用	抗炎症薬による消化管障害 抗菌薬によるQT延長 抗がん薬による骨髄抑制
アレルギー反応	特定の人に起こる	遺伝子変異による毒性の発現	悪性高熱症 G6PD欠乏症患者の溶血性貧血
		アレルギー反応	アナフィラキシー 急性間質性腎炎 スティーブンス・ジョンソン症候群

主作用が過剰になったことで起こる有害反応は予測することが十分可能である。

しかし、薬効とは関係のない新たな毒性が現れることもよくある。先に述べた「真の副作用」であり、薬の濃度が低いうちはほとんど無視できるほどであった作用が、濃度が高くなることによって顕在化するのである。もっと具体的に言うと、本来、濃度が低いときにはあまり薬が結合していなかった部位に、濃度が高くなったことで無視できないほど（薬理作用を示すほど）薬が結合するようになるのだ。

❷ 用量依存性である

毒性反応の大きな特徴は、**用量依存性** dose-dependent であることだ（**図3**）。すなわち、投与量を増やせば誰にでも起こりうる有害反応である。ただ、投与量が過剰ではなくても、併用薬や同時に食べたものと相互作用を起こして血中濃度が上がりすぎた場合にも毒性反応が現れるので（第6章-2）、より正確には**濃度依存性** concentration-dependent と言うべきだろう。

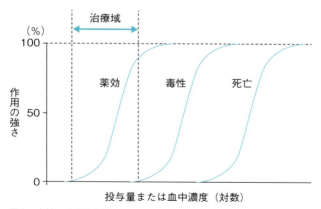

図3　毒性の濃度依存性

❸ 血中濃度の測定が有用である

したがって、毒性反応の診断には血中濃度の測定が有用な場合が多く、血中濃度が一定の水準を超えていればその薬の有害反応である可能性が高くなる。言いかえれば、薬の濃度を治療域内に留めていれば、このタイプの副作用は防げる可能性がある。ただし、何らかの原因で薬物感受性が亢進している状態では、血中濃度は必ずしも上昇していないので注意を要する。

❹ 起こりやすい条件

毒性反応が起こりやすい場合を整理すると、以下のようになる（詳しくは第6章、第7章で解説する）。

① **血中濃度が上昇する場合**
過剰投与、薬物動態上の相互作用、薬物代謝酵素の遺伝子多型、肝障害・腎障害、脱水、高齢者など。
② **薬物感受性が亢進する場合**
薬力学上の相互作用、高齢者など。

❺ 特定の人に起こる毒性反応

毒性反応のほとんどは誰にでも起こりうるが、特定の遺伝子変異や特殊な体質をもっている人だけに起こるものもある。

たとえば、**グルコース-6-リン酸脱水素酵素（G6PD）欠乏症**の患者に起こる**発作性溶血性貧血**（第7章-1）、揮発性吸入麻酔薬や脱分極性筋弛緩薬によって起こる**悪性高熱症**（本章-2）、非ステロイド性抗炎症薬（NSAIDs）によって起こる**NSAIDs不耐症**（本章-2）などが知られる。

▶アレルギー反応の特徴

❶ 発症の予測が難しい

　アレルギー allergy とは、本来は異物（非自己）に対する特異的な防御機構である免疫反応が、何らかの原因で過剰になり、自己の体にとって有害な反応となってしまう現象である。薬によって起こる場合、薬あるいはその代謝物に対する**抗体**や**リンパ球**によって引き起こされ、反応を予測することは困難な場合が多い。高分子薬ならそのまま抗原となりうるが、低分子薬であっても、**ハプテン**として高分子のキャリアー蛋白質と結合し、免疫原性を獲得しうる。

❷ 用量に依存しない

　アレルギーは特定の人だけに現れ、基本的には投与量に依存しない（すなわち、ごく少量でも起こる可能性がある）。アレルギーの既往のある人、自己免疫疾患やある種のウイルス感染症などによって免疫調節能力の低下した人に起こりやすいといわれる。

❸ アレルギー検査が有用である

　このタイプでは、血中濃度測定は予防や診断の役に立たないが、リンパ球刺激試験などのアレルギー検査で診断できる可能性がある。多くの場合、アナフィラキシーや皮疹、発熱、好酸球増加など、免疫反応特有の症状を呈する。

❹ 過敏症との違い

　アレルギーと紛らわしい有害反応に**過敏症** hypersensitivity と呼ばれるものがある。これは、真のアレルギー反応も含めて、投薬後に起こるアレルギー反応様の症状（皮疹や発熱、喘息など）の総称である。真のアレルギー反応であることも多いが、一部には「アレルギー反応に似た

症状を呈する毒性反応」も含まれる。たとえば、先にあげた**NSAIDs不耐症**や、**光線過敏症** photosensitivity の一部（**光毒性反応** phototoxicity）などがそれに当たる（本章-2）。

参考文献

1) 厚生労働省：医薬品等の副作用の重篤度分類基準について．1992
 →https://www.mhlw.go.jp/content/11121000/000529049.pdf
2) 厚生労働省：承認後の安全性情報の取扱い：緊急報告のための用語の定義と報告の基準について．2005
 →https://www.mhlw.go.jp/web/t_docdataId=00tb5926&dataType=1&pageNo=1

第5章 くすりはリスク〜有害反応を知る〜

2 これを見たら薬を疑え

有害反応は死因第5位!?

　薬による重い健康被害は、どれほどの頻度で起こっているのだろうか。1994年の米国の調査では、入院が必要なほど重い被害が全米で年間2,216,000人に発生し、このうち106,000人が死亡したと推定されている[1]。この数は3大死因（心臓病・がん・脳卒中）に次ぐほど多く、実に死因の第5位前後に位置するほどであった。この調査結果は衝撃をもって受け止められたが、2000年代の日本の調査[2]を見ても、薬による健康被害の発生は米国の調査結果に匹敵するほどであり、決して米国だけの特殊事情ではないことがわかる。日本でも、疾患自体ではなく、使った薬のために亡くなる人が非常に多いのである。

　筆者が学生の頃は、診断がつかなければ最後には薬の副作用を疑え、と教えられた。しかし、今考えればこれでは足りない。最後ではなく、いつも最初に副作用ではないかと疑うべきだ。筆者自身の乏しい経験のなかでも、真っ先に副作用を疑うことによって問題を早く解決できた患者が何十人もいる。薬の副作用による症状を病気の症状だと思い込み、苦しんでいる人が非常に多いのだ。

知っておくべき有害反応

　軽いものまで含めると有害反応の種類は無数にあるが、重篤な有害反応については特によく知っておかなければならない。そこで、代表的なものをまとめておく。

ここでは主座となる臓器に基づき、有害反応を、おおむね「アレルギー・過敏症→神経・筋→循環器→腎臓・泌尿器→血液→呼吸器→消化器→肝臓→代謝→骨→皮膚」の順に並べている。どうしても羅列的になってしまい、通読するには不向きかも知れないが、知識を整理するために利用してほしい。また、これらに実際に遭遇したら、本書に立ち返って対策を立ててほしい。

　なお、さらに詳しい情報が必要なら、厚生労働省の**「重篤副作用疾患別対応マニュアル」**などを参照するとよい[※6]。

※6. PMDA（独立行政法人 医薬品医療機器総合機構）：重症副作用疾患別対応マニュアル（医療関係者向け）https://www.pmda.go.jp/safety/info-services/drugs/adr-info/manuals-for-hc-pro/0001.html

▶アナフィラキシー anaphylaxis

❶ 症状

　アナフィラキシーとは、薬を含む原因物質に対する即時型アレルギー反応で、通常投与直後から30分以内に蕁麻疹などの皮膚症状や消化器症状、呼吸困難などが起こる（経口薬では症状発現が遅延しやすい）。さらに急性循環不全に陥ると**アナフィラキシー＝ショック** anaphylactic shock と呼ばれ、生命が脅かされる。

❷ 原因薬

　抗生物質、**造影剤**、アレルギー性疾患治療用**アレルゲン**、**血液製剤**、**生物学的製剤**などで起こりやすい。卵・牛乳由来成分を含む製剤、乳酸菌製剤、経腸栄養剤などでも起こる。一般には再投与時に現れることが多い。

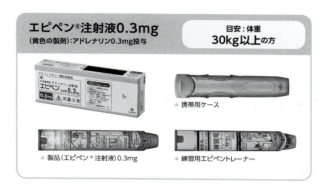

図4　アドレナリン自己注射製剤
アナフィラキシーが現れたとき、医師の診療を受けるまでの間に症状の進行を一時的に緩和してショックを防ぐための補助治療剤として、アドレナリン自己注射製剤エピペン® が販売されている。0.15 mgと0.3 mgの2種類がある。
画像提供：ヴィアトリス製薬合同会社

❸ 対応

　重症の場合は緊急治療を要し、0.1％**アドレナリン**製剤を**筋注**する（成人では通常0.3～0.5 mL）※7。ただし、α受容体拮抗薬投与中の患者では、β_2作用により血圧低下を助長する可能性がある。β受容体拮抗薬投与中の患者では十分な効果が期待できないため、**グルカゴン**（交感神経を介さずにcAMPを増加させ、心筋収縮力を増強する）を静注することがある。

　アナフィラキシーの発症が予想されるときは、アドレナリンの自己注射製剤（**図4**）を準備する。

 ※7　皮下注では血中濃度上昇が遅すぎるため、また静注では急激な血圧上昇が起こりうるため、筋注する。

▶血管性浮腫 angioedema

❶ 症状

　血管性浮腫（**血管神経性浮腫** angioneurotic edema、**クインケ浮腫**

Quincke's edema ともいう）は、発作性に、皮膚（真皮深層～皮下組織）や粘膜（粘膜下組織）の限局した範囲に出現する深部浮腫である。蕁麻疹と異なり一般に痒みはないが、皮膚の伸展による痛みを伴うことがある。粘膜では口腔、咽頭、喉頭、気道、消化管などに浮腫が生じ、口腔～気道粘膜が腫れると気道狭窄・閉塞をきたし、きわめて危険である。

❷ 原因薬

血管性浮腫には遺伝性や原因不明のものもあるが、薬が原因の場合、①肥満細胞から分泌される**ヒスタミン**によるものと、②**ブラジキニン**の増加によるものがある。

①の原因薬としては**非ステロイド性抗炎症薬（NSAIDs）**、**抗菌薬**、**造影剤**などがある。このうちNSAIDsについては、次項の「NSAIDs不耐症」で解説する。ペニシリンなどの抗菌薬は、IgEを介する即時型アレルギー（アナフィラキシー）によることが多い。造影剤の場合は、肥満細胞の直接刺激によるとされる。

②でよく知られているのは**アンギオテンシン変換酵素阻害薬**である。**アンギオテンシン変換酵素** angiotensin-converting enzyme（**ACE**）はブラジキニン分解酵素でもあるため、ブラジキニン活性増強により血管透過性亢進が起こり、血管性浮腫が現れる。発生率は0.1～0.5％、投与開始後1週間以内に発症することが多く、他薬と比較して喉頭浮腫をきたすことが多いといわれる。また、**ジペプチジルペプチダーゼ-4** dipeptidyl peptidase（DPP）-4もブラジキニンを分解するため、**DPP-4阻害薬**でも血管性浮腫が起こりうる。そのほか、血栓溶解薬、経口避妊薬なども原因となる。

❸ 対応

原因薬の投与を中止すれば、症状は数日以内に改善する。ヒスタミン惹起性であれば抗ヒスタミン薬や副腎皮質ホルモン製剤が有効だが、ブラジキニンによるものには無効である。喉頭浮腫など重篤な場合は気道

を確保し、アドレナリンを注射する。

遺伝性血管性浮腫の急性発作に用いられるブラジキニン B_2 受容体拮抗薬**イカチバント** icatibant は、理論的にはブラジキニンによる血管性浮腫に有効と思われるが、臨床的エビデンスは十分ではない。

▶NSAIDs 不耐症 NSAIDs intolerance

❶ 概要

NSAIDs に誘発される過敏症の多くはアレルギー性ではなく薬理作用によると考えられ、これを NSAIDs 不耐症という[※8]。薬理作用なので症状は用量に依存し、初回使用時でも起こる。

※8　**アスピリン不耐症** aspirin intolerance と呼ばれることもあるが、アスピリンだけではなくほとんどすべてのNSAIDによって起こるので、NSAIDs不耐症と呼ぶ方が適している。また、NSAIDs過敏症と呼んでも間違いではないが、特定のNSAIDへのアレルギーと誤解されやすいので、やはりNSAIDs不耐症という方がよい。

❷ 原因薬

COX-1 阻害作用の強い NSAID ほど起こりやすく、**アスピリン**、**インドメタシン**、**ジクロフェナク**、**イブプロフェン**などで多くみられる。詳しい機序は不明だが、COX-1 の阻害によりプロスタグランジン類とロイコトリエン類のバランスが崩れることによると考えられている。後天的に獲得した過敏体質によるため、成人に多く、小児には少ない。

❸ 分類

NSAIDs 不耐症には、**喘息型**（気道型）と**蕁麻疹型**（皮膚型）の2つのタイプがあり、これらが合併することは稀である。

● 喘息型

喘息型はいわゆる「**アスピリン喘息**」だが、アスピリンだけではなく、

ほとんどすべてのNSAIDsによって引き起こされる。多くは、基礎疾患として気管支喘息がある成人に起こる（成人喘息患者の約10％）。症状としては、NSAID投与後1時間以内に**喘息発作**が誘発され、生命が脅かされるほど重篤になりうる。**鼻汁・鼻閉**を伴い、ときに消化器症状や顔面潮紅、結膜充血などもみられる。NSAIDを中止し、気管支喘息に準じた治療を行う。

● **蕁麻疹型**

蕁麻疹型では、痒みを伴う**蕁麻疹**または**血管性浮腫**が起こる。慢性蕁麻疹の患者に多い。治療は、前に述べた血管性浮腫への対処法に準ずる。適応外だが、**ロイコトリエン受容体拮抗薬**が奏効する可能性がある。

いずれのタイプでも、前述のように、COX-1阻害作用の強いNSAIDで起こりやすいため、COX-1阻害作用のあるNSAIDsの使用（貼付剤も含む）は禁止し、解熱鎮痛薬が必要な場合は**アセトアミノフェン**か、COX-2に選択的な**セレコキシブ**の使用を検討する。

▶末梢神経障害 neuropathy

❶ 症状

薬による末梢神経障害の多くは、手足のしびれ感や痛みなどの慢性的な感覚障害を主体とするが、同時に運動障害をきたすこともある。ニューロンの障害部位により、**軸索障害** axonopathy、**神経細胞体障害** neuronopathy、**髄鞘障害** myelinopathy に分類される（**図5**）。

❷ 原因薬

原因薬は多岐にわたる。軸索障害を起こす薬が最も多く、**チューブリン** tubulin に作用する**タキサン系薬**（**パクリタキセル**など）、**ビンカアルカロイド系薬**（**ビンクリスチン**など）、**コルヒチン**のほか、**HMG-CoA還元酵素阻害薬**、フェニトイン、エタンブトール、メトロニダゾール、逆

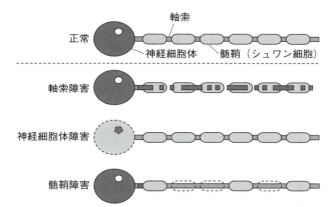

図5　薬による末梢神経障害の模式図
軸索障害は病変の主座が軸索にあり、神経細胞体は比較的保たれるが髄鞘は二次的に障害される。神経細胞体障害は病変の主座が細胞体にあり、二次的に軸索や髄鞘も障害される。髄鞘障害は病変の主座が髄鞘（シュワン細胞）にあり、節性脱髄を示し軸索と神経細胞体は比較的保たれる。神経細胞体、軸索、シュワン細胞は相互依存するため、実際にはこれらの障害が混在することが多い。
文献3より転載。

転写酵素阻害薬、ボルテゾミブなどがある。神経細胞体障害を起こす薬としては**プラチナ製剤（オキサリプラチン**など）がよく知られ、髄鞘障害を起こす薬としてシュワン細胞に蓄積する**アミオダロン**、細胞性自己免疫による**タクロリムス、インターフェロン-α製剤**などがある。

❸ 対応

多くの場合、原因薬の中止により神経機能は回復する。なお、抗結核薬である**イソニアジド**による末梢神経障害はビタミンB_6の欠乏によるため、予防的にビタミンB_6製剤を併用する。

▶パーキンソン症候群 Parkinson's syndrome

❶ 症状

パーキンソン病様の症状を呈する病態をパーキンソン症候群と総称する。そのうち薬によって二次的に起こるものを**薬剤性パーキンソン症候群**といい、薬物有害反応のなかでかなり頻度が高い。

❷ 原因薬

　　原因薬の多くはドパミン受容体を遮断し、線条体でのドパミン作用を減弱するもので、頻度が高いのは**抗精神病薬**と**制吐薬**である。抗精神病薬としては、定型薬（**ハロペリドール**、**クロルプロマジン**など）で現れやすいが、使用頻度が上昇していることもあり非定型薬（**アリピプラゾール**、**オランザピン**など）によるものが増加している。また、抗精神病薬、抗うつ薬、消化性潰瘍治療薬などとして長期投与されることの多い**スルピリド**も頻度が高いが、制吐薬の**メトクロプラミド**でも起こりうる。そのほか、機序は不明だが**バルプロ酸**の報告が多い。稀だが一部のカルシウムチャネル遮断薬（**ジルチアゼム**など）で起こることもある[※9]。

※9　1980年代ごろ販売されていたフルナリジンやシンナリジンは、パーキンソン症候群が頻発したため販売中止となった。

　　パーキンソン病との区別は必ずしも容易ではないが、薬剤性では両側性に発症する、振戦は動作時に起こる、しばしば口唇ジスキネジアやアカシジアを呈する、レボドパが効きにくい、などの特徴がある（**表2**）。

❸ 対応

　　通常、原因薬の中止や減量により数カ月で改善するが、重度の精神疾患で薬が必要な場合は、発生頻度の低い非定型薬への変更などを検討す

表2　パーキンソン病と薬剤性パーキンソン症候群の違い

	パーキンソン病	薬剤性パーキンソン症候群
左右差	初期には片側性	両側性
進行	緩徐	比較的急速
運動障害	寡動と突進	突進は少なく、寡動が主
振戦	安静時に出現	動作時に出現
口唇ジスキネジア・アカシジア	なし	あり
可逆性	なし（進行性）	あり（原因薬の中止で回復）
レボドパへの反応	あり	乏しい

る。通常のパーキンソン病治療薬の効果についてはエビデンスが乏しい。

▶横紋筋融解症 rhabdomyolysis

① 原因薬

　　HMG-CoA 還元酵素阻害薬や**フィブラート系薬**などでは、しばしば骨格筋の軽度障害が起こり、血清**クレアチンキナーゼ** creatin kinase（CK）値が上昇する。横紋筋融解症と呼ぶほどの重症骨格筋障害が単剤で起きることは稀だが、HMG-CoA 還元酵素阻害薬とフィブラート系薬の併用で起こりやすい。

② 症状

　　大量の横紋筋が壊死し、逸脱した**ミオグロビン** myoglobin が尿細管に詰まり、赤ワイン色のミオグロビン尿が観察される。急性腎不全を引き起こし、人工透析が必要となることもある。

▶悪性高熱症 malignant hyperthermia

① 原因薬

　　悪性高熱症は、全身麻酔で使用される**揮発性吸入麻酔薬**（**ハロタン**が最も一般的だが、**イソフルラン、セボフルラン、デスフルラン**などでも起こりうる）や**脱分極性筋弛緩薬**（通常**スキサメトニウム**）、特にこれらの併用によって誘発される遺伝性の筋疾患である。数万人に1人の割合で発症する。発症すると全身状態が急激に悪化し、有効な治療を行わないと致死的となる（死亡率は5〜10％）。

② 症状

　　麻酔中または術後早期に**筋強直**（特に顎）、頻脈、不整脈、アシドーシス、自発呼吸のある場合には頻呼吸が現れる。血圧は不安定となり、呼

気終末二酸化炭素の上昇と低酸素血症が現れ、その後急激な体温上昇（15分間に0.5℃以上）がはじまり、40℃以上の**高熱**を発する。高カリウム血症、低カルシウム血症を呈し、**横紋筋融解症**によりミオグロビン尿が出る。DIC（播種性血管内凝固症候群）を起こすこともある。

❸ 遺伝子変異と検査

ほとんどの場合、骨格筋細胞の**1型リアノジン受容体（RYR1）**に遺伝子変異があり、原因薬の投与によって筋小胞体からのカルシウム放出が異常亢進し、骨格筋細胞内カルシウム濃度が上昇して過度の筋収縮と代謝亢進が起こると考えられる。

悪性高熱症の遺伝子変異があっても、日常生活では無症状のことが多く、一般的な術前検査で発見することは難しい。複数の突然変異が関与していることがあるため、遺伝子検査の感度は限られる（約30％）。素因の保有が疑われる患者には、**カフェイン・ハロタン拘縮試験（CHCT）**や**カルシウム誘発性カルシウム遊離速度試験（CICR）**などの感受性試験が推奨される。

❹ 対応

発症した場合は、速やかに誘因薬物の投与中止、全身冷却、筋弛緩薬**ダントロレン**の静注などを行う。

▶悪性症候群 malignant syndrome

❶ 症状

悪性症候群（あるいは**神経遮断薬悪性症候群** neuroleptic malignant syndrome）は、主に**抗精神病薬**の使用により高熱、意識障害、錐体外路症状（筋強剛はほぼ必発）、自律神経症状、横紋筋融解症などを呈し、適切な治療を行わなければ致死的となりうる重篤な有害反応である。

昨今では、発症危険因子（脱水、低栄養、疲弊、感染、脳器質性疾患

の併存、精神症状の増悪など）や治療法に関する知見が集積され、予後は改善されている。再発、家族発症も知られ、何らかの遺伝学的要因も考えられる[※10]。

> ※10 悪性高熱症と症状が似ているため発症機序は同じではないかと考えられたことがあったが、今では完全に否定されている。

❷ 原因薬

　原因薬としては抗精神病薬が圧倒的に多く、頻度は抗精神病薬使用患者の0.2％程度といわれるが、**制吐薬やパーキンソン病治療薬**（特に急な減量時）などによることもある。発症機序は十分に解明されてはいないが、原因薬の多くが共通してドパミン受容体遮断作用を有すること、ドパミン作動薬の中断が惹起しうること、ブロモクリプチンなどのドパミン作動薬が有効であることから、「黒質-線条体や視床下部での**急激なドパミン受容体遮断**がかかわる」という説が広く支持されている。

❸ 対応

　早期発見が重要であり、抗精神病薬やパーキンソン病治療薬を用いるときは十分注意を払う。発症を認めたら、患者の循環・呼吸機能をモニタリングしながら厳重な全身管理を行う。発熱に対しては、体表から冷却する（解熱鎮痛薬は効果が小さい）。

　特異的な治療としては筋弛緩薬（**ダントロレン**）が第一選択薬である。ドパミン作動薬（**ブロモクリプチン**）の併用が有効との報告があるが、適応はない。精神症状が顕著な場合は、抗不安薬の併用が効果的である。

▶ セロトニン症候群 serotonin syndrome

❶ 概要

　セロトニン症候群は、中枢神経系においてセロトニンの作用が亢進することによって生じ、生命を脅かすこともある病態である。ふつう、セロトニン作用を亢進させる薬で生じ、最も一般的には、複数のセロトニン作動薬を併用したときの薬物相互作用によって生じる（第6章-3）。

❷ 原因薬

　セロトニン作用を亢進させる薬はすべて原因となりうるが、やはり多いのは**抗うつ薬**で、なかでも**選択的セロトニン再取り込み阻害薬（SSRI：フルボキサミン、パロキセチン、セルトラリン**など）で起こりやすく、特に多剤併用時に現れやすい。

　欧米では**モノアミン酸化酵素（MAO）阻害薬**の併用による重症例が多いが、日本ではうつ病の治療にMAO阻害薬を用いることは認められていない。ただし、**MAO-B阻害薬**の**セレギリン、ラサギリン、サフィナミド**がパーキンソン病に用いられており、抗うつ薬と併用しないように注意する。また、**セント＝ジョーンズ＝ワート**（第6章-2）もセロトニン作用を亢進させるので、ほかの抗うつ薬と併用すると発症の危険が高まる。

　そのほか、リチウム、$5-HT_{1A}$受容体作動薬（タンドスピロンなど）、リネゾリドもセロトニン作用を増強するため、本症誘発の可能性がある。機序は不明だが、一部のオピオイド鎮痛薬（ペチジン、トラマドール、タペンタドールなど）や鎮咳薬（デキストロメトルファンなど）と抗うつ薬の併用で本症が現れることもある。

❸ 症状

　セロトニン症候群は、ほとんどの場合、薬の開始または増量から24時

間以内（ふつう6時間以内）に現れる。重症度には大きな幅があるが、特徴的な症状には、①**精神状態の変化**（不安、**興奮**、せん妄）、②**自律神経活動の亢進**（頻脈、高血圧、**高体温**、**発汗**、シバリング、嘔吐、下痢）、③**神経・筋活動の亢進**（**振戦**、**筋緊張亢進**、**ミオクローヌス**、眼球クローヌス、**腱反射亢進**、**クローヌス**、バビンスキー反射）などがある。重度になると、代謝性アシドーシス、横紋筋融解症、痙攣、急性腎障害、DICなどを起こす。

　症状が似ているため悪性症候群（前述）との鑑別が難しいことがあるが、セロトニン作動薬の使用、急速発症、腱反射亢進などによって鑑別する。

❹ 対応

　早期に発見し迅速に対応すれば、一般に予後は良い。すべてのセロトニン作動薬を中止し、支持療法を行う。ベンゾジアゼピン系薬で症状が緩和される。セロトニン受容体拮抗薬（シプロヘプタジン）を投与することもある。重症例では集中治療が必要で、高体温に対し冷却などを行う。

▶ 高血圧 hypertension

　血圧を上昇させる原因となる薬は多く、機序は薬によってさまざまである（**表3**）。治療抵抗性の高血圧や急にコントロールが悪くなった高血圧をみたときは薬剤誘発性の可能性も考慮し、薬剤使用歴を注意深く調べるべきである。原因となりうる薬を処方する場合は、患者の血圧管理に十分注意する。原因薬を減量・中止すれば多くは改善するが、それが難しいときは適切な対処法を個別に検討する。

表3 血圧を上昇させる主な薬

原因薬	血圧上昇機序	対応
非ステロイド性抗炎症薬	シクロオキシゲナーゼを阻害し、プロスタグランジンによる腎血管拡張や水・ナトリウム再吸収抑制を減弱させる。	長期使用を避け、減量・中止する。できない場合はカルシウムチャネル遮断薬などを用いる。
グリチルリチン 　甘草を含む漢方方剤 　グリチルリチン含有製剤	11β-HSD阻害によるコルチゾールの過剰が、ミネラルコルチコイド受容体を活性化する。	減量・中止する。できない場合はミネラルコルチコイド受容体拮抗薬（MRA）などを用いる。
副腎皮質ホルモン薬	内皮型NO合成酵素（eNOS）の発現抑制、レニン産生増加、エリスロポエチン産生増加、ミネラルコルチコイド作用などと言われる。	できれば減量・中止する。できない場合は、ACE阻害薬、アンギオテンシン受容体拮抗薬、MRAなどを用いる。
免疫抑制薬 　シクロスポリン 　タクロリムス	カルシニューリン基質の脱リン酸化阻害、アンギオテンシン受容体発現増加、交感神経系活性化、内皮機能障害、腎毒性などと言われる。	減量・中止は困難な場合が多く、通常の高血圧治療に準じて降圧する。
エリスロポエチン薬 HIF-PH阻害薬	ヘマトクリット値上昇による血液粘稠度増加・血漿量増加のほか、内皮NO産生低下などによる血管収縮も関与すると言われる。	可能なら減量・中止する。できなければ、通常の高血圧治療に準じて降圧する。
エストロゲン薬	肝臓のアンギオテンシノーゲン産生亢進などによるアンギオテンシン-アルドステロン系活性化、血漿量増加などが関与する。	減量・中止を基本とする。難しい場合はレニン-アンギオテンシン系抑制薬が適するが、妊娠の希望を考慮する。
抗うつ薬 　三環系抗うつ薬、SSRI、SNRI MAO阻害薬	抗うつ薬はノルアドレナリン再取り込み抑制により、MAO阻害薬はチラミン含有食品や抗うつ薬との相互作用により、交感神経活性を亢進させる。	減量・中止を基本とする。難しい場合はα受容体拮抗薬や中枢性交感神経抑制薬などを検討する。
昇圧薬 　アドレナリン受容体作動薬 　ノルアドレナリン増強薬	薬効の延長として$α_1$受容体や$β_1$受容体活性が過剰となる。	減量・中止する。
過活動膀胱治療薬 　ミラベグロン	β受容体の活性を亢進させる。	減量・中止する。必要ならほかの同効薬へ変更する。
抗VEGF薬 　ベバシズマブ、ラムシルマブ 　アフリベルセプト マルチキナーゼ阻害薬	VEGFやVEGFシグナル伝達系の阻害により、血管床の減少、NO産生の低下などが起きる。	治療開始前から厳格な血圧管理を行う。開始後にコントロール困難となった場合は、できれば減量・休薬し、必要な場合は通常の降圧療法を行う。

▶ うっ血性心不全 congestive heart failure

● 原因薬

　β受容体拮抗薬や**徐脈性カルシウムチャネル遮断薬（ベラパミル、ジルチアゼム）**は、過量投与すると心機能を低下させ、うっ血性心不全を誘発する。また、**ピオグリタゾン**や**NSAIDs**、**副腎皮質ホルモン薬**は、循環血液量を増大させることで心不全をきたすことがある。しかし、これらは基本的に可逆性である。

　一方、**アントラサイクリン系抗がん薬（ドキソルビシン、ダウノルビシン**など）は強い心筋毒性を有することがよく知られている。そのほかの抗がん薬も心筋毒性を示すことがあり、これらは心筋細胞死と線維化により不可逆的な心不全を引き起こす。予防薬として**デクスラゾキサン** dexrazoxane があるが、日本では、アントラサイクリン系抗がん薬の血管外漏出にのみ適応があり、心筋障害には未承認である。

▶ 心室頻拍 ventricular tachycardia

① 症状

　種々の薬により、心電図の**QT間隔**［QTc（心拍数で補正したQT間隔）の基準値：360～440 msec］が延長する。特に500 msec以上に延長すると、QRS波形が基線を軸としてねじるように変化する**トルサード＝ド＝ポワンツ** torsades de pointes（**TdP**）と呼ばれる多形性心室頻拍を誘発しやすい（**図6**）。心筋活動電位の再分極を担う**hERGカリウムイオンチャネル**（human Ether-a-go-go Related Gene K⁺ channel）（**Kv11.1**）の阻害などにより再分極が遅延し、不応期の不均一性によって再入回路が形成されることによる。自然停止することもあるが、**心室細動**に移行し突然死をきたすこともある。

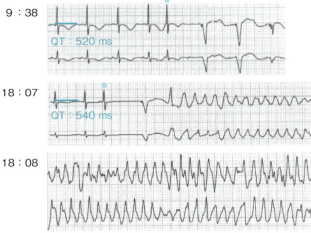

図6 QT延長とTdP
患者は、高血圧性心臓病・洞機能不全(ペースメーカー植え込み後)の78歳女性。ベプリジル($Ca^{2+}/Na^+/K^+$マルチチャネル阻害薬)を1日当たり100 mgから150 mgに増量して3カ月目、ホルター心電図記録中に失神をきたした。心房性期外収縮(◉)ののちに心室ペーシング波形が見られる。QTが延長しており、18:07〜18:08(中・下段)にTdPが発生している。
心電図提供:樗木晶子九州大学名誉教授

❷ 原因薬

抗不整脈薬(Ⅰa群、Ⅰc群、Ⅲ群)、抗アレルギー薬(エバスチンなど)、抗精神病薬、三環系抗うつ薬、プロブコール、マクロライド系抗生物質、**ニューキノロン系抗菌薬(スパルフロキサシン、モキシフロキサシン**など)、アゾール系抗真菌薬などが原因となる。

女性、先天性QT延長症候群、心疾患、低カリウム血症、低マグネシウム血症、徐脈などの要因が重なると起こりやすくなる。

▶急性腎障害 acute kidney injury(AKI)

薬による急性腎障害には、毒性によるものとアレルギーによるものがある。ここでは前者について解説し、後者については次項「間質性腎炎」で述べる。

❶ 症状

　さまざまな原因で腎機能が急速に低下することを**急性腎障害**という。乏尿・無尿、浮腫、倦怠感などとともに、検査値の悪化が急速に進む。国際的腎臓病ガイドライン機構 Kidney Disease Improving Global Outcomes（KDIGO）による定義は、①血清クレアチニン値が48時間以内に0.3 mg/dL以上上昇、②血清クレアチニン値が7日以内に前値から1.5倍以上上昇、③0.5 mL/kg/時以下の尿量が6時間以上持続、のいずれかを満たすものとされる。

❷ 原因薬

　すべての医薬品は急性腎障害の原因となりうることに留意する。代表的なものに、**NSAIDs**、降圧薬（**レニン-アンギオテンシン系阻害薬**）、**アミノグリコシド系抗生物質**、**プラチナ製剤**（**シスプラチン**など）、**ヨード造影剤**などがあり、使用開始から数日以内に発症しうる。特に、患者側に**リスク因子**（高齢、慢性腎臓病、発熱、脱水、食事摂取量の減少、相互作用を起こしうる薬の使用、肝不全など）があると発生しやすい。腎毒性の高い薬を用いるときは、常に患者の状態を把握し、定期的に腎機能を検査するなど十分な観察を行う。

❸ 発症機序

　発症機序は、①腎臓の虚血と、②尿細管上皮毒性に分けられ、NSAIDsとレニン-アンギオテンシン系阻害薬は主に①、アミノグリコシドとプラチナ製剤は主に②による。ヨード造影剤の機序には不明な点が多いが、両者がかかわる可能性がある。

　NSAIDsは、COXの阻害によりPGE$_2$やPGI$_2$などによる腎血管拡張系を減弱させ、腎動脈が収縮して腎血流が減少し、腎前性急性腎障害を起こすと考えられる。

　レニン-アンギオテンシン系阻害薬（**ACE阻害薬**、**ARB**など）は、ア

ンギオテンシンⅡの産生や作用を抑制することで輸出細動脈の収縮を抑制し、糸球体内圧を下げる。一般にはこれにより蛋白尿を減らし腎臓を保護すると考えられているが、腎動脈狭窄や脱水で腎血流量が低下している患者や血清クレアチニン値が高い患者では、急激な灌流圧の低下により急性腎障害を起こすことがある。

アミノグリコシド系抗生物質は、糸球体で濾過された後、近位尿細管にあるメガリンやキュビリン-アムニオンレス複合体などと電気的に結合し、**エンドサイトーシス**により尿細管上皮細胞に取り込まれてライソゾームに蓄積されるが、高濃度になると処理しきれず、ライソゾームが破綻して上皮細胞は壊死する。エンドサイトーシス以外に温度感受性（TRP）チャネルを介して取り込まれる機序も示唆されている。アミノグリコシド系抗生物質は血中濃度のモニタリングが可能で、感染症治療と腎障害予防の両面から有用なので、積極的に行うべきである（第7章-7）。

シスプラチンによる腎障害は高頻度に認められ、$50〜100\ mg/m^2$の単回投与で約3分の1の患者に毒性が認められるとされる。毒性は、投与後10日目ごろ発症し、血清クレアチニン値の上昇、糸球体濾過量の低下、マグネシウム・カリウムの減少などが起こる。酸化ストレス、炎症、アポトーシスが関与すると考えられ、近位尿細管細胞が細胞毒性を受けやすいとされる。予防のため補液を行うべきことが添付文書にも記載され、強く推奨されている。

❹ 造影剤腎症

ヨード造影剤による急性腎障害は**造影剤腎症** contrast-induced nephropathy（CIN）と呼ばれる。機序の詳細は不明だが、尿細管上皮細胞への直接的な毒性と、腎血管の収縮による腎髄質虚血の結果と考えられている。予防には、不要な造影剤検査は行わないことが最も重要である。最も高いリスク因子は既存の腎機能低下なので、造影剤使用前に必ず腎機能の評価を行う。そのほか、糖尿病、心不全、多発性骨髄腫、腎毒性のある薬の併用、高齢者などがリスク因子である。イオン性より非

イオン性造影剤、浸透圧は高いものより低いものの方が発症は少ないと言われる。リスク因子をもつ患者には**非イオン性低～等浸透圧造影剤**を用い、造影剤投与前後に充分な**補液**を行うことが望ましい（生理食塩水を１mL/kg/時で前後12時間程度持続投与するなど）。

▶間質性腎炎 interstitial nephritis

間質性腎炎は、尿細管とその周囲の間質に原発する炎症で、原因は薬を含めてさまざまである。**薬剤性間質性腎炎**には、急性に発症するものと慢性に発症するものがある。

❶ 急性間質性腎炎

● 原因薬

急性間質性腎炎の多くはアレルギー性（主に細胞性免疫反応）で、薬剤による急性腎障害の10％程度を占める。抗菌薬、抗炎症薬、抗てんかん薬、消化性潰瘍治療薬、痛風治療薬など、あらゆる薬が原因となりうる。

● 症状

患者の体質によるため発症予測は難しい。薬の投与後、多くは２週間以内に、発熱、皮疹、関節痛、悪心・嘔吐、下痢、体重減少、側腹部痛など、非特異的なアレルギー症状に続き、尿量減少、浮腫、体重増加など腎障害症状が現れる。尿中**N-アセチルグルコサミニダーゼ**（NAG）、**$β_2$-ミクログロブリン**（$β_2$-MG）、**$α_1$-ミクログロブリン**（$α_1$-MG）などの尿細管障害マーカーが増加する。確定診断は腎生検による。

● 対応

被疑薬の中止が最重要で、それだけで回復することもある。比較的重症の場合、間質の線維化を抑制するため、副腎皮質ホルモン薬を早期に開始することが推奨されている。プレドニゾロンの内服が一般的だが、パルス療法を使うこともある。

❷ 慢性間質性腎炎

● 原因薬

　　慢性間質性腎炎は、特定の薬の毒性によることが多い。解熱鎮痛薬／抗炎症薬（**フェナセチン、アスピリン、5-アミノサリチル酸**など）、**リチウム、アリストロキア酸**を含む漢方生薬（後述）、**シスプラチン**（急性腎障害からの移行）などによるものが知られている。なかでも"**フェナセチン腎炎**"は歴史的に有名だが、フェナセチンは今では市販されておらず、活性代謝物のアセトアミノフェンが用いられている（薬の殿堂3「アセトアミノフェン」）。

● 症状

　　多くは無症状で経過し、健康診断などで発覚することが多い。確定診断は腎生検によるが、病変が糸球体に及ぶと糸球体疾患との鑑別が難しいこともある。

● 対応

　　原因薬を中止する。透析療法が必要となることもある。

▶ 低カリウム血症 hypokalemia

❶ 症状

　　体内カリウム量の不足、またはカリウムの異常な細胞内移動により、血清カリウム濃度が3.5 mEq/L未満となった状態で、薬の副作用として非常に多い。一般に、3.0 mEq/L未満になるとミオパチーによる筋力低下や筋肉痛、起立・歩行困難、尿濃縮障害による多尿が起き、さまざまな不整脈を生じることもある。心電図では、ST低下、T波平低化、U波増高などがみられる。

❷ 原因薬

● 尿中へのカリウム喪失

　原因として最も頻度が高いのは、いわゆる「カリウム喪失性利尿薬」による尿中へのカリウム喪失である。**ループ利尿薬**は、ヘンレループの太い上行脚に存在する**Na$^+$/K$^+$/2Cl$^-$共輸送体**（**NKCC2**）を阻害することによりナトリウムとカリウムの再吸収を抑制し、その結果、遠位尿細管に到達するナトリウムが増加し、同部位でのナトリウム再吸収とカリウム排泄が増加する。**チアジド系利尿薬**は、遠位尿細管の**Na$^+$/Cl$^-$共輸送体**（**NCC**）を阻害してナトリウム再吸収を抑制する。その結果、集合管に到達するナトリウムが増加し、同部位でのナトリウム再吸収とカリウム排泄が増加する。

● ミネラルコルチコイド作用

　甘草を含む漢方薬（後述）、**グリチルリチン**含有製剤によるカリウム喪失もよくみられる。特に上記利尿薬との併用で重度の低カリウム血症が起こりやすいので注意を要する。**副腎皮質ホルモン薬**でも、ミネラルコルチコイド作用により低カリウム血症が起こりうる。

● カリウム再吸収の抑制

　さらに、**アミノグリコシド系抗生物質**や**シスプラチン**は、近位尿細管のカリウム再吸収を抑制するため低カリウム血症を起こす可能性がある。

● カリウムの細胞内移動

　一方、カリウムの細胞内移動によって低カリウム血症を誘発する薬剤として、**インスリン**（**GI療法**に利用する）や**β_2受容体作動薬**があげられる。気管支喘息などでβ_2受容体作動薬を全身投与する場合は注意を要する。

❸ 対応

緊急でなければ原因薬を中止するだけでよいが、必要ならカリウム剤を投与したり、いわゆる「カリウム保持性利尿薬」を用いたりする。

▶排尿障害 dysuria／尿閉 urinary retention

❶ 症状

薬による排尿障害や尿閉は、もともと膀胱排尿筋の収縮力低下や前立腺肥大などによる下部尿路狭窄がある場合や、また骨盤内手術などで末梢神経に障害がある場合に起こりやすいが、単なる加齢による膀胱機能低下も背景となりうる。

生命を脅かす有害反応ではないとしても、患者のQOLは大きく損なわれる。したがって、排尿機能に影響する可能性のある薬の投与に当たっては、事前に排尿障害（尿勢低下、尿線分割、尿線途絶、排尿遅延、腹圧排尿、終末滴下）の有無について知ることが重要である（可能なら残尿測定を行う）。

❷ 原因薬

薬で排尿障害・尿閉が発症する機序は、膀胱収縮力の低下もしくは尿道抵抗の増大である。過活動膀胱の治療に用いる**ムスカリン受容体拮抗薬**（フェソテロジン、プロピベリンなど多数）、**β₃受容体作動薬**（ミラベグロン、ビベグロン）では薬効の延長として発症する。過活動膀胱治療薬以外のムスカリン受容体拮抗薬（トリヘキシフェニジル、ブチルスコポラミンなど）でも起こりうる。抗コリン作用を主作用とする薬でなくても、**抗アレルギー薬**、**抗うつ薬**、**抗精神病薬**、**神経障害性疼痛治療薬**、**抗不整脈薬**などムスカリン受容体拮抗作用を有する薬は多く、注意を要する。また、**α₁受容体刺激作用**を有する薬（エフェドリン誘導体、パーキンソン病治療薬など）は尿道抵抗を上げ、排尿困難の原因となる。

▶出血傾向 bleeding tendency

❶ 原因薬

　脳梗塞、心筋梗塞などの血栓性疾患を予防するため、**抗血小板薬**（アスピリン、クロピドグレル、シロスタゾールなど）を長期にわたり内服している人は非常に多い。また、血栓塞栓症の予防・治療には、**抗凝固薬**（ヘパリン類、ワルファリン、DOACなど）が用いられる。

　なかでも抗凝固薬の出血リスクは大きく、頭蓋内出血などを起こすと致死的となるため、問診や身体診察も含めてしっかりした出血傾向のモニタリングが必要である。**ヘパリン類**については**活性化部分トロンボプラスチン時間** activated partial thromboplastin time（**APTT**）など、**ワルファリン**については**プロトロンビン時間国際標準比（PT-INR）**によるモニタリング法が確立されているが、最近よく使われている**直接経口抗凝固薬** direct oral anticoagulant（**DOAC**）にはまだ確立されたモニタリング法がなく、早急なモニタリング法の開発が求められる。

❷ 中和薬いろいろ

　抗凝固薬には中和薬も強く求められ、ヘパリンに対しては**プロタミン**、ワルファリンに対しては**ビタミンK製剤**が古くから用いられてきたが、最近ではワルファリンに対して速効性のある**人プロトロンビン複合体製剤** human prothrombin complex が開発されている。また、DOACに対する中和薬の開発も進み、**ダビガトラン**に対しては抗ダビガトラン抗体薬**イダルシズマブ** idarucizumab、第Ⅹa因子阻害薬（**アピキサバン、エドキサバン、リバーロキサバン**）に対しては第Ⅹa因子の遺伝子組換え改変デコイ蛋白質**アンデキサネット アルファ** andexanet alfa がつくられている。

▶血栓症 thrombosis

● 原因薬

血液凝固系に直接作用する薬以外に、**女性ホルモン関連薬**（卵胞・黄体ホルモン製剤、選択的エストロゲン受容体モジュレーター）や**副腎皮質ホルモン薬**で血栓症が起こりやすくなる。**深部静脈血栓症** deep vein thrombosis（**DVT**）が多く、**肺塞栓症** pulmonary embolism（PE）が続発することもある。

● 卵胞・黄体ホルモン製剤

卵胞・黄体ホルモン製剤は、トロンビン産生の亢進や凝固阻止因子［アンチトロンビン、プロテインS、組織因子経路インヒビター（TFPI）］の血中濃度低下を招くというが、機序には不明な点が多い。

● 副腎皮質ホルモン薬

副腎皮質ホルモン薬では、凝固因子産生亢進、**フォン＝ウィルブランド因子** von Willebrand factor（**vWF**）活性化、血小板活性化、線溶抑制などにより血栓をつくりやすくなると言われる。副腎皮質ホルモン薬を必要とする自己免疫疾患（SLEなど）でしばしば出現する**抗リン脂質抗体** anti-phospholipid antibody も、血栓傾向の原因となる。

また、子宮内膜症に用いられる**ダナゾール**も血栓症を起こしやすいが、機序は不明な点が多い。

▶血栓性血小板減少性紫斑病
thrombotic thrombocytopenic purpura（TTP）

❶ 症状

薬によるTTPの多くは、vWF切断酵素（**ADAMTS13**）に対する阻害抗体の出現による。このためvWFが切断されず高活性となり、全身の

小・細動脈や毛細血管で血小板血栓が形成され、血管が閉塞される。血小板の消費による出血、狭窄毛細血管を通過する赤血球の破壊による溶血性貧血、血栓による末梢組織の虚血性障害を起こす。脳や腎の虚血により、精神・神経障害や意識障害、腎不全を起こしやすい。

❷ 原因薬

原因の多くは**チエノピリジン系抗血小板薬（チクロピジン、クロピドグレル、プラスグレル）**である。チクロピジンはクロピドグレルより発症率が5〜6倍高いという。そのほか、シクロスポリン、ペニシラミン、経口避妊薬、サルファ薬、インターフェロン、シルデナフィル、マイトマイシンC、ダウノルビシンなどの報告がある。

❸ 対応

治療の基本は**血漿交換**である。

▶汎血球減少症 pancytopenia／再生不良性貧血 aplastic anemia

❶ 原因薬

薬理作用として骨髄抑制を起こす抗がん薬では発症を容易に予測できるが、そのほかの薬では予測が難しい。**クロラムフェニコール**は汎血球減少症（再生不良性貧血）の原因薬物として古くから知られるが、用量依存性で可逆性の場合と、アレルギー反応による非可逆性の場合がある。**抗てんかん薬（フェニトイン、カルバマゼピン**など）でも起こり、こちらはアレルギー反応と考えられている。最近では、関節リウマチの標準治療薬として用いられる**メトトレキサート**に起因する汎血球減少症が多く、致死的となることもある。

❷ 発症機序

　発症機序については不明な点が多く、用量依存性のこともあるが、大部分はアレルギー反応で細胞性免疫機序が関与すると考えられる。一般に、用量依存性のものは投与後しばらく経って発症するが、アレルギー反応であれば直後から起こりうる。なお、用量依存性のものは投与中止により回復するが、アレルギー反応によるものは不可逆性であり、十分な治療が行われなければ予後は悪い。

▶ 無顆粒球症 agranulocytosis

❶ 症状

　薬物投与後に顆粒球数が500/μL以下となり（基本的に赤血球や血小板は減らない）、薬物を中止すれば回復がみられるものを無顆粒球症という。

❷ 原因薬

　原因となりうる薬はきわめて多いが、**抗甲状腺薬**（**チアマゾール**、**プロピルチオウラシル**）、**チクロピジン**、**クロザピン**、**サラゾスルファピリジン**などで頻度が高い。このような薬を用いるときは、血球数のモニタリングが必須である。特にチクロピジンの発症率は2〜3％と高く、多くは1カ月以内に発症する。

❸ 発症機序

　薬が好中球膜に結合してハプテンとなり抗体産生を引き起こす**免疫性機序**と、薬またはその代謝物が顆粒球系前駆細胞を直接傷害する**中毒性機序**がある。すべての薬を明確に分けるのは難しいが、抗甲状腺薬やチクロピジン、クロザピンは前者、サラゾスルファピリジンは後者といわれる。チクロピジンの使用が減った現在、最も頻度が高いのは**クロザピン誘発性無顆粒球症** clozapine-induced agranulocytosis と思われ（発症

率約1％）、これについては、最近の研究で特定のHLA（HLA-B*59：01）を保有する人に多いといわれている。

免疫能が低下した結果、感染症による発熱と咽頭痛で発症することが多く、薬を直ちに中止して感染症に対して適切な治療をしなければ致死的となる。

▶腫瘍崩壊症候群 tumor lysis syndrome（TLS）

❶ 症状

TLSは、**抗がん薬**や**放射線**などによるがん治療の開始により、がん細胞が急速に崩壊し、細胞内成分とその代謝物が腎臓の排泄能を超えて体内に蓄積することによって起こる。症状としては**高カリウム血症、高尿酸血症、高リン血症、低カルシウム血症、乳酸アシドーシス、急性腎不全**など多彩な病態を呈する。通常はがん治療が契機となるが、がん細胞の著しいターンオーバー亢進と腫瘍量増大のため、治療前からTLSの徴候がみられる場合もある。

❷ 原因薬・がん種

がん種としては、**急性白血病**（AML、ALL）や**悪性リンパ腫**に多く、報告頻度の高い抗がん薬には、レナリドミド、イマチニブ、ニロチニブ、フルダラビン、サリドマイド、リツキシマブ、カペシタビン、セツキシマブ、スニチニブ、ドセタキセル、ゲムシタビン、ベバシズマブなどがある。

❸ 発症タイムライン

原因薬開始後、通常12〜72時間以内に発症する。6時間以内に高カリウム血症が現れ、24〜48時間でリン、カルシウム、尿酸が変動し、それ以降に血清クレアチニン値の上昇、急性腎不全を引き起こす。腎障害は、リン酸カルシウムの尿細管内析出、尿酸結晶の集合管内析出などによる。

❹ 予防

TLSの予防・治療に**アロプリノール**がしばしば用いられるが、尿酸前駆体（ヒポキサンチン、キサンチン）の増加による腎障害も起こるため、尿酸酸化酵素**ラスブリカーゼ** rasburicase が使用されることがある。

▶ 間質性肺炎 interstitial pneumonitis

❶ 原因薬

抗がん薬（ブレオマイシン、マイトマイシンC、シクロホスファミド、分子標的薬のゲフィチニブなど多数）、**抗リウマチ薬**（メトトレキサート、金製剤など）、**インターフェロン製剤**、**小柴胡湯**、**アミオダロン**、**抗菌薬**、**抗炎症薬**、**免疫抑制薬**など、間質性肺炎を起こす薬物は多岐にわたり、抗がん薬のなかには5％以上もの高頻度で発症するものもある。重症呼吸不全に陥り、死に至ることも多い。

❷ 発症機序

発症のしかたは細胞毒性とアレルギー反応の2つあり、一般に、従来の抗がん薬のように肺の細胞自体を傷害する薬では発症まで数週～数年を要するが、アレルギー反応の関与が考えられる薬では急速（1～2週後）に発症する。ただし、毒性かアレルギー性か明らかでないことも多い。

❸ 対応

早期に発見し、速やかに治療することがきわめて重要である。特に抗がん薬を用いるときは、患者の全身状態が悪い場合や、肺に線維化などの障害がもともとある場合は発症のリスクが高いため、慎重に経過を観察する。治療中、予想外の発熱、呼吸困難、乾性咳などを訴えた場合は早急に検査を進め、間質性肺炎と考えられたら速やかに治療する。

治療は、まず原因薬を中止する。急速に増悪する場合や重症例では、**副腎皮質ホルモン薬**を用いる。たとえば、メチルプレドニゾロンのパルス療法（1 g/日、点滴静注、3日間）の後、プレドニゾロン（1 mg/kg/日）に切り替え、症状が安定したら漸減、などの治療を行う。

▶味覚障害 drug-induced taste disturbance

❶ 症状

　味覚障害を起こす薬は多く、添付文書に「味覚障害」またはそれに類する副作用の記載がないものを探す方が苦労するほどだ。薬による味覚障害では、**味覚減退**、**異味症・錯味症**、**自発性異常味覚**（口のなかに何もないのに苦味や渋味を感じる）などが多く、進行すると**味覚消失**にいたることもある。機序は解明されていないものが多いが、①キレート形成による**亜鉛**欠乏、②**唾液**分泌の低下、③**味覚神経**（舌の前方2/3が顔面神経、後方1/3が舌咽神経）の障害などが主に考えられる。①と②が多いが、**ゾピクロン**や**アゼラスチン**のように、吸収された後に唾液中に分泌され薬自体の苦味を感じるものもある。

❷ 対応

　原因薬が特定できれば減量や中止、他薬への変更を検討する。薬剤性味覚障害の半数近くに亜鉛欠乏がみられるため、味細胞の再生に必要な亜鉛を補充する（**ポラプレジンク** polaprezinc や**酢酸亜鉛水和物**などを用いるが、味覚障害への適応はない）。また、亜鉛含有量の多い食事（牡蠣や小麦胚芽など）を勧める。

▶消化性潰瘍 peptic ulcer

❶ 原因薬

　NSAIDsの使用は、ヘリコバクター＝ピロリ感染に並んで消化性潰瘍の2大原因の1つである。炎症性疾患の治療に**ロキソプロフェン**などのNSAIDsを、血栓性疾患の予防に低用量**アスピリン**を内服している人は大変多い。報告によって差はあるが、関節炎などでNSAIDsを長期間服用している人では、胃潰瘍が10〜20％、十二指腸潰瘍が1〜5％、胃炎が30〜40％の割合で発生する。低用量アスピリンでも胃・十二指腸潰瘍が5〜10％に、びらん性胃炎が20〜30％に認められる。

❷ 発症機序

　NSAIDsによる胃粘膜傷害の機序としては、①シクロオキシゲナーゼ（COX）の阻害による**プロスタグランジン（PG）**産生低下、②酸性薬では**イオントラッピング**による直接傷害（第4章-2）、③好中球の関与などが示唆されている。①については、PGの減少により、胃酸分泌亢進（PGE_2は胃酸分泌を抑制する）や蠕動運動亢進、増殖因子減少、血流低下などが起きると考えられる。主にCOX-1が阻害されるためと考えられているが、**COX-2選択的阻害薬**（**セレコキシブ**など）の優位性については議論がある。

❸ 対応

　薬を中止して通常の消化性潰瘍と同様に治療すれば治癒に向かうが、中止できないときは**プロトンポンプ阻害薬**や**PGE_1製剤**（**ミソプロストール**）を用いて治療・予防する。ただし、H_2受容体拮抗薬の効果は限定的とされる。

❹ そのほかの原因薬

　NSAIDs 以外では、**カリウム製剤**、**ビスホスホネート系薬**、細胞傷害性**抗がん薬**などが消化性潰瘍を起こしうる。一時は消化性潰瘍の原因とされていた副腎皮質ホルモン薬は、少なくとも単独では原因とはならないとする報告が多い。

▶麻痺性イレウス paralytic ileus

❶ 症状

　麻痺性イレウスは、腹腔内・後腹膜の炎症や電解質異常により腸管運動が抑制されて起こることが多いが、種々の医薬品でも起こりうる。症状は腹部膨満、悪心・嘔吐、腹痛などだが、機械的イレウスと比べると軽症のことが多い。原因薬が取り除かれれば、一般に予後は良好である。

❷ 原因薬

　原因薬としては、ムスカリン受容体拮抗作用（いわゆる抗コリン作用）を有する各種の薬、オピオイド薬、α-グルコシダーゼ阻害薬、イオン交換樹脂製剤、抗がん薬、免疫抑制薬などがあげられる。

● 抗コリン作用

　抗コリン作用を有する薬（抗精神病薬、抗うつ薬、過活動膀胱治療薬、鎮痙薬など数多い）は、腸管平滑筋の収縮を抑制し、腸内容物のうっ滞により麻痺性イレウスを起こす。同時に、口渇、鼻閉、排尿障害、散瞳、緑内障悪化などの典型的な抗コリン性副作用が起こりうる。

● オピオイド薬

　オピオイド性鎮痛薬による消化管運動抑制作用はよく知られ、これによる便秘症は**オピオイド誘発性便秘症** opioid-induced constipation（**OIC**）と呼ばれる。腸間膜神経叢に存在する**オピオイドμ受容体**が刺激

されると、胃腸の蠕動が減少・消失し、緊張が増加して攣縮を起こす。また肛門括約筋の緊張が亢進し、中枢性の排便反射抑制も起こり、これらによって便秘、麻痺性イレウスが発症する。OICについては**強オピオイド**（**モルヒネ**、**オキシコドン**、**フェンタニル**など）と**弱オピオイド**（**コデイン**、**トラマドール**など）間で差がないと言われ、予防や治療に、末梢性オピオイド受容体拮抗薬**ナルデメジン** naldemedine が用いられることもある。

● **α-グルコシダーゼ阻害薬**

糖尿病に用いる**α-グルコシダーゼ阻害薬**は、炭水化物の消化・吸収を遅らせるため、腸内容が増加・停滞してイレウス症状を引き起こす。

● **イオン交換樹脂製剤**

高カリウム血症に用いる**陽イオン交換樹脂製剤**（**ポリスチレンスルホン酸カルシウム**など）や、脂質異常症に用いる**陰イオン交換樹脂製剤**（**コレスチミド**など）は腸管内に停滞しやすく、腸内容物の固化が進むためイレウス症状を起こしうる。

● **抗がん薬・免疫抑制薬**

抗がん薬や**免疫抑制薬**の多くが麻痺性イレウスを起こしうるが、作用機序については多くが不明である。

▶ 偽膜性大腸炎 pseudomembranous colitis

① 症状

偽膜性大腸炎は、大腸壁に円形の膜（**偽膜** pseudomembrane）がみられる感染性大腸炎である。ほとんどが嫌気性菌**クロストリジウム＝ディフィシル** *Clostridium difficile*（**CD**）による**菌交代症** microbial substitution で、**院内感染症** nosocomial infection のなかで最も頻度が高い。抗菌薬投与により正常な腸内細菌叢が破壊され菌交代が起こった結果、腸

内細菌の一種で多くの抗菌薬に耐性を有するCDが増殖し、その毒素が腸管粘膜を傷害する。一部ではCD以外の菌も関与する。病院のベッドや床にはCDの芽胞が存在することが多く、胃酸に強いため口から入ると容易に腸管に達する。抗菌薬服用1～2週後に下痢（ときに血性）、発熱、腹痛が起こる。

❷ 原因薬

原因薬として、以前はリンコマイシンやクリンダマイシンが注目されたが、今ではあらゆる抗菌薬で起こりうることが知られている。特に、広域ペニシリン、第二・第三世代セフェム系などの広域抗菌薬や複数の抗菌薬を使用している場合に起こりやすい。抗菌薬以外で起きることもあり、抗がん薬、抗ウイルス薬、金製剤などが報告されている。

高齢者や重篤な基礎疾患を有する患者に起こりやすく、放置すると重症化する場合がある。抗菌薬投与期間が数日以内であれば発症頻度が低く、長期にわたると発症しやすくなるため、漫然と投与せず必要最小限の期間にとどめることが重要である。

❸ 対応

原因抗菌薬を中止し、輸液などで全身管理を行えば、多くは軽快する。抗菌薬がぜひとも必要なら、菌交代症を生じにくい薬へ変更する。止痢薬やオピオイドなど腸管運動を抑制する薬は、毒素の排出を遅延させるため用いない。薬の中止や変更によっても症状が改善しないとき、中等症以上のとき、基礎疾患を有するときには薬物治療を行う。CDの除菌薬としては、**バンコマイシン**、**メトロニダゾール**、**フィダキソマイシン** fidaxomicin（CD菌のみを対象に開発された抗生物質）などを用いる。

▶ 肝障害 liver damage

薬による肝障害は、発症機序から中毒性とアレルギー性に分けられる。

❶ 中毒性

中毒性肝障害では、薬物自体またはその代謝物の毒性により肝細胞が傷害され、障害の程度は用量依存性である。一部の**抗がん薬**や**アセトアミノフェン** acetaminophen（薬の殿堂3「アセトアミノフェン」）によるものなどが知られるが、比較的少ない。

❷ アレルギー性

薬による肝障害の多くはアレルギー性である。薬自体または反応性の高い中間代謝物がハプテンとなり、肝細胞の構成蛋白が担体となって抗原性を獲得し、T細胞依存性に肝細胞が傷害される。用量依存性ではなく、患者の体質によるので予測が難しい。**抗炎症薬、抗がん薬、抗真菌薬、漢方薬**など、さまざまな薬で起こる可能性があり、多くは投与後1〜8週間で発症する。軽症を含めると頻度は高いが、稀に劇症化すると**急性肝不全** acute liver failure に陥る（**劇症肝炎** fulminant hepatitis）。肝細胞障害型、胆汁うっ滞型、それらの混合型など、さまざまな病態を呈する。

▶ 低血糖 hypoglycemia

低血糖は、軽症も含めればかなり頻度が高い有害反応であり、対応を誤ると致死的になりうる。当然ながら、**インスリン製剤**や**経口血糖降下薬**（特に**スルホニル尿素薬**）で高頻度に起こる。これらは主作用の延長線上にあるが、それ以外の薬でも起こることがある。抗菌薬の**スルファメトキサゾール**、抗不整脈薬の**ジソピラミド**や**シベンゾリン**などは、スルホニル尿素薬様のインスリン分泌刺激作用を有し、低血糖を起こすことが知られる。**β受容体拮抗薬**は、肝臓のβ受容体を介した糖新生促進を抑制したり、交感神経系の抑制により低血糖症状を隠蔽したりすることで低血糖からの回復を遷延させるため、血糖降下薬との併用には注意を要する。また、スルホニル尿素薬は一般にアルブミン結合能が高いため、

インドメタシンやワルファリン、フィブラート系薬など、アルブミン結合能の高い薬と併用する場合にも注意する。

▶高血糖 hyperglycemia

薬が高血糖を誘発する機序は、①グルコースが過剰に負荷されることによるものと、②インスリン分泌障害またはインスリン抵抗性をもたらし、耐糖能を悪化させることによるものの2つに分類できる。

❶ グルコースの過剰負荷

①によるものとしては、**副腎皮質ホルモン薬**（主として肝臓での糖新生を亢進させるため）、**高カロリー輸液**（体の糖処理能力への負荷がきわめて大きく、容易に患者の適応能力を超えるため）などが主なものである。

❷ 耐糖能の悪化

②によるものは多岐にわたるが、代表的なものとして、**免疫チェックポイント阻害薬**（自己免疫による1型糖尿病発症）、**チアジド系利尿薬**（低カリウム血症によるインスリン分泌低下）、**フェニトイン**（インスリン分泌機構の直接阻害）、**β受容体拮抗薬**（インスリン分泌抑制とインスリン抵抗性亢進）、**カルシニューリン阻害薬**（インスリン分泌抑制とインスリン抵抗性亢進）、**インターフェロン製剤**（主にインスリン抵抗性亢進、稀に自己免疫による1型糖尿病発症）、**非定型抗精神病薬**（主に体重増加に伴うインスリン抵抗性亢進）などが知られる。

❸ 対応

治療は、通常の糖尿病に準ずる。可能なら原因薬を中止する。高血糖が急性に出現した場合には、HbA1cやグリコアルブミンの増加を伴わない場合もあるため注意する。

▶骨粗鬆症 osteoporosis

❶ 原因薬

　骨粗鬆症の原因薬として最も頻度が高いのは**副腎皮質ホルモン薬**（以下「ステロイド薬」）、次いで**性ホルモン抑制薬**（エストロゲン受容体拮抗薬、LHRH受容体作動薬、アロマターゼ阻害薬など）である。そのほか、メトトレキサート、抗てんかん薬、リチウム製剤、ヘパリン類、ワルファリン、チアゾリジン誘導体などで報告がある。

❷ 発症の経過とリスク

　ステロイド薬の場合、骨代謝が直接的または間接的に影響を受け骨粗鬆症（**ステロイド性骨粗鬆症** glucocorticoid-induced osteoporosis）が起こり、骨折しやすくなる。内服開始後数カ月で、骨量は約10％減少する。これだけでは症状はないが、骨折（多くは**椎体骨折**）を生じると、強い腰背部痛が起こる。椎体骨折リスクは服用開始後3～6カ月で最大にいたり、その後は一定となる。2.5 mg/日未満のプレドニゾロンでも1.55倍、7.5 mg/日以上では5倍以上のリスクになるといわれる。性ホルモン抑制薬でも、数年間の使用で骨密度が5～10％低下する。

❸ 発症機序

　ステロイド性骨粗鬆症は、①骨への**直接作用**、②内分泌系を介する**間接作用**により発症する。①は、骨芽細胞の分化抑制・アポトーシス促進および破骨細胞のアポトーシス抑制による**骨形成抑制と骨吸収促進**、②は、性腺刺激ホルモン放出ホルモン（GnRH）の産生抑制による性ホルモン分泌抑制、成長ホルモン（GH）産生抑制によるインスリン様成長因子2（IGF-2）の産生抑制などによる。

❹ 薬物治療か経過観察か

　ステロイド性骨粗鬆症においても生活習慣の改善は重要であり、原発性骨粗鬆症に準じて指導する。日本骨代謝学会のガイドライン[4]によると、ステロイドを3カ月以上使用する場合、4つの骨折リスク因子（既存骨折、年齢、ステロイド薬投与量、腰椎骨密度）をスコア化し、合計3点以上の場合は薬物治療を開始する。また、定期的な骨折リスク評価が推奨される（**図7**）。

❺ 薬物治療

　薬物治療としては、ステロイド薬による骨粗鬆症に対しては**ビスホスホネート系薬**が第一選択薬、**テリパラチド**、**活性型ビタミンD₃製剤**が代替薬とされている。乳癌や前立腺癌での性ホルモン抑制薬による骨粗鬆症に対しては、**ビスホスホネート系薬やデノスマブ**の有効性が確認されている。

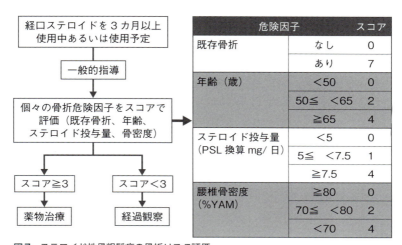

図7　ステロイド性骨粗鬆症の骨折リスク評価
PSL：プレドニゾロン
文献4より転載。

▶顎骨壊死 osteonecrosis of the jaw

❶ 原因薬：総称の変遷

ビスホスホネート系薬による顎骨壊死が2003年にはじめて報告されて以来、顎骨壊死はビスホスホネート特有の有害反応［bisphosphonate-related osteonecrosis of the jaw（**BRONJ**）］と思われていた。しかし、2010年に**抗RANKL抗体薬（デノスマブ）**による発症［denosumab-related osteonecrosis of the jaw（**DRONJ**）］が報告され、骨吸収阻害薬共通の有害反応と考えられるようになった。そこで、これらをまとめてanti-resorptive agents-related osteonecrosis of the jaw（**ARONJ**）と呼んでいたところ、近年、さらに**血管新生阻害薬**（ベバシズマブやスニチニブなど）による発症が報告され、今では**薬剤関連顎骨壊死** medication-related osteonecrosis of the jaw（**MRONJ**）と総称されている[※11]。

※11　最近、骨形成促進と骨吸収抑制の両作用を有する抗スクレロスチン抗体薬の**ロモソズマブ**での発症も報告されている。

　ビスホスホネート系薬とデノスマブの間で、発症率に大きな違いはない。累積投与量の増加とともに発症率は高くなるため、骨粗鬆症の治療よりも悪性腫瘍の骨病変に対して高用量を投与する場合に起こりやすい。たとえば、ビスホスホネート系の**ゾレドロン酸**の投与量をみてみると、骨粗鬆症に対しては5 mg/年だが、悪性腫瘍の骨病変に対しては4 mg/数週間、また**デノスマブ**では、骨粗鬆症に対しては60 mg/半年だが、悪性腫瘍の骨病変に対しては120 mg/月なので、累積投与量は10倍以上にもなる。

❷ 発症機序

　発症機序は明らかではないが、骨リモデリング抑制と過度の破骨細胞抑制、口内細菌への易感染性、口腔粘膜上皮リモデリング抑制と細胞遊走抑制、免疫監視機構の変化、血管新生抑制などが関与すると言われる。

❸ 早期発見するために

　早期発見が重要であり、ポイントは、①初期症状を見逃さないこと、②リスク因子に注意することである。①としては、歯性感染症でよくみられる症状（深い歯周ポケット、歯肉腫脹、歯の動揺、膿瘍形成、下口唇・オトガイ部の知覚鈍麻など）のほか、典型的な場合、口腔内に**骨の露出**が起きる（図8）。②としては、顎骨の**細菌感染**（口腔衛生状態の不良や歯周病、根尖病変、顎骨骨髄炎、インプラント周囲炎など）との因果関係が多くの研究で報告されている。従来は、**抜歯**などの侵襲的歯科治療が最大のリスク因子と考えられていたが、抜歯の適応となる歯科疾患ではすでに顎骨の細菌感染が起きていることが多く、最近では、抜歯は発症の契機であり主要因ではないと言われている。そのほか、抗がん薬、副腎皮質ホルモン薬、糖尿病、肥満、関節リウマチ、骨代謝異常、アルコール摂取、喫煙などがリスク因子となる。

❹ 予防

　MRONJを予防するには、原因となりうる薬の投与前から投与後にわたる継続的な口腔管理が重要であり、処方医と歯科医師が綿密に協力す

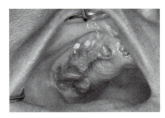
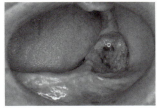

図8　顎骨壊死
乳癌骨転移に対するデノスマブ投与後に発症した顎骨骨髄炎・骨壊死。
上：右上顎、下：左下顎。歯が抜け落ち、顎骨が露出している。
写真提供：広島大学大学院医系科学研究科 口腔腫瘍制御学 柳本惣市教授

る必要がある。投与前に歯科医師が口腔内のチェックを行い、抜歯を含め侵襲的な歯科治療はすべて終わらせておく。歯周疾患の予防・治療も重要であり、定期的に歯科を受診させ口腔ケアを徹底させる。

❺ 治療

治療は重症度により、軽症であれば保存的治療（抗菌性洗口液、洗浄、局所的抗菌薬の注入など）を主体とするが、中等～重症では抗菌薬の全身投与に加えて外科的治療（壊死骨＋周囲骨切除、区域切除など）が適応となる。原因薬の休薬は、骨粗鬆症であれば比較的容易なことが多いが、悪性腫瘍の骨病変の場合、除痛や病的骨折予防のため、骨吸収抑制薬の中止は難しいことが多い。休薬するか否かは、利益・不利益を十分検討する必要がある。

▶光線過敏症 photosensitivity

日焼けは、ある程度以上の紫外線に当たれば誰にでも生じるが、普通は反応を起こさない程度の紫外線にも敏感に反応して皮膚に炎症を起こすものを光線過敏症という。内因（遺伝性疾患、代謝性疾患）によるものと外因（医薬品、食品、化粧品）によるものが知られている。

❶ 発症機序

薬による光線過敏症は、**光毒性反応** phototoxicity によるものと**光アレルギー反応** photoallergy によるものに分けられるが、これらの区別は必ずしも容易ではない。

光毒性反応は、光エネルギーによって活性化された薬やその代謝物が、直接または活性酸素を介する薬理作用によって生体成分（蛋白質、核酸、脂質、糖）に障害を与えるもので、照射部に紅斑、腫脹、水疱、壊死、鱗屑、色素沈着、肥厚、老化、発がんなどが起こる。一方、光アレルギー反応は、光化学反応の結果生じた抗原に感作された個体が再び同じ抗原に曝露されたときに誘発されるアレルギー反応（ほとんどは、感作T細

胞を介する遅延型アレルギー反応）であり、湿疹様の皮膚炎が照射部を中心に起こるが、照射部以外にも広がりやすい。

❷ 原因薬

　原因薬は数多く知られるが、特に**サルファ薬**、**キノロン系抗菌薬**（スパルフロキサシンなど）、**チアジド系利尿薬**（トリクロルメチアジドなど）、**NSAIDs**（ケトプロフェンなど）、**抗がん薬**（ベムラフェニブなど多数）、**抗線維化薬**（ピルフェニドン）などで多い。そのほか、テトラサイクリン系抗生物質、抗ヒスタミン薬、抗精神病薬、抗うつ薬などが知られる[※12]。

 ※12　外用剤の貼付部位のみに起こるように思われがちだが、内用剤の服用中、「光に当たった部位」に症状が出ることもある。

　サルファ薬は、内用剤としては使用頻度が減っているが、外用剤として**スルファジアジン**などがよく用いられているので注意を要する。チアジド系利尿薬による光線過敏症は、一時は、使用頻度の低下とともに減少していたが、最近再び使用頻度が増えているため光線過敏症も増加している（**降圧薬配合剤**によく含まれているので注意する）。NSAIDsとしては、多用されていることもあり、**ケトプロフェン外用剤**による光アレルギー性接触皮膚炎が増えている。

❸ 対応

　原因薬を中止し、厳重な**遮光**とともに、副腎皮質ホルモン外用剤や抗ヒスタミン薬などで対症療法を行う。早期に適切に処置すれば予後はおおむね良好だが、光線過敏症であることに気づかず紫外線曝露が続くと重症化することがある。

▶ スティーブンス・ジョンソン症候群 Stevens-Johnson syndrome（SJS）

❶ 症状

　スティーブンス・ジョンソン症候群は、38℃以上の**発熱**、**粘膜症状**（結膜充血、口唇びらん、咽頭痛、陰部びらんなど）、**皮疹**（多発する紅斑、進行すると水疱、剥離、びらんを形成）の3つを主徴とする重症の皮膚・粘膜疹である（**皮膚粘膜眼症候群**とも呼ばれる）。多くは薬が原因だが、ウイルスやマイコプラズマの感染によることもある。**中毒性表皮壊死症** toxic epidermal necrolysis（**TEN**、**ライエル症候群** Lyell syndrome）は、広範囲な紅斑と全身の10％を超える顕著な表皮の壊死性病変を認めるもので、スティーブンス・ジョンソン症候群の進行型と考えられる（**図9**）。

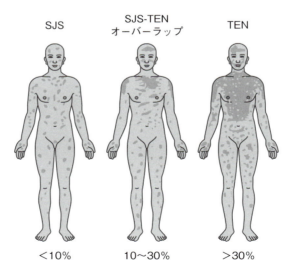

図9　SJSとTEN
表皮剥離（色の濃い部分）の面積分率が小さいものをSJS、大きいものをTENと呼んでいるが、これらは連続した病態と考えられる。
文献5より引用。

❷ 原因薬

原因薬は、**抗生物質**、**サルファ薬**（スルファメトキサゾール、サラゾスルファピリジンなど）、**NSAIDs**、**抗てんかん薬**（カルバマゼピン、フェニトイン、ラモトリギンなど）、**アロプリノール**、**メキシレチン**をはじめ、広範囲にわたる。アレルギー反応により発症すると考えられ、多くは投与後2週間以内に発症する。発症機序の詳細については不明な点が多いが、病変部にCD8陽性細胞の著明な浸潤がみられ、活性化された細胞傷害性Tリンパ球が上皮細胞を傷害することによると考えられる。近年、一部の薬では、特定の**ヒト白血球抗原**（**HLA**）遺伝子型の保有者に起こりやすいことが報告されている（第7章-1）。

❸ 対応

最重症の薬疹であり致死的となることもあるため、早期発見が重要である。薬を飲んだ後、高熱が出たり、皮膚が腫れたり、唇や口のなかが痛んだり、目が充血したりする場合、直ちに薬を中止して医師の診察を受けるよう指導する。

▶薬剤性過敏症症候群
drug-induced hypersensitivity syndrome（DIHS）

❶ 症状

薬剤性過敏症症候群は、SJS／TENと並ぶ重症薬疹である。高熱、かぜ様症状、全身に及ぶ皮疹（紅斑、丘疹、多形紅斑、進行すると紅皮症）が現れる。顔面にも浮腫を伴う紅斑が現れ、基本的に粘膜病変は少ないが、ときに口腔粘膜にびらんを認める。また、全身リンパ節腫脹、白血球の異常（白血球増多、好酸球増多、異型リンパ球）、肝・腎障害などがみられ、肺水腫、肺炎、間質性肺炎を認めることもある。

❷ 原因薬

　原因薬は比較的かぎられ、**カルバマゼピン**、**フェニトイン**、**フェノバルビタール**、**ゾニサミド**、**アロプリノール**、**サラゾスルファピリジン**、**ジアフェニルスルホン**（ハンセン病などの治療薬）、**メキシレチン**、**ミノサイクリン**などで起こる。頻度は1,000人〜1万人に1人といわれる。

❸ 発症経過

　薬に対するアレルギー反応がきっかけだが、通常の薬疹と異なり、原因薬投与後2〜3週経過してから発症することが多い。その後の経過には**ヒトヘルペスウイルス6（HHV-6）**の再活性化が関与し（発症後3〜4週で抗体価が上昇する）、薬剤と感染症が複合的に引き起こす病態と考えられる。原因薬を中止した後も進行し、軽快するまで1カ月以上を要することがしばしばある。

漢方薬の有害反応

　有害反応が絶対に起こらない薬というのはありえないが、漢方薬（などの生薬）ももちろん例外ではない。自然のままの生薬だから安全で、化学合成した薬だから危険ということはない。

▶ 間質性肺炎

　直ちに致死的となりうる有害反応もありうる。原因は不明だが、**小柴胡湯**（ショウサイコトウ）などの漢方薬で**間質性肺炎**が起こることが知られている。特に、肝硬変・肝癌の患者に小柴胡湯とインターフェロンを併用したときに起こりやすいといわれ、小柴胡湯とインターフェロンの併用、肝硬変・肝癌への小柴胡湯の投与は禁止されている。間質性肺炎の原因として小柴胡湯に含まれる黄芩（オウゴン）（シソ科タツナミソウ属コガネバナ *Scutellaria baicalensis* の根）が疑われているが、これを含まない方剤でも発症した報告があり、確定していない。

▶偽アルドステロン症

　直ちに致死的となるわけではないが、深刻な結果を生みかねない有害反応として、**甘草**（マメ科カンゾウ属 *Glycyrrhiza*）によって起こる**偽アルドステロン症** pseudo-aldosteronism は絶対に知っておかなければならない。偽アルドステロン症は、アルドステロンが増加していないにもかかわらず、**原発性アルドステロン症** primary aldosteronism と同様、低カリウム血症を伴う高血圧が起きる病態である。

▶偽アルドステロン症の発症メカニズム

　本症の発生メカニズムは、次のように考えられている。

　副腎皮質ホルモンの**コルチゾール**は、**グルココルチコイド**と呼ばれるものの、**ミネラルコルチコイド受容体** mineral corticoid receptor（**MR**）への親和性も**アルドステロン**と同程度に高い。そこで、腎尿細管などアルドステロンの標的細胞には**2型11β-ヒドロキシステロイド脱水素酵素** 11β-hydroxysteroid dehydrogenase 2（**11β-HSD2**）が発現し、アルドステロンよりも圧倒的に高濃度のコルチゾールを不活性の**コルチゾン**に変換して、MRがコルチゾールに占拠されるのを防いでいる。ところが、甘草の成分である**グリチルリチン** glycyrrhizin は11β-HSD2を阻害する。このため、甘草を多く摂取すると腎尿細管コルチゾール濃度が上昇し、コルチゾールがMRを活性化してナトリウム貯留とカリウム喪失を引き起こし、低カリウム血症を伴う高血圧が発症するのである。

▶甘草には要注意

　甘草は多くの漢方薬に含まれており、使用頻度が高いもののなかでは、特に**芍薬甘草湯**に多い（**表4**）。甘草の1日摂取量が2gを超えると用量依存性に偽アルドステロン症の頻度が増えるため[6]、甘草含有量の多い漢方薬の処方には細心の注意が必要である。

　さらに血圧関連でいうと、**葛根湯**や**麻黄湯**など**麻黄**（マオウ科マオウ

表4　漢方薬の甘草、グリチルリチン含有量

方剤名	甘草（1日量）	グリチルリチン（推定1日量）
甘草湯	8.0 g	320 mg
芍薬甘草湯	6.0 g	240 mg
小青竜湯	3.0 g	120 mg
人参湯	3.0 g	120 mg
黄連湯	3.0 g	120 mg
桔梗湯	3.0 g	120 mg
半夏瀉心湯	2.5 g	100 mg
葛根湯	2.0 g	80 mg
小柴胡湯	2.0 g	80 mg
防風通聖散	2.0 g	80 mg
麦門冬湯	2.0 g	80 mg
抑肝散	1.5 g	60 mg
補中益気湯	1.5 g	60 mg
加味逍遙散	1.5 g	60 mg
麻黄湯	1.5 g	60 mg
六君子湯	1.0 g	40 mg
釣藤散	1.0 g	40 mg
大建中湯	-	-
牛車腎気丸	-	-
五苓散	-	-
八味地黄丸	-	-

※強力ネオミノファーゲンシー®の静注量はグリチルリチンにして80〜120 mg/日。

属 *Ephedra*）を含む漢方薬も、成分の**エフェドリン** ephedrine や**プソイドエフェドリン** pseudoephedrine が交感神経系を刺激し血圧を上昇させるので、注意が必要だ。

▶山梔子による腸間膜静脈硬化症

最近では、**山梔子**（サンシシ）（アカネ科クチナシ *Gardenia jasminoides* の実）を含む製剤（**加味逍遙散**（カミショウヨウサン）、**黄連解毒湯**（オウレンゲドクトウ）、**辛夷清肺湯**（シンイセイハイトウ）、**茵蔯蒿湯**（インチンコウトウ）など）による**腸間膜静脈硬化症** mesenteric phlebosclerosis（**静脈硬化性大腸炎**）が問題にされている。原因は、山梔子に含まれる**ゲニポシド** geniposide とみられ、腸間膜静脈に石灰化が起きて血流が阻害され、大腸が慢性虚血

状態になる。腹痛、下痢、悪心・嘔吐、便潜血などの症状がみられ、重い場合は腸閉塞も起こる。長期処方はできるだけ避け、避けられない場合は定期的にCTや大腸内視鏡などの検査を行うべきだとされている。

▶アリストロキア酸腎症

　日本製の生薬には含まれていないが、腎毒性のある**アリストロキア酸** aristolochic acid を含む生薬が中国などで流通している。これを誤って入手して内服すると、**アリストロキア酸腎症**と呼ばれる慢性間質性腎炎（前述）を発症する。アリストロキア酸はウマノスズクサ科 *Aristolochiaceae* の地上部に含まれ、生薬の**細辛**（サイシン）はこの科のウスバサイシンやケイリンサイシンからつくられる。日本製ならアリストロキア酸を含まない地下部（根と根茎）だけを用いているが、中国などでは地上部を含めた全草が用いられている。また、**木通**（モクツウ）、**防已**（ボウイ）、**木香**（モッコウ）にウマノスズクサ科植物は用いないが、名前が似ている関木通（カンモクツウ）、广防已（コウボウイ）、青木香/南木香（ショウモッコウ／ナンモッコウ）（基原はいずれもウマノスズクサ科）が中国などで用いられており、混同しないよう注意を要する。

　患者のみならず、生薬にはたいした副作用はないと思い込み、漫然と漢方薬を処方し続ける医師が多くいるが、危険である。漢方薬も、有害反応が現れていないかどうかしっかりモニタリングする必要がある。

参考文献
1) Lazarou J, et al : Incidence of adverse drug reactions in hospitalized patients: a meta-analysis of prospective studies. JAMA, 279 : 1200-1205, 1998
2) Morimoto T, et al : Incidence of adverse drug events and medication errors in Japan : the JADE study. J Gen Intern Med, 26 : 148-153, 2011
3) 河野 豊，他：末梢神経障害の機序．日本内科学会雑誌，96：1585-90，2007
4) Suzuki Y, et al : Guidelines on the management and treatment of glucocorticoid-induced osteoporosis of the Japanese Society for Bone and Mineral Research : 2014 update. J Bone Miner Metab, 32 : 337-350, 2014
5) Thomas Harr & Lars E French : Toxic epidermal necrolysis and Stevens-Johnson syndrome. Orphanet J Rare Dis, 5 : 39, 2010
6) 萬谷直樹，他：甘草の使用量と偽アルドステロン症の頻度に関する文献的調査．日本東洋医学雑誌，66：197-202，2015

第5章 くすりはリスク〜有害反応を知る〜

3 被害を最小化するために

有害反応の予防・診断・治療

前節で多くの有害反応を解説したが、このなかには予測が難しく、避けようとしても避けられないものもある。軽い有害反応であれば、薬を減量したり、中止してほかの薬に変更したりすれば、ふつう大きな問題にはならない。しかし重い有害反応は、後遺症を残したり、生命を脅かしたりすることもある。

ただ、大部分の有害反応は、医療に携わる者がいつも薬に注意を払っていれば、その健康被害を最小限にとどめることができる。健康被害を最小化する努力を常々怠らないことは、医療者の義務である。

そのため、重い有害反応を引き起こす可能性がある薬を処方しようとするときは、どのような有害反応が起こりうるかよく知ったうえで処方すること、特に使いはじめには注意深く患者の様子を観察し、有害反応の徴候を早期に発見し、速やかに対処することがきわめて重要である。

以下に、「被害を最小化する」ために必要なことを、各フェイズごとに記載しておこう。

▶ 安全性情報の収集

自分が処方する薬の有害反応についての情報は、常に最新のものに更新しておくべきである。

薬の安全性に関する情報は、厚生労働省所轄の独立行政法人**医薬品医療機器総合機構** Pharmaceuticals and Medical Devices Agency（**PMDA**）によって収集され、分析され、必要と考えられれば、薬の取

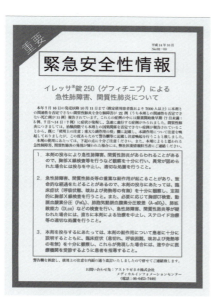
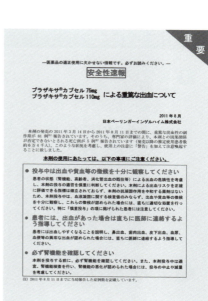

図10 安全性情報
左：ゲフィチニブによる急性肺障害・間質性肺炎に関するイエローレター（2002年）。
右：ダビガトランによる重篤な出血に関するブルーレター（2011年）。

り扱い説明書である**医薬品添付文書** package insert に記載されている**「使用上の注意」**※13 が改訂される。改訂は頻繁に行われるので、いつも最新版を確認したうえで処方する習慣を身につけたい。特に緊急度の高い情報は、**緊急安全性情報**（いわゆる「**イエローレター**」）や**安全性速報**（いわゆる「**ブルーレター**」）としてPMDAから発信される（**図10**）。

なお、薬機法に基づいて、PMDAは、現場で遭遇した健康被害について医療機関や医療者が厚生労働大臣に報告する制度（**医薬品・医療機器等安全性情報報告制度**）を設けていて、オンライン報告も可能となっている。報告する価値があると判断した場合は、たとえ薬との因果関係が明確でなくても、積極的に情報発信すべきである。

※13 「使用上の注意」とは、添付文書に記載されている項目のうち、「1. 警告」、「2. 禁忌」、「5. 効能又は効果に関連する注意」、「7. 用法及び用量に関連する注意」、「8. 重要な基本的注意」、「9. 特定の背景を有する患者に関する注意」、「10. 相互作用」、「11. 副作用」、「12. 臨床検査結果に及ぼす影響」、「13. 過量投与」、「14. 適用上の注意」、「15. その他の注意」の12項目を指す。

▶有害反応の予防

❶ 毒性反応

　薬理作用によって発生する有害反応（毒性反応）は、患者の状態をきちんと**モニタリング**することにより、未然に、もしくは重度になる前に防ぐことができる。モニタリングといっても、血中濃度の測定や特殊な検査を要することはむしろ少なく、有害反応が現れる徴候を通常の診療で慎重に監視するだけで十分なことが多い。ただし、安全な薬物治療のためには薬物代謝酵素などのゲノム情報が必要なことがあり、遺伝子解析が通常の診療にもっと取り入れられることを筆者は望んでいる。

❷ アレルギー反応

　残念ながら、アレルギー反応による有害反応を予測するのは難しい。そのため、どのようなことが起こりうるか、患者によく伝えておくことが重要である。添付文書が読める患者には、そのコピーを渡すのもよいだろう。発症した場合には速やかに対処することがきわめて重要なので、異変を感じたら医師や薬剤師に遠慮なく尋ねられる環境づくりが大切である。

　なお、複数の薬を同時に投与開始すると、有害反応が発生した場合に原因薬がわからず、以後どの薬も使えなくなってしまう可能性がある。緊急の場合や併用療法が強く推奨されている場合を除き、原則として複数の薬を同時に開始するべきではない。併用が必要な場合は、一つひとつ安全性を確認しながら段階的に種類を増やしていく。

▶有害反応の診断

　あらゆる症状について、有害反応ではないかと疑ってみることが最も大切である。特に、容易に診断がつかないときは、有害反応を必ず疑うべきである。実際、驚くほど高い確率で薬物有害反応と診断される。

　どのような患者でも、問診のなかで必ず薬剤使用歴を聴取し、過去に

使用した薬、現在使用している薬をすべて把握しなければならない（医薬品だけでなく、健康補助食品なども含めて把握する）。

有害反応を疑ったら、場合によっては血液や尿中の薬物濃度を測定する必要がある。MTC（最小中毒濃度）より高い濃度が検出されれば原因薬である可能性が高まる。因果関係を確実にするには、薬を再投与して有害反応の再現を確認する必要があるが、患者をリスクに曝すことになるため、ごく軽症で可逆的な反応でなければ行うべきではない。因果関係が確実でなくても、疑わしい薬は以後使用しない。

有害反応の治療

心肺停止やショック状態など重篤かつ緊急の状況では、まずそれに対処しなければならないことは言うまでもない。有害反応への基本的な対処は、原因薬の減量または中止である。ただ中止しただけでは薬の除去が間にあわない場合は、吸収を阻害する手段や排泄を促進させる手段を講じ、可能な場合は**中和薬**を用いて原因を排除する。有害反応自体を治療する必要があれば、対症的な手段をとる。

副作用被害救済制度

薬の使い方を誤ったために患者に健康被害を与えたとすれば**医療過誤**であり、医療者の責任が問われる。では、正しく使ったにもかかわらず重い有害反応が発生した場合はどうなるのだろうか。

予測できない有害反応が多くある以上、誰の落ち度でもなくそういうことが起こりうる。そのような場合に備え、PMDAが運営する公的な救済制度（**医薬品副作用被害救済制度**）が設けられている。重い有害反応が現れた場合、医師の診断書などを添えて、患者や家族がPMDAに申請し、認められれば医療費などが給付される。ただし残念ながら、抗がん薬や免疫抑制薬など重い有害反応が高頻度に発生する薬剤は今のところ対象にならない。

薬の殿堂 5

メトホルミン

● 波乱に満ちた薬

　メトホルミン metformin（図1左下）は、今日、2型糖尿病の第一選択薬とされている。しかし、メトホルミンがこの地位を獲得するまでには紆余曲折があり、決して容易な道程ではなかった。糖尿病治療の歴史はインスリン insulin の発見にはじまったと誤解している人が多いが、基原植物にまで遡るなら、メトホルミンの方がはるかに長く、そして波乱に満ちた歴史をたどってきた。

● メトホルミンの基原植物

　糖尿病 diabetes mellitus は、紀元前16世紀のエーベルス＝パピルス（第2章-1）にすでにそれらしい記載があり、治療法として小麦と黄土の高繊維食が推奨されている。その後、長い歴史のなかで400種以上も

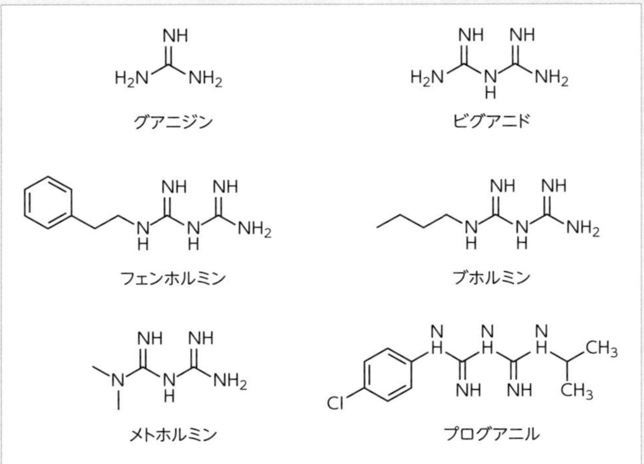

図1　メトホルミン関連化合物

の植物が糖尿病に有効とされ用いられた。その大部分は科学的根拠に乏しいが、少なくともマメ科の**ガレガソウ** *Galega officinalis*（**図2**）だけは本当に有効だった。**フレンチライラック** French lilac とも呼ばれるガレガソウ（または単に**ガレガ**）は、今では観賞用に植えられているが、ヨーロッパでは何百年も前から口渇・多尿など糖尿病症状の改善に用いられてきた。このガレガソウこそ、メトホルミンを生んだ基原である。

● **インスリンの陰に隠れて**

　ガレガソウには**グアニジン** guanidine（**図1左上**）が豊富に含まれる。1918年にグアニジン塩酸塩が血糖降下作用を有することが報告され、1920年代には種々のモノグアニジン誘導体（グアニジン1分子を修飾した化合物）が血糖降下作用を示すことがわかり、糖尿病への効果が期待された。しかし毒性が強かったことと、1921年に発見されたインスリンに人々の関心が向かったことで、モノグアニジン誘導体の追求は下火となった。

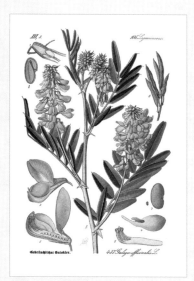

図2　ガレガソウ *Galega officinalis*

忘れられたビグアニド

　ビグアニド biguanide は、グアニジン2分子が窒素原子1個を共有して結合した化合物である（**図1右上**）。ビグアニド自体は19世紀後半に合成されており、メトホルミン（ジメチルビグアニド）も1922年に合成はされていた。しかし、やはりインスリン発見の陰に隠れて注目されず、メトホルミンを含むビグアニド誘導体に血糖降下作用があることが報告されたのは、合成から7年後の1929年だった。重要なことに、モノグアニジン誘導体に比べてビグアニド誘導体の毒性は低く、なかでもメトホルミンの毒性は小さかった。しかし効果を得るのに高用量を要したため、糖尿病に対するビグアニド薬の開発はしばらく忘れられた。

マラリア治療薬への分岐

　次にグアニジン誘導体が注目されたのは、糖尿病ではなくマラリアの治療薬としてであった。1940年代に**プログアニル** proguanil（**図1右下**）が開発され、その後、マラリアやインフルエンザへのメトホルミンの効果が注目されたりした。プログアニルは今でもマラリアの標準治療薬である。

大きな一歩

　糖尿病治療薬としてメトホルミンが日の目を見るには多くの科学者や医師たちの努力が必要だったが、最も大きな役割を果たしたのはフランス人医師**ジャン＝スターン** Jean Sterne（1909-1997）であろう。スターンは、グアニジン誘導体の薬理作用を動物実験で調べ、人に用いるにはメトホルミンが最も適していると考えた。次いで、パリの病院でメトホルミンを糖尿病患者に試した結果、一部の患者ではインスリンをメトホルミンで置換でき、一部の患者ではメトホルミン併用によりインスリン量を減らせることを明らかにした。また、メトホルミンは低血糖をほとんど起こさなかった。スターンは1957年にこの成績を論文として発表し、メトホルミンを世界に認めさせる一里塚を成し遂げた。イギリスやその

ほかのヨーロッパ諸国はメトホルミンの臨床使用を1958年からはじめ、日本も1961年に導入した。1968年にはエジンバラで行われた大規模臨床試験で有効性が証明された。

● やっぱり「使いにくい薬」？

一方、**フェンホルミン** phenformin（**図1左中央**）と**ブホルミン** buformin（**図1右中央**）の血糖降下作用も、メトホルミンとほぼ同時に、別の研究者から報告された。特にフェンホルミンの作用が強力だったため、当時米国をはじめ世界的に最も用いられたのはフェンホルミンであった。

しかし1970年代、フェンホルミンが**乳酸アシドーシス** lactic acidosis という致死的な有害反応を起こすことが問題となり、1977～80年、多くの国々でフェンホルミンは使用できなくなった。フェンホルミンは主にCYP2D6で代謝されるため、PM（**第7章-1**）の多い欧米人で有害反応が起きやすかったとも想像される。フェンホルミンに比べるとメトホルミンの安全性は高かったが、同じビグアニド薬ということでメトホルミンも恐れられ、日本では、使用上の制限が強化され、最大量が1日1,500 mgから750 mgへ引き下げられた。これによりビグアニド薬は使いにくい薬と認知され、一方スルホニル尿素薬の作用が強力だったため、1970～80年代、ビグアニド薬はスルホニル尿素薬の代替でしかなかった。

● 標準治療薬への復権

しかし、1990年代に入って数々の臨床試験が行われ、メトホルミンの有効性・安全性の高さが徐々に明らかとなっていった。特に、1998年（および継続研究として2008年）の**UKPDS**（United Kingdom Prospective Diabetes Study）によりメトホルミンの長期予後改善効果が明らかとなり、メトホルミンの復権は著しく加速した。2005年には国際糖尿病連合（IDF）が2型糖尿病への第一選択薬として推薦し、また2011年にはWHOが必須医薬品に選定し、標準治療薬としてのメトホルミンの位置づけが確立された。

● **作用機序を解明せよ**

　ただ、メトホルミンの作用機序はいまだ明確ではない。メトホルミンは、インスリン分泌とは関係のない機序によって、糖取り込みを促進するとともに糖新生を抑制する。しかし、その生化学的なメカニズムは十分解明されていない。**AMP活性化プロテインキナーゼ** AMP-activated protein kinase（**AMPK**）を活性化するためと言われてきたが、それには高濃度のメトホルミンを要するため、これですべての現象を説明するのは難しい。そのほかに、グルカゴン作用への拮抗や、迷走神経を介する肝臓の糖新生抑制などの機序も提唱されている。また、機序はさておき、基礎および臨床研究からメトホルミンに抗がん作用があることも報告され、注目されている。

　インクレチン関連薬や**SGLT2阻害薬**など新規糖尿病治療薬が登場する一方、以前は最もよく用いられた**スルホニル尿素薬**は後退し、糖尿病の薬物療法は大きく様変わりしつつある。しかし、インスリン製剤を除けば、糖尿病の基本薬がメトホルミンであることに変わりはない。作用機序の解明が急がれる。

参考文献

1) Bailey CJ & Day C：Traditional plant medicines as treatment of diabetes. Diabetes Care, 12：553-564, 1989
2) Witters LA：The blooming of the French lilac. J Clin Invest, 108：1105-1107, 2001
3) Zhou G, et al：Role of AMP-activated protein kinase in mechanism of metformin action. J Clin Invest, 108：1167-1174, 2001
4) Bailey CJ：Metformin：historical overview. Diabetologia, 60：1566-1576, 2017

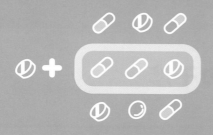
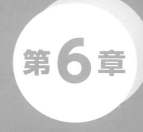

多剤併用の薬理

この章のポイント

1. 薬物相互作用のメカニズムは、薬物動態と薬理作用の2つに分類できる。
2. 薬効や有害反応を促進する相互作用と、抑制する相互作用がある。
3. 有害反応を導く相互作用が最も起こりやすいのは代謝過程、次いで排泄過程である。
4. 必ず併用すべき薬もあれば、絶対に併用してはならない薬もある。
5. 健康補助食品や一般の飲食物にも、医薬品と相互作用するものがある。

第6章 多剤併用の薬理

1 薬と薬の干渉

薬物相互作用とは

　人口の高齢化などを背景に、複数の薬を同時に用いている人が増えている。2、3種類の薬の併用はごく一般的となり、10種類以上の薬を飲んでいる人も少なくない。薬を10種類以上も使うことはできれば避けたいところだが、病状によってはやむを得ないこともある。そのうえ、医薬品の種類は急速に増えているため、無数の組み合わせが日々新たに発生している。

　投与される薬が1種類だけなら、現れる薬効や有害反応は、薬と体の相互作用のみによって決定される。しかし複数の薬を同時に用いる場合は、それほど単純ではなくなる。そのような場合には、薬と体だけでなく、薬と薬の相互作用が無視できないことがあるためだ。直接的あるいは間接的に薬と薬が影響を及ぼし合い、薬の作用が強められたり弱められたりする。当然ながら、薬の数が増えれば増えるほど事態は複雑になる。

　このように、複数薬の併用によって薬効や有害反応が増強したり減弱したりすることを、**薬物（間）相互作用** drug-drug interaction という。昔から食べものには「食べ合わせ」があると言われてきたが、その大部分はまともな根拠がない。しかし、薬の「飲み合わせ」には科学的根拠がある。

　多剤併用が当然のように行われる現代では、薬と薬の相互作用を知らずに診療を行うのはまず不可能である。また、食品や嗜好品、健康食品などが薬と相互作用を起こすこともある。

　最近は薬物相互作用が喧伝されているためか、それをあたかも悪いこ

とのように思い込んでいる人が多いが、薬物相互作用は必ずしも悪いこととは限らない。いや、それどころか、治療の効率からみて望ましいことの方が多い。なぜなら、治療効果を強めるため、もしくは有害反応を抑制するために複数の薬を同時に使用すること、つまりは、ふだん何気なくやっている**併用療法**こそ、薬物相互作用の利用にほかならないからだ。

ただ、処方医が特に知っておかなければならないのは、好ましくない組み合わせの方であろう。よくない薬物相互作用は、かつては医療現場で偶然見つかるものが多かったが、相互作用メカニズムの解明が進んだ今日では、医薬品開発の段階から予測できることが多くなっている。

薬物相互作用の分類

薬の組み合わせは無数にあるため、過去に発生した相互作用をすべて記憶するのは到底不可能なうえ、報告されていない事態も新たに起こりうる。かといって、何も知らないと適切な処方はできない。そこで、薬物相互作用を発生機序によって系統的に分類して理解し、未知の組み合わせに遭遇しても、どういうことが起こりうるか予測する能力を養うのがよい。

まず、相互作用が起きるポイントを5つに分けると考えやすい。薬物動態の4つのプロセス（吸収・分布・代謝・排泄）および薬理作用が生ずるプロセスの合計5つである（**表1**）。前の4つは薬物動態の過程で発生するため**薬物動態学的相互作用** pharmacokinetic drug interaction といい、後の1つは薬理作用の過程で発生するため**薬力学的相互作用** pharmacodynamic drug interaction という。

つづく2つの節では、よく知られる薬物相互作用を系統的に分類し、処方の際に注意を要する代表的な例をあげながら解説する。ただし、機序が不明の相互作用も多いので、薬の処方に当たっては、医薬品添付文書の「10. 相互作用」で**併用禁忌**、**併用注意**とされている薬を確認することが重要だ。

表1 相互作用の分類

分類	何を起こすのか	発生する過程	機序
薬物動態学的相互作用	作用部位の薬物濃度を上昇または低下させる	吸収過程	消化管運動の変動 消化管内での結合 消化管内pHの変動 トランスポーター活性の変動
		分布過程	血漿蛋白質結合の競合 トランスポーター活性の変動
		代謝過程	代謝酵素活性の増加 代謝酵素活性の減少
		排泄過程	トランスポーター活性の変動 尿pHの変動
薬力学的相互作用	作用部位の薬物濃度を変えずに、薬の効果を増強または減弱する	標的分子への結合から効果発現までの過程	多種多様

第6章 多剤併用の薬理

2 薬物動態への干渉

薬物動態学的相互作用とは

「薬物相互作用」と聞いて多くの人が想像するのは、ふつうこのタイプだろう。どこのプロセス（吸収・分布・代謝・排泄）で相互作用が発生するかによって系統的に分類でき、発生機序がパターン化されるので理解しやすい。

相互作用は4つのうちどのプロセスでも発生するが、薬物治療の安全性の観点から問題となりやすいのは、やはり、薬の除去にかかわる**代謝**と**排泄**である。特に**代謝酵素の阻害**による相互作用はよく知られているが、それは、それだけリスクが大きいからである。ただし、すべてが好ましくない相互作用とはかぎらず、薬物治療に利用される相互作用も一部にはある。

なお、「相互作用」とはいうものの、1つの薬が原因となり、もう片方の薬が影響を受ける、というパターンが一般的だ。**原因となる薬（perpetrator）**は覚えておいた方がよいが、**影響を受ける薬（victim）**の方は知らなくても理論的に推定できることが多い。以下の解説は、おおむね、原因となる薬ごとにまとめている。

吸収過程の相互作用

経口投与した薬が消化管から吸収される過程で、しばしば相互作用が起きる。どちらかというと、薬の安全性よりも有効性が損なわれることの方が多い。

▶消化管運動に影響を与える薬

　内服した薬の大部分は小腸から吸収される。胃内容排出速度や消化管蠕動運動が変化すると、併用薬が吸収部位に到達するまでの時間が変化し、血中濃度の上昇が影響を受けることがある。

　ここでは、消化管運動を促進するアセチルコリンに関係する薬を解説しよう。

❶ 消化管運動を亢進させる薬

　スルピリド、メトクロプラミド、ドンペリドンなどの**ドパミンD_2受容体拮抗薬**は、コリン作動性神経からのアセチルコリン遊離を抑制するドパミンの作用を解除し、消化管運動を亢進させる。このため併用薬の吸収を促進し、血中濃度を急速に上昇させることがある。

❷ 消化管運動を抑制する薬

　ブチルスコポラミンやプロパンテリンなどの**ムスカリン受容体拮抗薬**は、アセチルコリンによる消化管運動を抑制するため、併用薬の吸収が遅れることがある。一方、腸管内滞留時間を長くするため、ジゴキシンなどの吸収率を高めることもある。

▶併用薬に結合する薬

　薬と薬が結合して難溶性の複合体を形成するため、消化管からの吸収が低下することがある。

❶ 併用薬を吸着する薬

　胆汁酸の吸着に用いるコレスチラミンなどの**陰イオン交換樹脂**は、ワルファリンなどの酸性薬を吸着し、消化管吸収を阻害する。尿毒素の吸着に用いる**球形吸着炭**は、さまざまな薬物の吸収を阻害する可能性が高く、他薬を同時に服用してはならない。

また、多価陽イオン（Ca^{2+}、Mg^{2+}、Al^{3+}、Fe^{2+}など）を含有する**制酸薬**や**瀉下薬**は、高カリウム血症に用いるポリスチレンスルホン酸など**陽イオン交換樹脂**の効果を減少させる。

❷ キレート形成を促す薬、飲み物

多価陽イオンを含む**制酸薬**や**瀉下薬**、**鉄剤**、あるいはカルシウムを多く含む**牛乳**や**ミネラルウォーター**は、**テトラサイクリン系抗生物質**、**キノロン系抗菌薬**、**ビスホスホネート系薬**などとキレートをつくりやすいため、これらの吸収を低下させる。そのため、一般に、ミネラルを多く含む飲料で薬を飲むのは避けるべきである。

▶消化管内pHを変動させる薬

薬のイオン化率はpHの影響を大きく受け、酸性薬はpHが大きいほど、塩基性薬はpHが小さいほどイオン化率が高くなる（第4章-2）。非イオン型はイオン型より脂溶性が高く吸収されやすいため、消化管内のpHを変化させる薬物は併用薬の吸収に影響を与える可能性がある。

● 酸中和薬

炭酸水素ナトリウム、水酸化マグネシウム、水酸化アルミニウムのような**酸中和薬**（**制酸薬**ともいわれる）により消化管内pHを上げると、酸性薬の吸収が低下し、塩基性薬の吸収が亢進する。ただ、酸中和薬の消化性潰瘍への効果は限定的で、相互作用や有害反応の観点からも、特別な目的がないかぎり処方は勧められない。

▶トランスポーター活性を変動させる薬

消化管粘膜に発現する薬物トランスポーターの活性を阻害する薬物は、併用薬の吸収を亢進させる可能性がある。

● **P-糖蛋白質を阻害する薬**

P-糖蛋白質（MDR1） は、細胞内から細胞外へ基質薬を能動輸送する代表的なABCトランスポーターであり、薬物動態のあらゆる過程で重要な役割を担っている（第4章-3）。

小腸粘膜にはMDR1が多く発現しており、基質となる薬の吸収を阻害している。**マクロライド系抗生物質、アトルバスタチン、アミオダロン** のようなMDR1を阻害する薬は、ジゴキシンなどMDR1基質薬の吸収を高め、血中濃度を上昇させる可能性がある。

▶ 食事による吸収の変化

内服薬のなかには、食事によって吸収が阻害されたり、逆に促進されたりするものがある。しかし、個々の薬がどう影響されるかは予測が難しい。食事の影響は、薬の開発段階（治験）で調べられることが多く、その結果は添付文書に反映される。

処方に当たっては、添付文書の「6. 用法及び用量」、「7. 用法及び用量に関連する注意」に、食事に関する条件があるかどうか、あるとすれば **食後**（食後30分以内）か、**食前**（食前20〜30分）か、**食間**（食後2時間程度）かなどを確認し、記載された用法に従う。用法を誤ると、薬効の減弱や有害反応の発現につながりかねない。

分布過程の相互作用

▶ 血漿蛋白質結合を競合する薬

アルブミンや $α_1$-酸性糖蛋白質などとの結合を複数の薬が競い合うために生じる相互作用が、古くから知られている。同じ蛋白質の近い部位に結合する2種類の薬物を併用すると結合部位を奪い合い、結合形薬物の割合が減り、遊離形薬物の割合が増して、薬理作用が増強される可能

性がある。特に、蛋白質結合率が大きく（90％以上）、分布容積が小さい薬物は、遊離形のわずかな増加が大きな影響をもたらすため相互作用を起こしやすいといわれる。

❶ アルブミンへの結合を競合する薬

アルブミンには主として**酸性薬**が結合し、結合部位として、**ワルファリンサイト**（サイトⅠ）、**ジアゼパムサイト**（サイトⅡ）、**ジギトキシンサイト**（サイトⅢ）の3つが知られている。ワルファリンサイトには**ワルファリン、インドメタシン、アスピリン、フロセミド、フェニトイン、トルブタミド**など多くの薬が結合し、ジアゼパムサイトには**ジアゼパム**や**フルルビプロフェン**など、ジギトキシンサイトには**ジゴキシン、ジギトキシン**などが結合し、これらの間で競合が起こりうる。

❷ $α_1$-酸性糖蛋白質への結合を競合する薬

$α_1$-酸性糖蛋白質には主として**塩基性薬**が結合し、**イミプラミン、アミトリプチリン、クロルプロマジン、ジソピラミド、リドカイン、プロプラノロール**などの間で競合が起こりうる。

▶ P-糖蛋白質を誘導する薬

P-糖蛋白質（MDR1）の誘導は分布過程に特有の相互作用ではないが、便宜上ここで解説する。**リファンピシン、カルバマゼピン、セント＝ジョーンズ＝ワート**などは、MDR1の発現を誘導することが知られている。これらはCYPの発現を誘導することでもよく知られ、MDR1誘導の機序もCYP誘導と同様に、**PXR**など核内受容体の活性化によると考えられる（後述）。

このため、細胞外や体外への基質薬の排除が促進され、抗ウイルス薬や抗がん薬の細胞内濃度が低下したり、多くの薬の血中濃度が上昇しにくくなったりする。

代謝過程の相互作用

　ある種の薬が、薬物代謝酵素活性を上昇させたり、低下させたりすることが知られている。そのような薬を用いると、併用薬の代謝が亢進して血中濃度が十分上昇しなかったり、反対に併用薬の代謝が減弱して血中濃度が上昇しすぎたりする。

　薬物相互作用の機序として最も一般的な機序であり、大半にCYPが関与する。そのなかではCYPの阻害によるものが多く70〜80％を占め、CYPの誘導によるものが20〜30％といわれる。

　薬効を減弱させたり有害反応を誘発したりして、好ましくない結果を生むことが多いが、例外的に、この相互作用を薬物治療に利用することもある（後述）。

▶代謝酵素活性の上昇

　実験室レベルでは、多くの薬や食品成分などが薬物代謝酵素の発現を誘導することが報告されているが、診療に大きく影響を及ぼすものはそれほど多くは知られていない。発現誘導のほかに、酵素活性を直接亢進させるものも一部にある。

❶ リファンピシンなど

　抗結核薬**リファンピシン**は、**CYP3A4**をはじめ、**CYP2B6**、**CYP2C8**、**CYP2C9**、**CYP2C19**など、いくつかのCYPを強力に発現誘導することが知られている。リファンピシンは、転写因子（核内受容体）の**プレグナンX受容体** pregnane X receptor（**PXR**）に直接結合する。活性化されたPXRは核内へ移行し、**レチノイドX受容体** retinoid X receptor（**RXR**）とヘテロダイマーを形成してCYP遺伝子プロモーターに結合、転写を活性化する。これによりジヒドロピリジン系カルシウムチャネル遮断薬をはじめとする多くの薬の血中濃度上昇が妨げられ、十分な薬効が得られなくなる。このため、結核患者が高血圧症などほか

の疾患を併発している場合、治療が難渋することがある。

また、HIVプロテアーゼ阻害薬**リトナビル**も、同様の機序で複数種のCYPを誘導する。

❷ フェニトイン、カルバマゼピン、フェノバルビタールなど

抗てんかん薬の**フェニトイン**、**カルバマゼピン**、**フェノバルビタール**などは、**構成的アンドロスタン受容体** constitutive androstane receptor（**CAR**）やPXRを活性化し、これらとRXRのヘテロダイマーを介して**CYP1A2**、**CYP2B6**、**CYP2C19**、**CYP3A4**などの転写を活性化する。したがって、てんかん患者の合併症の薬物治療は、容易ではないことが多い。

また、HIV-1逆転写酵素阻害薬**エファビレンツ**や**ネビラピン**も、CARを介してCYP2B6やCYP3A4を誘導する。

❸ 芳香族炭化水素

タバコの煙には**ベンゾピレン**をはじめ、さまざまな**芳香族炭化水素** aromatic hydrocarbons が含まれる。これらが、細胞内で**芳香族炭化水素受容体** aryl hydrocarbon receptor（**AhR**）と結合すると、AhRは核内へ移行して**AhR核輸送担体** aryl hydrocarbon receptor nuclear translocator（**ARNT**）とヘテロダイマーを生成し、主にCYP1ファミリーのプロモーターに結合して転写を促す。なかでも**CYP1A2**は、キサンチン誘導体（カフェイン、テオフィリン）をはじめ、非定型抗精神病薬（オランザピン、クロザピン）、プロプラノロール、エルロチニブなどの代謝に関与するため、喫煙はこれらの薬効を減弱させる可能性がある。逆に、このような薬を用いている喫煙者が**禁煙**すると、血中濃度が上昇しすぎて有害反応が現れる可能性がある。

なお、タバコだけではなく**炭火焼肉**［**多環芳香族炭化水素** polycyclic aromatic hydrocarbons（**PAH**）を多く含む］をたくさん食べてもCYP1ファミリーが誘導される。

❹ エタノール

大量の飲酒は、**エタノール**をアセトアルデヒドに代謝する**CYP2E1**を誘導し、エタノール自身の代謝を促す。「酒を多く飲むと酒に強くなる」のはこのためである。ただし、エタノールの大部分は**アルコール脱水素酵素**で代謝され、また、飲酒の可否は主に**アルデヒド脱水素酵素**に依存するため（第7章-1）、CYP2E1の影響は一部でしかない。そのほか、**イソニアジド**などもCYP2E1を誘導する。

CYP2E1は数多くの薬の代謝に関与するが、特に注意が必要な薬として**アセトアミノフェン**がよく知られている。大量飲酒者では肝臓のCYP2E1の増加によりアセトアミノフェンの代謝が亢進し、肝毒性を有する代謝物N-アセチルパラベンゾキノンイミン（NAPQI）の産生が過剰となり、急性肝障害をきたしやすい（薬の殿堂3「アセトアミノフェン」）。

❺ セイヨウオトギリ

ヨーロッパに自生するオトギリソウ科**セイヨウオトギリ** *Hypericum perforatum*（図1）の抽出物は、**セント＝ジョーンズ＝ワート** St. John's wort（**SJW**）と呼ばれ[※1]、さまざまな薬効があるとされてハーブティーなどとして西洋では古くから飲まれてきた。

※1　セイヨウオトギリは、聖ヨハネ（Saint John）の日（クリスマスの半年前である6月24日で、夏至に当たる）を前に黄色い花を咲かせる。葉の香りを悪魔が嫌うと言われ、聖ヨハネの日に収穫して家の窓やドア、子どものベッドなどに魔除けとして吊るす風習がある。

SJWには**抗うつ効果**のあることが報告されており、今日、特にヨーロッパでは、軽症のうつ病に対して広く用いられている（錠剤、カプセル剤、ティーバッグなどいろいろな剤形がある）。日本では、医薬品ではなく食品（ハーブ）として市販されている。

SJWの抗うつ効果はコクラン＝レビュー（第8章-1）でもある程度は

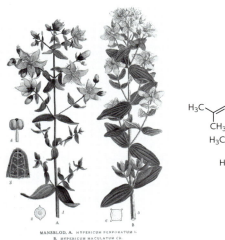

図1 セイヨウオトギリ（左）とヒペルフォリン（右）

認められているが、プラセボ程度の効果しかないとする説もある。ヨーロッパ（特に英国やドイツ）では一般に評価が高いが、米国では懐疑的な論評が多い。というのも、過去の研究の多くが研究方法に不備があるためで、結論づけるにはもっと精密な調査が必要である。

　セイヨウオトギリは多種類の**ファイトケミカル** phytochemical[※2]を含有するが、抗うつ効果をもたらす成分は主に**ヒペルフォリン** hyperforin（**図1**）と考えられている。ヒペルフォリンは、セロトニン、ノルアドレナリン、ドパミン、GABA、グルタミン酸などの神経伝達物質の再取り込みを阻害し、抗うつ効果をもたらすといわれる[※3]。

※2 植物に含まれる化学物質の総称。ふつう、栄養素（蛋白質・脂質・炭水化物・ビタミン・ミネラル・食物繊維）は含めない。構造上、カロテノイド類、フェノール類、アルカロイド類、窒素含有化合物、有機硫黄化合物などに分類される。これまでに5,000種類以上が同定されている。

※3 ヒペルフォリンによる神経伝達物質の再取り込み阻害については、陽イオンチャネルである**TRPC6** (transient receptor potential cation channel subfamily C member 6) への結合、活性化を介するという報告があるが、反論もある。

一方で、ヒペルフォリンは**PXR**に結合することによりCYP3A4、CYP2C9などを誘導し、これらの基質薬の代謝を速めて血中濃度上昇を抑制することが知られている。薬の処方に当たっては、患者にSJWを飲む習慣がないかどうかを必ず確認する。

❻ ビタミンB$_6$

ビタミンB$_6$は食事から摂取される水溶性ビタミンで、アルコール形の**ピリドキシン** pyridoxine、アルデヒド形の**ピリドキサール** pyridoxal、アミン形の**ピリドキサミン** pyridoxamine の3つからなる。体内で活性型の**ピリドキサールリン酸** pyridoxal phosphate に変換され、多くの酵素反応の補酵素として働く。なかでも、セロトニン、ドパミン、アドレナリン、ノルアドレナリン、GABAの5つの神経伝達物質の生合成において重要な役割を果たす。

ドパミン合成に関しては、レボドパからドパミンへの変換を触媒する**芳香族アミノ酸脱炭酸酵素** aromatic hydrocarbon decarboxylase（**AADC**）の補酵素として働き、酵素活性を亢進させる。レボドパは、脳内でドパミンへ変換されると薬効を発揮できるが、脳に入る前に末梢で変換されてしまうと無効となるうえ、末梢性有害反応が現れやすくなる（**図2**）。ビタミンB$_6$製剤は末梢でドパミン変換を促すため、レボドパ製剤との併用に注意を要する。

▶ 代謝酵素活性の低下

薬物代謝酵素活性を阻害する薬はとても多く、併用薬の代謝を遅延させて血中濃度を上昇させる。併用薬の作用を増強することが多いが、プロドラッグの場合は逆に減弱することもある。薬物相互作用のうち最も頻度が高く、なかでも**CYPの阻害**によるものが圧倒的に多い。薬物治療にとって好ましくないことが多いが、治療に利用することもある。

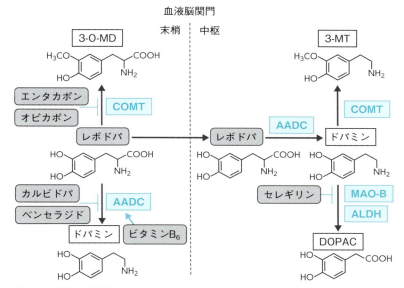

図2 レボドパの代謝系
AADC：芳香族アミノ酸脱炭酸酵素、COMT：カテコール-O-メチル基転移酵素、MAO-B：モノアミン酸化酵素-B、ALDH：アルデヒド脱水素酵素、3-O-MD：3-O-メチルドパ、3-MT：3-メトキシチラミン、DOPAC：3,4-ジヒドロキシフェニル酢酸

❶ CYPを阻害する薬

　CYPの阻害による薬物相互作用は非常に多いため、とても覚えられないと感じるかも知れない。しかし、相互作用を個別に覚えるのではなく**阻害様式**として理解すれば、予測することも対処することも容易になる。
　CYPの阻害様式には、①**非特異的阻害**、②**不可逆的阻害**、③**競合的阻害**の3パターンがある。前2者を引き起こす薬は限られており、そのほかの多くは競合的阻害による。

● 非特異的にCYPを阻害する薬

　CYPの活性中心には**ヘム鉄**がある。CYPが酸化反応を起こすためには、ヘム鉄に酸素分子が配位結合しなければならない。このタイプの阻害を示す薬には、イミダゾール環やトリアゾール環など窒素原子を含む複素

環があり、それがCYPのヘム鉄に配位結合することで酸素分子の結合を妨げ、CYPを可逆的に阻害する。このメカニズムからわかるように、どのCYP分子種も阻害されうるため、非特異的阻害と呼ばれる。

非特異的阻害を起こす薬としては、ヒスタミンH_2受容体拮抗薬の**シメチジン**と**アゾール系抗真菌薬**がよく知られている。ただし、「非特異的」とはいうものの、実際には、シメチジンはCYP2D6やCYP3A4、アゾール系抗真菌薬はCYP3A4/3A5を最も強く阻害する（このような選択性の理由は明らかではない）。

シメチジンがCYPを阻害するのは**イミダゾール環**の配位結合によるのであって、H_2受容体拮抗作用とは無関係である。したがって、後に開発された同効薬のファモチジン（イミダゾール環がチアゾール環に置換されている）やラフチジン（イミダゾール環がフラン環に置換されている）には、CYP阻害作用はほとんどない（**図3**）。

一方、アゾール系抗真菌薬は**イミダゾール環**または**トリアゾール環**をもち、これらがヘム鉄に配位結合するためCYPを阻害する。アゾール系抗真菌薬ではCYP3A4で代謝される多くの薬が併用禁忌となっている（**図4**）。

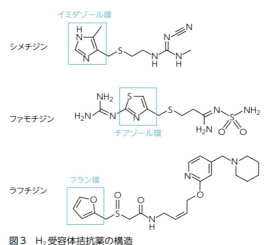

図3　H_2受容体拮抗薬の構造
CYPのヘム鉄との結合にはイミダゾール環が必要なので、シメチジンだけがCYPを阻害する。

ところで、アゾール系抗真菌薬によるCYP阻害は、シメチジンとは違い、本来の薬理作用によるものである。なぜなら、<u>アゾール系抗真菌薬はそもそも真菌のCYPを阻害するためにつくられた薬だからだ</u>。真菌細胞膜の主要構成脂質はコレステロールではなく**エルゴステロール**だが、これの合成に関与する酵素（**ラノステロール14-脱メチル化酵素**）は**CYP51**ともいい、CYPスーパーファミリーに属している。アゾール系抗真菌薬の含窒素複素環がCYP51活性中心のヘム鉄に配位結合することによってエルゴステロールの合成が阻害され、真菌が死ぬのである。

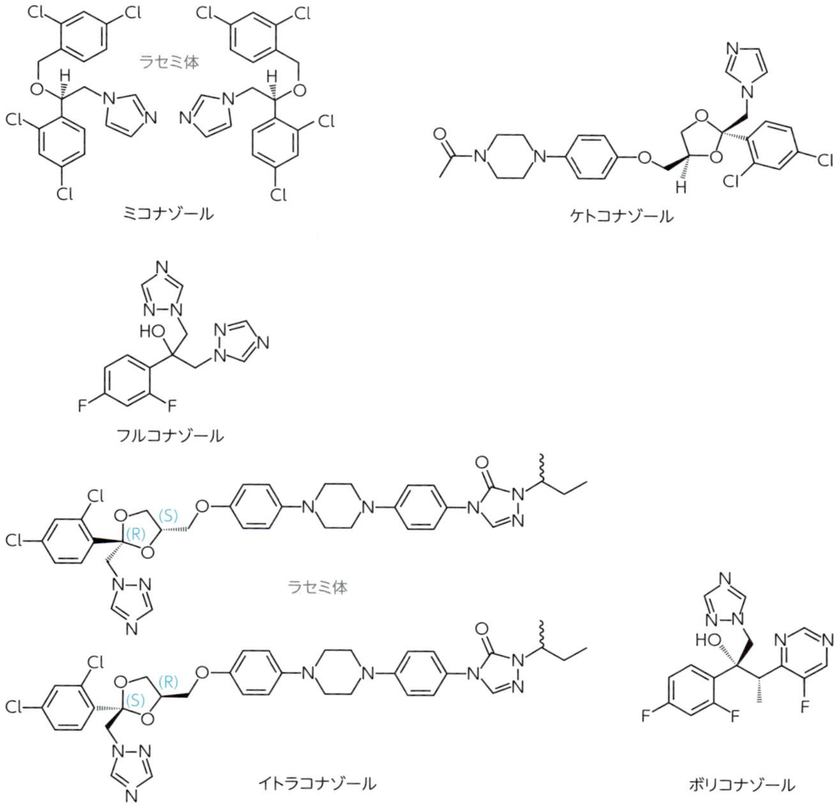

図4　アゾール系抗真菌薬
ミコナゾール、ケトコナゾールにはイミダゾール環（1、3位に2個の窒素原子をもつ5員環）、フルコナゾール、イトラコナゾール、ボリコナゾールにはトリアゾール環（3個の窒素原子をもつ5員環）があり、これらを介してCYPのヘム鉄と結合する。

● 不可逆的にCYPを阻害する薬

　薬のなかには、CYPによる代謝を受けて高い反応性を持つ代謝物に変換されるものがある。代謝物がCYPの活性中心に共有結合すると、そのCYPは不可逆的に不活性化される。このような、CYPによる代謝で引き起こされる阻害をmechanism-based inhibition（MBI）という。MBIは不可逆的であり、阻害薬が体内から消失した後も阻害効果が持続する。このため、MBIがかかわる相互作用では重篤な有害反応が現れやすい。

　MBIを引き起こす代表的な薬は**マクロライド系抗生物質**である。特に**エリスロマイシン**と**クラリスロマイシン**は**CYP3A4**を強力に阻害することが知られている。これらは、CYP3A4によりN-脱メチル化またはN-水酸化され、中間代謝物の**ニトロソアルカン体**となる。これが還元型CYPのヘム鉄と共有結合し、CYP3A4を不活性化する（**図5**）。ただし、同じくマクロライド系の**アジスロマイシン**は、代謝を受けずに未変化体のまま胆汁中へ排泄されるため、CYP3A4をほとんど阻害しない。

　過去に、抗アレルギー薬のテルフェナジンや抗不整脈薬のジソピラミドをマクロライド系抗生物質と併用したときに、血中濃度が上昇してQT時間が著しく延び、心室頻拍が誘発された例が知られている[※4]。

※4　このためテルフェナジンは販売中止となり、その活性代謝物のフェキソフェナジンが抗アレルギー薬として用いられている。

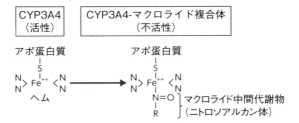

図5　マクロライド系薬とCYP3A4
マクロライド系薬はCYP3A4で代謝されるが、その結果生じた中間代謝物（ニトロソアルカン体）が逆にCYP3A4を不可逆阻害する。

ほかに、抗HIV薬の**リトナビル**、**アタザナビル**、新型コロナウイルス感染症治療薬の**エンシトレルビル**、女性ホルモン薬の**エチニルエストラジオール**などがこのタイプの阻害を起こす。

　また、薬だけではなく、食品成分にもMBIを引き起こすものがある。**グレープフルーツジュース**がCYP3A4で代謝される薬と相互作用を起こすことはよく知られているが、これは、グレープフルーツに含まれる**フラノクマリン類** furanocoumarin（ベルガモチンやジヒドロキシベルガモチン）が、小腸粘膜上皮細胞のCYP3A4により代謝されて不可逆阻害を起こすためである[※5]。不可逆なので、ジュースを飲むのをやめても小腸上皮のCYP3A4活性が回復するには3日以上もかかる。ただ、肝臓のCYP3A4はほとんど阻害されないので、影響を受けるのは経口投与されるCYP3A4基質だけである。なかでも、小腸粘膜で代謝されやすいカルシウムチャネル遮断薬（ニフェジピン、ベニジピン、シルニジピン、ベラパミルなど）、HMG-CoA還元酵素阻害薬（アトルバスタチンなど）、免疫抑制薬（シクロスポリン、タクロリムスなど）、催眠薬（トリアゾラムなど）などの血中濃度が上昇し、有害反応が現れやすい。

　※5　フラノクマリン類は果肉よりも果皮に多く含まれるため、果肉だけ食べるよりジュースを飲むときに多く摂取される。グレープフルーツのなかでもホワイトグレープフルーツに多い。また、グレープフルーツ以外の柑橘類にも含まれ、ザボンやダイダイには比較的多く含まれている（ウンシュウミカンやイヨカン、ポンカンにはほとんど含まれない）。グレープフルーツとザボンの交配種であるオロブランコ（スウィーティー）、さらには、オロブランコとグレープフルーツの交配種であるメロゴールドの含有量は、グレープフルーツ並みである。

● 競合的にCYPを阻害する薬

　併用薬が同じCYPで代謝される場合、代謝の競合が起こり、それぞれの反応速度が低下する。このタイプのCYP阻害は多く起こりうるが、実際には基質薬によってCYPへの親和性はさまざまであり、親和性の低い薬物の代謝が阻害されその血中濃度は上昇する一方、親和性の高い薬物の血中濃度は変化しないことが多い。

　代表的なものを**表2**にまとめた。

表2 競合的にCYPを阻害する薬

分子種	CYPを阻害する薬（perpetrator）	影響を受ける薬（victim）
CYP1A2	キノロン系抗菌薬（ノルフロキサシン、シプロフロキサシンなど）、フルボキサミン、プロパフェノン、メキシレチン、デフェラシロクス、リトレシチニブなど	テオフィリン、オランザピン、プロプラノロールなど
CYP2C8	トリメトプリム、デフェラシロクス、クロピドグレル、ファビピラビルなど	レパグリニド、トレプロスチニルなど
CYP2C9	スルファメトキサゾール、メトロニダゾール、アミオダロン、エンタカポン、フルバスタチン、ベンズブロマロン、レフルノミド（活性代謝物A771726）など	ワルファリン、フェニトインなど
CYP2C19	プロトンポンプ阻害薬（オメプラゾール、ランソプラゾールなど）、フルボキサミンなど	ジアゼパム、フェニトイン、シロスタゾール、ワルファリン、クロピドグレル（作用減弱）など
CYP2D6	抗うつ薬（パロキセチン、デュロキセチン、エスシタロプラムなど）、キニジン、キニーネ、テルビナフィン、アミオダロン、ミラベグロン、シナカルセト、ベロトラルスタットなど	抗不整脈薬、抗精神病薬、三環系抗うつ薬、β受容体拮抗薬、デキストロメトルファン、ドネペジル、エリグルスタット、ビンブラスチンなど多数
CYP3A4	ベラパミル、アミオダロン、ロミタピド、シクロスポリン、ブロモクリプチン、イストラデフィリン、アプレピタント、カロテグラストメチル、リトレシチニブなど多数	ベンゾジアゼピン系薬、三環系抗うつ薬、麦角アルカロイド薬、カルシウムチャネル遮断薬、抗不整脈薬、PDE5阻害薬、HMG-CoA還元酵素阻害薬、免疫抑制薬、副腎皮質ホルモン薬、カルバマゼピン、セレギリン、ボセンタン、ワルファリン、ベマフィブラート、パクリタキセル、ゲフィチニブ、エレトリプタン、ブロナンセリン、ナルフラフィン、イブルチニブなど多数

❷ CYP以外の代謝酵素を阻害する薬

　CYP以外の薬物代謝酵素を阻害して併用薬の代謝を抑制する薬もあり、なかには治療効果を高めるために利用されているものもある。
　これらを見ていくと、併用禁忌や配合剤の理由、さらには薬害の背景まで、幅広い内容を理解することができる。

● キサンチンオキシダーゼを阻害する薬

　プリン誘導体は**キサンチンオキシダーゼ** xanthine oxidase（**XO**）によって酸化され、尿酸となって排泄される。高尿酸血症治療薬の**アロプリノー**

ル、**フェブキソスタット**、**トピロキソスタット**は、キサンチンオキシダーゼを阻害して尿酸生成を抑制する。これらを、**メルカプトプリン**や**アザチオプリン**などのプリン誘導体に併用すると、その代謝を阻害し、血中濃度上昇により骨髄抑制などの有害反応が強く現れる。この理由から、アロプリノールとプリン誘導体は併用注意、フェブキソスタットおよびトピロキソスタットとプリン誘導体は併用禁忌とされている。

● ジヒドロピリミジン脱水素酵素を阻害する薬

ティーエスワン®は、**テガフール・ギメラシル・オテラシル**の3成分を含有する経口抗がん剤である。抗がん作用は、テガフールがCYP2A6で変換されて生ずる**5-フルオロウラシル（5-FU）**が、がん細胞内でさらに活性代謝物の**5-フルオロヌクレオチド**を生じ、DNAやRNAの合成を阻害することによる。ギメラシルは、肝臓に多い5-FUの代謝酵素である**ジヒドロピリミジン脱水素酵素** dihydropyrimidine dehydrogenase（**DPD**）を可逆的に阻害し、5-FUの血中濃度を上昇させることで抗がん作用を増強するというサポートとしての役割を果たしている[※6]。

※6 オテラシルの方は、主として消化管に分布し、5-FUを活性化するオロテートホスホリボシルトランスフェラーゼ（OPRT）を阻害することにより、消化管障害を軽減する。

一方、DPDの阻害による薬物相互作用は「薬害事件」を生んだこともある。1993年に起きた**ソリブジン事件**がそれである。ソリブジンは日本で開発された抗ヘルペスウイルス薬だが、販売直後に、5-FU系抗がん薬との併用で重篤な血液障害や消化管障害が発生し、15名が死亡した。また、治験でも3名が死亡していた。原因としては、ソリブジンの一部が腸内細菌により**ブロモビニルウラシル**に代謝され、これがDPDと結合して不可逆的に阻害し、5-FUの血中濃度を上げ、その結果5-FUの有害反応が強く現れたのだった（図6）。

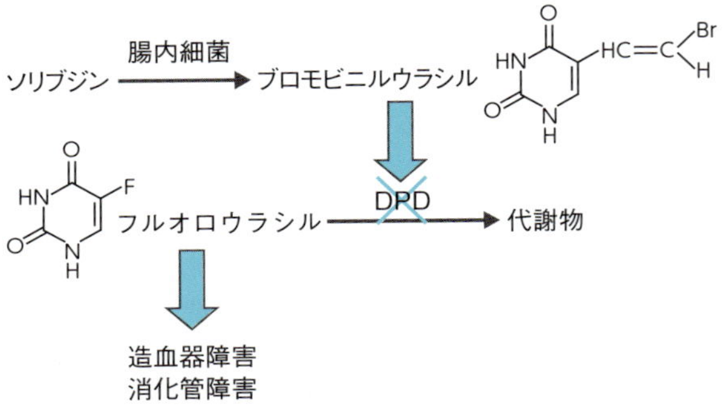

図6 ソリブジン薬害の発生機序
ソリブジンの代謝物（ブロモビニルウラシル）がジヒドロピリミジン脱水素酵素（DPD）を阻害し、フルオロウラシルの血中濃度が著しく上昇したと考えられる。

● **レボドパの代謝酵素を阻害する薬**

　カルビドパやベンセラジドは、パーキンソン病治療薬のレボドパをドパミンに代謝する**芳香族アミノ酸脱炭酸酵素** aromatic L-amino acid decarboxylase（**AADC**）を阻害する。また、**エンタカポンやオピカポン**は、レボドパの代謝酵素**カテコール-O-メチル基転移酵素** catechol-O-methyltransferase（**COMT**）を阻害する（**図2**）。これらは、末梢におけるレボドパの代謝を阻害することで、脳内へ移行するレボドパを増加させる。なお、血液脳関門を通過しないため、脳内におけるレボドパの代謝は阻害しない。このような代謝阻害薬を併用しなければ、レボドパに十分な薬効を発揮させることは難しいため、レボドパとこれらを配合剤として併用することが多い。

● **アルデヒド脱水素酵素を阻害する薬**

　エタノールの代謝の律速酵素は、ミトコンドリアにある**2型アルデヒド脱水素酵素**（**ALDH2**）である。飲酒とともにALDH2阻害薬の**ジスルフィラムやシアナミド**を投与すると、エタノールが酸化されて生じた**アセトアルデヒド**を代謝できなくなり、その毒性により顔面紅潮、動悸、悪心・嘔吐、頭痛など強い悪酔い症状が現れ、飲酒を嫌悪するようになる

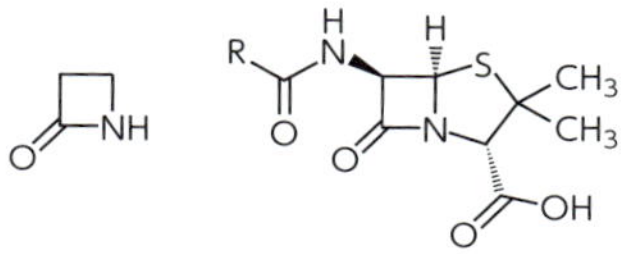

図7　β-ラクタム
β-ラクタムとは、四員環のラクタム（環状アミド）である。左は最も単純なβ-ラクタム化合物（2-アゼチジノン）、右はβ-ラクタムを中心に持つペニシリン系薬のコア構造。

（**抗酒薬**）。この相互作用をアルコール依存症の治療に利用することがある。

β-ラクタマーゼを阻害する薬

　ペニシリン系やセフェム系などの抗生物質は、細菌細胞壁ペプチドグリカン合成の最終段階にかかわる酵素群［**ペニシリン結合蛋白質** penicillin-binding protein（**PBP**）］の活性を阻害することで抗菌作用を示す。これらの抗生物質がもつ環状アミドの**β-ラクタム** β-lactam（**図7**）がPBP活性中心のセリン残基に共有結合するためだ。これに対し細菌は、①**β-ラクタマーゼ** β-lactamase の産生によるβ-ラクタム環の加水分解、②変異PBPの産生による基質特異性の変化などにより耐性を獲得する（第7章-2）。

　より一般的な①への対抗策として、抗生物質に**β-ラクタマーゼ阻害薬**（**スルバクタム**、**タゾバクタム**、**クラブラン酸**など）を併用（配合）したり、スルバクタムを結合させた抗生物質（**スルタミシリン**など）を用いたりする。

イミペネムの代謝酵素を阻害する薬

　カルバペネム系抗生物質の**イミペネム**は、近位尿細管に局在する**デヒドロペプチダーゼ-I** dehydropeptidase-I（**DHP-I**）によって分解され、腎毒性や神経毒性をもつ代謝物になる。このため、DHP-I阻害薬の**シラスタチン**を併用し（配合剤のチエナム®として用いる）、イミペネムの失活を防ぐとともに毒性のある代謝物の生成を防いでいる[※7]。

※7　近年、シラスタチンは**メガリン** megalin（近位尿細管の管腔側膜に発現するLDL受容体ファミリー蛋白質で、糸球体濾過された蛋白質や薬などをエンドサイトーシスにより再吸収する）の阻害薬ともいわれており、アミノグリコシド系抗生物質、バンコマイシン、シスプラチンなどの腎毒性も軽減できることが示唆されている[1]。

排泄過程の相互作用

古くから知られている相互作用は尿中排泄に関するものが多かったが、最近では胆汁中排泄における相互作用も報告されている。排泄にかかわるトランスポーターの阻害や競合が原因となる場合が多い。

▶尿中排泄での相互作用

薬の尿中排泄は、糸球体濾過、尿細管分泌、尿細管再吸収の3つによって決まるが（第4章-5）、薬物相互作用は、主に近位尿細管上皮細胞に発現するトランスポーターが関わる**尿細管分泌**、次いで**再吸収**の過程で生じる。一部の相互作用は治療に応用されることもある。

❶ 尿細管分泌での相互作用

尿細管上皮細胞には極性があり、血管側と管腔側には異なるトランスポーターが発現している（第4章-3-図10）。一般に、血管側には取り込み型トランスポーター、管腔側には排出型トランスポーターが発現し、血液→尿細管上皮細胞→尿の方向へ薬を運ぶ役割を果たしている。取り込み型と排出型、いずれのトランスポーターも多くの薬により阻害を受け、それらによって運ばれる併用薬の分泌に影響を与えることがある（**表3**）。

表3　尿細管分泌での相互作用

関与する トランスポーター	阻害薬、競合薬（perpetrator）	排泄が阻害される薬（victim）
有機アニオントランスポーター（OAT1、OAT3）	プロベネシド、NSAIDs、メトトレキサート、ペニシリン系薬、アロプリノール、フロセミド、ミコフェノール酸モフェチルなど	ペニシリン系薬、セフェム系薬、キノロン系薬、サルファ薬、アシクロビル、ガンシクロビル、オセルタミビル（活性代謝物）、ジドブジン、メトトレキサート、アスピリン（サリチル酸）、インドメタシン、スルホニル尿素系薬、ナテグリニド、ワルファリン、シクロホスファミドなど
有機カチオントランスポーター（OCT2、MATE1、MATE2-K）	シメチジン、トリメトプリム、ドルテグラビル、ビクテグラビル、バンデタニブ、イサブコナゾール、ピミテスピブなど	メトホルミン、プロカインアミド、ピルシカイニド、アシクロビル、ラミブジン、バレニクリンなど
P-糖蛋白質（MDR1）	マクロライド系薬、イトラコナゾール、ニフェジピン、ベラパミル、スピロノラクトン、キニジン、ピルシカイニド、プロパフェノン、アミオダロン、アトルバスタチン、リトナビル、シクロスポリンなど	ジゴキシン、リオシグアト、ダビガトラン、エドキサバン、リバーロキサバン、アピキサバン、フェキソフェナジン、ロペラミド、セチリジンなど

● 尿細管上皮細胞への取り込みを阻害する薬

　このプロセスを阻害する薬としては、高尿酸血症治療薬の**プロベネシド**が有名だ。プロベネシドは、近位尿細管上皮細胞の有機アニオントランスポーター**OAT1、OAT3**を阻害することにより尿酸の取り込みを阻害するとともに尿酸の再吸収も阻害し、尿酸排泄を促進する。したがって、OAT1やOAT3によって取り込まれるペニシリン、セフメタゾール、パラアミノサリチル酸（PAS）、アシクロビル、オセルタミビル、シドフォビル、ファモチジン、フェキソフェナジン、フロセミドなどの排泄が阻害され、血中濃度が上昇する。

　この相互作用はペニシリンやPASなどの血中濃度維持に利用でき、ペニシリンの供給量が不足していた第二次世界大戦中にはよく行われたという。オセルタミビルの血中濃度維持に使えるという説もある。

　そのほか、**メトトレキサート**や一部の**NSAIDs**がOATを阻害することが知られている。

一方、薬の腎毒性を減らすためにこの相互作用が利用されることもある。カルバペネム系抗生物質の**パニペネム**には腎毒性があるため、OAT3阻害薬の**ベタミプロン**との配合剤（カルベニン®）として用い、尿細管上皮細胞へのパニペネムの取り込みを抑制する。

● 尿細管上皮細胞からの排出を阻害する薬

MATE ファミリー

　H_2**受容体拮抗薬**（特にファモチジン）、**オンダンセトロン**、**ピリメタミン**（日本未承認の抗原虫薬）、**ピミテスピブ**［消化管間質腫瘍（GIST）治療薬］などは、**MATE**ファミリー［**MATE1**（SLC47A1）、**MATE2-K**（SLC47A2）］を阻害することが知られている。MATEはプロトン（H^+）／有機カチオントランスポーターで、ABCトランスポーターとは異なる機序で塩基性薬を細胞外へ排出する。MATE阻害により、基質となるメトホルミン、ピルシカイニド、プロカインアミドなどの排泄が阻害される。

　また、外来薬との相互作用ではないが、**クレアチニン**の一部はOCT2によって尿細管細胞に取り込まれ、MATE1によって尿中へ排泄されることがわかっている。そのため、MATE1阻害薬を用いると血清クレアチニン値が上昇する可能性があり、腎機能の評価に注意を要する。

P-糖蛋白質（MDR1）

　P-糖蛋白質（MDR1） は近位尿細管の代表的なABCトランスポーターである。これを阻害する薬は、**マクロライド系抗生物質、イトラコナゾール、キニジン、ベラパミル、アミオダロン、セルトラリン、パロキセチン、シクロスポリン、タクロリムス**など数多く、影響を受ける薬も数多い。ただ、MDR1とCYP3A4はともに基質特異性が低いため重なるものが多く、どちらの阻害により相互作用が起こるのか明確でないことが多い。その点、**ジゴキシン**は大部分が未変化体のままMDR1で排出されるので、MDR1の阻害を評価するツールともなっている。

MRPファミリー

MRPファミリーも薬によって阻害を受ける。**NSAIDs、リトナビル、ロピナビル**などは**MRP2**や**MRP4**を阻害し、基質薬であるメトトレキサートやテノホビルの排泄を低下させる。

❷ 尿細管再吸収での相互作用

尿細管での再吸収は、基本的には水の再吸収に伴う受動的な輸送が主体となる。そのため、細胞膜を通過しやすい脂溶性の高い薬は再吸収されやすいが、水溶性（極性）の高い薬は再吸収されにくい。水溶性の高い薬の再吸収には尿のpHが大きな影響を与えることがある。酸性薬はpHが高いほど、塩基性薬はpHが低いほどイオン化されて再吸収されにくくなる。

したがって、バルビツール酸系薬による中毒の治療や、メトトレキサートのイオントラッピングによる腎障害の予防には、**炭酸水素ナトリウム（重曹）**を投与して尿をアルカリ化し、これら酸性薬の尿中排泄を促す。逆に、塩基性薬の排泄を促進するには、**塩化アンモニウム**などで尿を酸性化する。

▶ 胆汁中排泄での相互作用

肝細胞の血管側（類洞側）膜上には有機アニオントランスポーターの**OATP1B1、OATP1B3**が臓器特異的に発現し、血液中から肝細胞内への薬の取り込みを担っている。近年、ここでの薬物相互作用が報告され、重大な有害反応を生む原因となることがわかっている。

OATP1B1/1B3を阻害する薬として、**シクロスポリン、リファンピシン、クラリスロマイシン、ゲムフィブロジル**（本相互作用のため承認申請取消し）、**HIVプロテアーゼ阻害薬（インジナビル、リトナビル）、パクリタキセル**などが知られている。これらと併用することにより、OATPで肝細胞に取り込まれる**HMG-CoA還元酵素阻害薬**（プラバスタチン、アト

ルバスタチン、ロスバスタチン、ピタバスタチン、セリバスタチンなど）のAUCが5〜10倍も上昇し、横紋筋融解症などの有害反応が起こりうる。ほかに、**ペマフィブラート**（シクロスポリン、リファンピシンとは併用禁忌）などのAUCも著しく上昇する可能性がある。

参考文献
1) Hori Y, et al：Megalin Blockade with Cilastatin Suppresses Drug-Induced Nephrotoxicity. J Am Soc Nephrol, 28：1783-1791, 2017

第6章 多剤併用の薬理

3 薬理作用への干渉

薬力学的相互作用

　薬が標的分子に到達した時点から薬理作用が現れるまでの間で発生する相互作用を、**薬力学的相互作用** pharmacodynamic (drug-drug) interaction という。これにより、薬の効果（薬効や有害反応）は増強もしくは減弱される。増強の場合、2薬の作用部位が同一ならば一般に**相加作用** additive effect となるが、異なる部位に作用する薬物同士であれば、和以上の効果（**相乗作用** synergy）が現れることもある。ふつう、標的分子と効果器の間にはさまざまな情報伝達因子が複雑に介在しているうえ、あらゆるポイントで相互作用が発生する可能性があり、機序不明のことも多い。したがって、このタイプの相互作用を系統的に分類することは難しい。

　ただ、このタイプの相互作用は、有害反応を誘発してしまう組み合わせもたしかにあるが、むしろ、同効薬を組み合わせて相加・相乗効果を期待する**併用療法**として利用する場合の方がはるかに多い。

　ここでは、薬力学的相互作用を利用する場合と好ましくない場合に分け、代表例を示すにとどめる。

相互作用の利用

　同効薬を併用することで治療効果をあげようという状況は無数にあり、ここで一つひとつ取り上げることはできないし、またそうする意味もない。ここでは併用することに明らかな意味がある組み合わせの代表例をあげるにとどめる。

▶配合剤

　複数の有効成分の併用が強く求められる場合や、別々の製剤として用いるより患者の利便性が大きく向上するような場合には、**配合剤**（複数の有効成分を決められた量ずつ含む製剤。単に**合剤**ともいう）があらかじめつくられることがある。たとえば、**ST合剤**（スルファメトキサゾールとトリメトプリムの合剤）、**経口避妊薬**（エストロゲンとプロゲステロンの合剤）、**ICS/LABA合剤**（副腎皮質ホルモン薬と長時間作用性β_2作動薬の吸入剤）などがある。

　ただし、配合剤をむやみにつくることには問題がある。このことについては、次節で触れる。

▶薬のパック

　配合剤ではないが、同時に用いる薬をパックにしたものもある。たとえば、ヘリコバクター＝ピロリ除菌治療剤の**ボノサップ®パック**（プロトンポンプ阻害薬＋アモキシシリン＋クラリスロマイシン）や**ボノピオン®パック**（プロトンポンプ阻害薬＋アモキシシリン＋メトロニダゾール）、COVID-19治療剤の**パキロビッド®パック**（ニルマトレルビル＋リトナビル）などがある。

▶2つの有効成分を結合させた薬

　また、2つの有効成分を結合させて1つの化合物にしたものもある。新しい降圧薬であるアンギオテンシン受容体ネプリライシン阻害薬の**サクビトリルバルサルタン**は、ナトリウム利尿ペプチドを分解するネプリライシンを阻害する**サクビトリル**と、アンギオテンシンⅡ受容体拮抗薬の**バルサルタン**を結合した薬で、吸収後これらはエステラーゼで解離する。ネプリライシンはアンギオテンシンⅡも分解するため、サクビトリルはアンギオテンシンⅡを増加させる。これによる血圧上昇を抑制するため、バルサルタンが必要というわけだ。

▶有害反応の防止

　一方の薬による有害反応を防止するために、もう1つの薬を意図的に併用するという場合もある。たとえば、**イソニアジド**と**ビタミンB$_6$製剤**の組み合わせがあげられる。抗結核薬イソニアジドはビタミンB$_6$と構造が似ているため、ビタミンB$_6$に拮抗して有害反応（末梢神経障害）を引き起こす。そこで、イソニアジド投与時にビタミンB$_6$を併用して末梢神経障害を防止する。似たような例だが、**メトトレキサート**と**ホリナート**（**ロイコボリン®**）の併用もそうだ。メトトレキサートによる葉酸代謝拮抗から正常細胞を救援する目的でホリナート（正常細胞で、メトトレキサートによるジヒドロ葉酸還元酵素の阻害を受けにくくする）が使用される。

好ましくない相互作用

　先に述べたように、薬力学的相互作用を系統分類することは難しい。本文に書くと羅列的な記載になりがちで読みにくくなるので、ここでは、好ましくない相互作用の代表例を**表4**にまとめるにとどめる。なお、医薬品同士の相互作用だけではなく、食品との相互作用も含めている。

表4 好ましくない薬力学的相互作用

相互作用する薬物	症状	相互作用の機序
ベンゾジアゼピン系薬 + エタノール（飲酒）	過度の中枢抑制	どちらもGABA$_A$受容体親和性を高めるため、中枢抑制作用が強まる。
抗うつ薬 + MAO阻害薬	セロトニン症候群・高血圧	MAO阻害によりセロトニンやノルアドレナリンの分解が阻害され、これらの効果が増強される。
アミノグリコシド系抗生物質 + 筋弛緩薬	呼吸抑制	アミノグリコシド系抗生物質はアセチルコリン遊離を抑制して神経筋伝達を阻害し、筋弛緩を増強する。
キノロン系抗菌薬 + NSAIDs	痙攣	キノロン系抗菌薬はGABAの受容体結合を抑制するが、NSAIDsはこの作用を強める。
ACE阻害薬 + NSAIDs	降圧効果減弱	プロスタサイクリン合成促進作用と抑制作用が拮抗し、ACE阻害薬の効果が弱まる。
硝酸薬 + PDE5阻害薬	急性循環不全	どちらもcGMP濃度を高めて血管を拡張するため、併用すると急激な血圧低下、循環不全を招く。
β受容体拮抗薬 + コリンエステラーゼ阻害薬	高度の徐脈	認知症治療薬などでコリンエステラーゼが阻害されると、β受容体拮抗薬の心抑制が増強される。
ジゴキシン + カリウム喪失性利尿薬	不整脈など	利尿薬により血清カリウム値が低下すると、ジゴキシンによる有害反応が現れやすくなる。
ワルファリン + 抗菌薬	出血	抗菌薬で腸内細菌が減少すると、菌によるビタミンK産生が低下し、ワルファリンの作用が増強する。
ワルファリン + 納豆	抗血栓効果減弱	納豆に含まれるビタミンK、あるいは納豆菌が産生するビタミンKが、ワルファリンの作用を阻害する。
血糖降下薬 + β受容体拮抗薬	低血糖の遷延	β受容体が抑制されると低血糖症状が起きにくく、また糖新生が抑制され、低血糖からの回復が遅れる。
メトホルミン + エタノール（過度の飲酒）	乳酸アシドーシス	肝臓の乳酸代謝の低下や脱水により、乳酸アシドーシスが起こりやすくなる。
アドレナリン + β受容体拮抗薬	アドレナリンの効果減弱	β受容体が抑制され、ショックに対するアドレナリン効果が得られなくなる。
HMG-CoA還元酵素阻害薬 + フィブラート系薬	横紋筋融解症	いずれも単独で横紋筋融解症を起こしうる薬だが、併用によりいっそう起こりやすくなる。
免疫抑制薬 + 生ワクチン	感染症の発症	免疫が抑制され、生ワクチンから感染症を発症しやすくなる。
免疫抑制薬 + 不活化ワクチン	ワクチンの効果減弱	免疫が抑制され、ワクチンによる免疫が得られない。

第6章 多剤併用の薬理

4 ポリファーマシー

ポリファーマシーよりポリフォニーを

▶ 多剤併用の現状

　高齢の患者は、いくつもの病気を抱え、複数の医療機関に同時にかかっていることが多い。それだけでも処方される薬の数は多くなるが、さらに、同時にいくつもの症状を訴えることが多いため、その一つひとつに対症療法薬が処方されると、薬の数は軽く10種類を超えてしまう。それどころか20種類もの薬を同時に用いている人もめずらしくない。そのうえ、ほかの医療機関で出されている薬を確実に知る手立てがないため[※8]、また、そもそも、処方されている薬のすべてを総合的に評価し、整理する能力のある医師が少ないため、薬物相互作用や有害反応のチェックはなおざりになってしまう。

　※8　この点は、「情報提供ネットワークシステム」などを利用すれば、将来は改善されるかも知れない。

　用いる薬の種類が増加するにつれ、薬物相互作用のため有害反応が増加することは明らかである。高齢者では、同時に用いる薬の種類をできれば5剤以下にした方がよいと言われ、日本医師会などは6剤以上の併用を**多剤併用**と定義している[1]。

▶ 多剤併用は悪いこと？

　多剤併用の問題に目を向けてもらうため、最近では**ポリファーマシー**

polypharmacyという言葉がよく使われる。字面だけなら「多種類の医薬品が処方されている状態」と言っているに過ぎないが、それではあまり意味がない。厚生労働省の定義を借りると、ポリファーマシーは「単に服用する薬剤数が多いのみならず、それに関連して薬物有害事象のリスク増加、服用過誤、服薬アドヒアランス低下などの問題につながる状態」ということだ[2]。

多剤併用それ自体が悪いわけではない。よく計画された合理的な併用は、薬の効果を高めるとともに安全性も高めることができる。患者の健康に害をなすような、無計画で不合理な多剤併用が悪いのである。もし多数の薬を同時に用いることに合理的、科学的な根拠があるのなら、たとえ薬剤数が多くなろうとも積極的に処方するべきで、無闇に薬を削るのは患者のためにならない。

▶優先順位を大切に

しかしながら、やはり限度というものがある。多剤処方の大きな問題の1つは、どれが必須の薬で、どれがそうでない薬なのかが患者に伝わりにくく、重要な薬を飲み忘れる危険性が増すことである。処方にはメリハリが必要なのだが、医師にすらポイントがわからない多剤処方をよく見る。処方箋を見ても一体どのような患者なのか見当もつかない、というような処方はえてして劣悪である。それに対して、よい処方を見ると、患者を知らなくても患者の状態が思い浮かぶものだ。

薬には優先順位がある。命にかかわる薬、身体機能の低下を防ぐ薬、苦痛を和らげる薬などを優先させ、大して重要ではない対症療法薬やエビデンスが不明瞭な薬を除くなどして、薬剤数を減らす努力は払うべきだ。明らかに必要のない薬を処方するのは言語道断だが、これまで習慣的に処方してきた薬も最新情報に基づいて価値を再評価する心がけが重要だ。はっきり言えるのは、処方医は、薬の一つひとつについて処方する根拠を説明できなければならないということだ。

▶ 目指すはポリフォニー

話は変わるが、中世からルネサンス期にかけ、**ポリフォニー** polyphony（**多声部音楽**）と呼ばれる音楽の様式が生まれた。ポリフォニーは、複数の独立した声部（パート）からなり、それぞれの声部が対等の立場でからみ合いながら進行する様式で、それ以前のモノフォニー（グレゴリオ聖歌のように1つの声部しかない様式）に比べて重層的で厚みのある響きを生む。

上手な併用療法は、いわばポリフォニーのようなものではあるまいか。作用機序の異なる薬同士がお互いの価値を殺すことなく、逆に高めるように組み合わされると、併用の妙が現れる。ポリファーマシーではなく、ポリフォニックな処方を心がけたいものだ。

有害な相互作用を避けるには

さて、話が概念的になり過ぎたようだ。実際的な話に戻すと、害になる薬物相互作用を防ぐには、やはり丁寧な問診が一番だ。

患者の診療に当たっては、患者がすでに使用している薬のすべてを把握することがきわめて重要である。しかし、ほかの医療機関で処方された薬を正確に知ることは、まだ容易ではない。そのため、ほかにかかっている医療機関がないかどうか、ほかの医療機関で処方されている薬がないかどうか聞き出す問診は非常に重要となる。患者が「お薬手帳」を持っていればかなり助かるが、これとて本当にすべてが記載されている保証はない。

また医薬品にかぎらず、健康補助食品の使用や、食品、酒、タバコなどの嗜好性も聞きとる必要がある。

配合剤の功罪

もう1つここで話しておきたいのは、**配合剤** combination drug の問題

だ。配合剤とは、複数の有効成分を決められた量ずつ含む製剤のことで、単に**合剤**ともいう。併用しないと十分な薬効が得られなかったり、併用しないと有害反応が起こりやすかったりする場合に、合理的な組み合わせとして配合するものである。たとえば、パーキンソン病の治療に用いるレボドパとAADC阻害薬の配合剤、β-ラクタム系抗生物質とβ-ラクタマーゼ阻害薬の配合剤、カルバペネム系抗生物質と腎毒性防止薬の配合剤などがそれだ（本章-2）。

また、気管支喘息やCOPDに対し、ステロイド薬やβ_2受容体作動薬などを同時に吸入できる配合剤が多く開発されており、一度に必要な薬をすべて吸入できるので患者にとってはたしかに便利である。

最も頻繁に処方される配合剤は、おそらく「総合感冒薬」だろう。このなかには、解熱鎮痛薬や抗ヒスタミン薬、鎮咳薬、去痰薬、気管支拡張薬など、多数の有効成分が決められた量ずつ含まれている。それぞれの成分を別々に処方するのが手間なので、ひとまとめにしているのだ。不必要な薬も一緒に飲んでしまう可能性があり、理想的なやり方とは言えないが、医師にとっても患者にとってもたしかに便利ではある。

▶増えていく配合剤

これらのように複数成分を配合した方がよいという納得できる理由があればよいが、昨今は、必然的な理由もなく、また特段便利でもない配合剤が、主に生活習慣病の薬で増えている。はじめは降圧薬同士の配合剤が多かったが、つづいて血糖降下薬同士の配合剤、降圧薬と脂質異常症治療薬の配合剤、脂質異常症治療薬同士の配合剤、さらには抗血小板薬同士の配合剤などが続々と発売されている。しかも2成分どころか3成分の配合剤もつくられている[※9]。単に、同時に処方されることが多いからという理由だけで、次々と新しい配合剤が発売されているのである。

※9　日本ベーリンガーインゲルハイム株式会社のミカトリオ®は、テルミサルタン（80 mg）、アムロジピン（5 mg）、ヒドロクロロチアジド（12.5 mg）の配合剤だ。正確に憶えていられる医師が何人いるだろう？

これに関し、製薬会社は「患者さんの利便性を増すため」と言うが、第一の理由は、**単剤**（1種類の有効成分しか含まないふつうの薬）の特許が切れて売り上げが減ることを防ぐため、つまりは企業戦略なのだろう。

▶ 配合剤の是非を考える

それでも、患者にとって便利ならいいではないか、と言われそうだ。

たしかに、同時に処方されることの多い薬を配合した製剤をつくれば、これまで2錠飲まなければならなかったのが1錠ですむので処方がシンプルになり、わずかに薬価も下がるようなので、それらの点では悪くはない。ただ、それらの利点を加算してもなお埋め合わせのできない欠点が配合剤にはある。

というのは、配合剤の場合、処方箋に記されているのは商品名だけであり、含まれている有効成分まで書かれているわけではない。ただでさえ一般名を知らない医師がたくさんいるというのに、配合剤が増えると、中に何が含まれているのか知らないまま処方したり、ほかの医師から配合剤を処方されている患者を診るとき、配合成分を確かめるのを怠ったりする医師がきっと多くいるに違いない。その結果、類似薬を重ねて処方したり、併用するべきでない薬を処方したり、有害反応に気づかなかったり、といった誤りが必ず起こるに違いないのである。

配合剤の開発に対しては、もっと厳しい基準をつくるべきだと強く言いたい[※10]。

 ※10 もう1つ付け加えると、配合剤には処方料（院外処方の場合は処方箋料）算定の問題もある。現在、7種類以上の薬を処方すると、処方料（処方箋料）が減らされるようになっており、ポリファーマシーの抑制にある程度の効果があると思われる。しかし、問題は「7種類以上」とは「7薬以上」ではなく「7剤以上」であることだ。配合剤に複数の有効成分が含まれる点は考慮されず、配合剤は1種類にしかカウントされない。つまり、配合剤の濫造はポリファーマシーを助長しているのかも知れないのである。

参考文献

1) 日本医師会：超高齢社会におけるかかりつけ医のための適正処方の手引き 1. 安全な薬物療法
　→ https://www.med.or.jp/dl-med/chiiki/tebiki/H2909_shohou_tebiki.pdf
2) 厚生労働省：病院における高齢者のポリファーマシー対策の始め方と進め方. 2021
　→ https://www.mhlw.go.jp/content/11120000/000763323.pdf

薬の殿堂 6　ジアゼパム

● 精神疾患治療薬の登場

　精神疾患の薬物治療が飛躍的に進歩したのは1950年代である。1952年にフェノチアジン系抗精神病薬の**クロルプロマジン** chlorpromazine、1956年に三環系抗うつ薬の**イミプラミン** imipramine、そして1958年には**ベンゾジアゼピン系薬** benzodiazepine が登場し、精神疾患の主たる3系統（統合失調症、うつ病、神経症）に対する本格的な薬物治療の道が開かれたからである。これらの薬は、セレンディピティもあっただろうが、1つの発見が次の発見をもたらすという推論と熱意の連鎖によって立て続けに誕生した、とみなすこともできるだろう。

　クロルプロマジンはフランス海軍の外科医**アンリ＝ラボリ** Henri Laborit の臨床経験から生まれた薬である。この発見物語もたいへんおもしろいのだが、長くなるためここでは割愛せざるを得ない。また、抗うつ薬の原型となったイミプラミンは、クロルプロマジンより優れた抗精神病薬を探そうとする過程で、スイスの精神科医**ローランド＝クーン** Roland Kuhn が顕著な抗うつ効果を偶然発見した薬物である。

● ジアゼパム登場以前

　一方、神経症の治療については、**ジークムント＝フロイト** Sigmund Freud（1856-1939）が創始した精神分析が先行しており、治療薬の探求は遅れていた。とはいえ、**エタノール** ethanol（酒）はもちろん、19世紀から20世紀にかけては**抱水クロラール** chloral hydrate や**ブロモバレリル尿素** bromovalerylurea など、神経症に対して用いられた薬はいろいろあった。さらに1903年に**バルビタール** barbital、1912年に**フェノバルビタール** phenobarbital が合成されると、1950年代半ばまでは**バルビツール酸系薬** barbiturate がさかんに用いられた。ただ、これらはあくまで

鎮静薬であり、不安に対して特異的に作用する薬ではなく、また安全性に大きな問題があった。1955年に**メプロバメート** meprobamate が**抗不安薬** antianxiety drug として登場したが、効果は限定的だった。しかし、クロルプロマジンやイミプラミンの成功が、真に有効な抗不安薬への期待を著しく高めることになった。

● 初のベンゾジアゼピン系抗不安薬

　ベンゾジアゼピン系抗不安薬の発見と開発に最も大きな役割を果たしたのは、スイスの製薬企業エフ＝ホフマン-ラ＝ロシュ社の**レオ＝ヘンリク＝スターンバック** Leo Henryk Sternbach（1908-2005）（**図1**）であった。スターンバックは、新しい向精神薬の合成をめざして数多くの失敗と偶然の発見をくり返した結果、1958年に初のベンゾジアゼピン系抗不安薬**クロルジアゼポキシド** chlordiazepoxide（**図2左上**）を発見した。1960年には臨床効果がはじめて報告され、米国食品医薬品局（FDA）が承認して世界に広まった。

● 続くジアゼパムの誕生

　スターンバックらはさらに、クロルジアゼポキシドの構造をもとに効力のより大きな薬を探求し、1959年、ついに**ジアゼパム** diazepam（**図2右上**）が合成された。ジアゼパムは、クロルジアゼポキシドの構造をむ

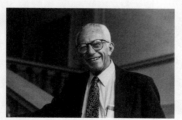

図1　スターンバック
©ETH-Bibliothek, クリエイティブ・コモンズ・ライセンス：CC BY-SA 4.0 (https://commons.wikimedia.org/wiki/File:ETH-BIB-Sternbach,_Leo_(1908-2005)-Portr_14719.tif)

第6章　多剤併用の薬理

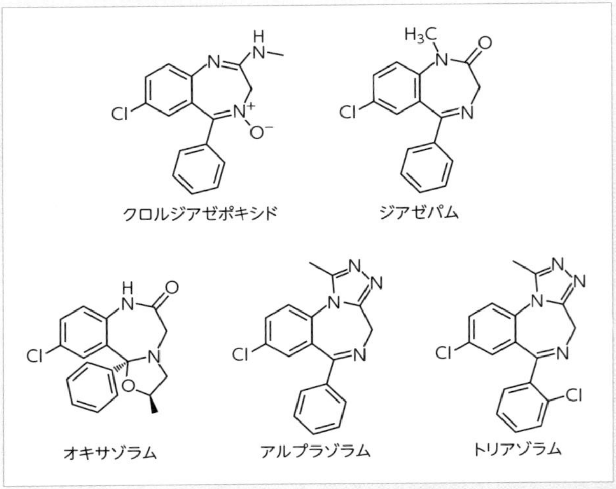

図2　ベンゾジアゼピン系薬

しろ単純化した化合物だが、クロルジアゼポキシドよりはるかに強力で、効果の発現と消退が速やかで、鎮静をもたらさない用量で抗不安効果を発揮した。ジアゼパムは1963年に発売され、その後のベンゾジアゼピン系薬の原型となった。創薬に関する規制が少なかった時代とはいえ、合成から発売までのスピードは驚異的である。

1965年にはエフ＝ホフマン-ラ＝ロシュ社以外からオキサゾラムが登場し、1970年代以降、ベンゾジアゼピン系薬の開発は爆発的に拡大した。抗不安薬のほか、**催眠薬** hypnotic、**鎮静薬** sedative、**抗痙攣薬** anticonvulsant などとして、100種類を超えるベンゾジアゼピン系薬が開発された。

● **作用機序の解明**

ただし、その作用機序の解明には長い時間を要した。

γ-アミノ酪酸 gamma-aminobutyric acid（**GABA**）が脳内に存在することは1950年代から知られていたが、その生理的な意味は明らかではなかった。GABA が脳内の主たる抑制性神経伝達物質であり、ベンゾジアゼピン系薬の作用機序に深くかかわることがわかったのは、1970年代

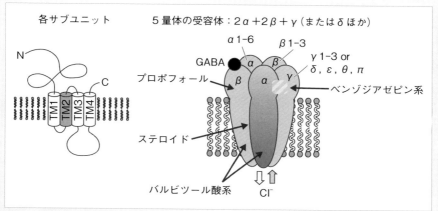

図3 GABA_A 受容体と薬
GABA_A 受容体は、$2\alpha + 2\beta + \gamma$（または δ ほか）というサブユニット構造からなる5量体である。各サブユニットは4回膜貫通構造をもつ。2番目の膜貫通部位（TM2）が Cl^- チャネルポアを形成する。
文献1より引用。

になってからである。

1970年代後半にはジアゼパムに特異的な結合部位が存在することが示されたが、1990年代に至って、ベンゾジアゼピン系薬は**GABA_A 受容体**（イオンチャネル型GABA受容体）の特定部位に結合し、アロステリック効果により受容体のGABA親和性を高め、Cl^- チャネルの開口頻度を増加させることで膜を過分極させることが明らかとなった（**図3**）。また、GABA_A 受容体はサブユニットによる5量体で構成され、サブユニットの種類によりベンゾジアゼピン感受性が異なることもわかっている。

● 向かい風の社会情勢

しかしながらベンゾジアゼピン系薬は、社会的には激しい毀誉褒貶を経験することとなった。1960年代以降、抗不安薬の世界的スタンダードとなり、製薬企業にとってはドル箱であったが、高く評価する者もある一方、貶める者もあった。1980年代になると、国の医療費負担増大や乱用などが問題とされ、ネガティブキャンペーンがくり返された。

最近では、依存性を強調してベンゾジアゼピン系薬の評価を下げ、新

薬（不安障害へは新規抗うつ薬、不眠症へは新しいタイプの催眠薬）への切り替えを勧める向きがある。しかし、新薬の方がベンゾジアゼピン系薬より効果が高いというエビデンスは乏しく、またベンゾジアゼピン系薬には主作用の延長以外の副作用（第5章-1）は非常に稀なので、使い方さえ間違わなければこれほど安全な薬は少ないのである。よく指摘される依存性についても、現代社会はある意味、身体的にも精神的にも（ベンゾジアゼピン系薬に限らず）多くの薬に依存した社会である。そのことを認めたうえで、薬の適正使用に努め、乱用を防ぐのが医師の役割と言えよう。

参考文献

1) 上野伸哉，他：GABA$_A$受容体応答の制御機構．弘前医学，66：105-109，2019
2) Sternbach LH：The benzodiazepine story. J Med Chem, 22：1-7, 1979
3) López-Muñoz F, et al：The discovery of chlordiazepoxide and the clinical introduction of benzodiazepines：Half a century of anxiolytic drugs. J Anxiety Disord, 25：554-562, 2011
4) Goldschen-Ohm MP：Benzodiazepine modulation of GABAA receptors：A mechanistic perspective. Biomolecules, 12：1784, 2022

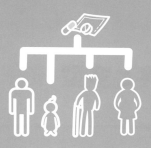

第7章

薬物治療のカスタム化

この章のポイント

1. 薬効や有害反応に個人差があるのは、薬物動態、薬力学、またはアレルギー反応性に差があるからである。
2. 遺伝子の違いのなかでは、代謝酵素の多型によるものが最もよく問題となる。
3. 抗菌薬の使用に際しては、耐性菌を出現させない計画的な処方が求められる。
4. 小児には、薬物動態・薬力学の生後変化に基づいて薬を用いる。
5. 高齢者では、腎排泄能の低下と中枢神経系の機能低下に最も注意する。
6. 児への薬の影響は、曝露された妊娠中の時期によって大きく異なる。
7. 肝・腎機能の評価は、安全な薬物治療を行うためにきわめて重要である。
8. 薬の投与後は、患者の状態を必ずモニタリングしなければならない。

第7章 薬物治療のカスタム化

1 遺伝子の変異と多型

薬効と有害反応の個人差はなぜ生まれるのか

　同じ薬を同じ量投与しても、薬効や有害反応の現れ方にはしばしば大きな個人差がある。人によって薬が効いたり効かなかったり、有害反応が出たり出なかったりするのはなぜなのだろうか。

　それは、これまでの章ですでに解説した、①**薬物動態**、②**薬理作用**、および③**アレルギー反応性**の3つに人による違いがあるからだ。①薬物動態が人と異なると、生体分子に作用する薬の濃度が変わり、②薬理作用が人と異なると、同じ濃度の薬に生体分子が曝露されたとしても、それに対する体の反応が人より大きかったり小さかったり、あるいは全く別の反応が現れたりする。このため、薬効と毒性反応の出方は人によって異なる。また、③アレルギー性有害反応の出方は、その人がその薬（または、その薬と生体高分子の結合体）に対してアレルギー反応を起こしやすい体質かどうかによって決まる。

　では、①～③の個人差は何によってもたらされるのだろうか。それは実にさまざまで、年齢や性別、遺伝子の違いなど、容易に変えることのできない因子もあれば、生活習慣や併用薬、罹っている病気など、状況によって変わる因子もある。

　本節では、そのうち、遺伝子の違いによる薬効や有害反応の現れ方の個人差をみてみよう（そのほかの因子については、次節以降で触れる）。

薬理遺伝学

　遺伝子の違いによる薬効や有害反応の個人差を調べる研究領域を、**薬理遺伝学** pharmacogenetics または**薬理ゲノム学**（またはゲノム薬理学）pharmacogenomics という。薬理遺伝学は1950年代ごろ生まれた歴史ある学問だが、薬理ゲノム学というのは、21世紀初頭に完了したヒトの全ゲノム解読に伴って現れた「薬理遺伝学の現代的呼称」である。しかし、これらに本質的な違いはない。

　遺伝子の差異には、**生殖細胞系列**の差異と**体細胞系列**の差異がある。前者の影響は全身におよび、また子孫に伝わるのに対し、後者がかかわるのはがん細胞のみにほぼ限られ、子孫には伝わらない。

　生殖細胞系列の差異は、ランダムに生じた**突然変異** mutation が淘汰されずに残ったものだ。進化の原動力になるとともにヒトという種に多様性を与えているが、薬効や有害反応にかかわる遺伝子にも数多くの変異が見出されている。そのなかで1％以上の高い頻度で見つかる変異を**遺伝子多型** genetic polymorphism という。変異パターンはいろいろありうるが、最も一般的なのは**一塩基多型** single nucleotide polymorphism（**SNP**）である。

　遺伝子に多型が認められる場合、それぞれの**アレル** allele（対立遺伝子）の種類を**遺伝子型** genotype という。もともと多数派を占めてきた遺伝子型を**野生型** wildtype、少数派のそれを**変異型** variant と呼ぶ。ただし、前者が正常で後者が異常というわけではない。変異型アレルの方が子孫を残すために有利であれば、やがては野生型アレルが淘汰されていくことになる。

　患者の個性に適した薬物治療[※1]を行うためには、遺伝子を解析して患者に適する薬を選択できれば理想的だ。しかし、遺伝子と薬効・有害反応の関係はまだ少ししか解明されておらず、また費用の問題もあるため、実用化されているのは一部に過ぎない。

　なお、薬の標的が病原体である場合は、病原体の遺伝子変異（特に薬

剤耐性の獲得）についても考慮しなければならないが、これについては次節で触れる。

※1 **個別化医療** personalized medicine や**テーラーメード医療** tailor-made medicine などと呼ばれてきたが、最近では、主にがんゲノム情報に基づく抗がん薬の選択に関して**高精度医療** precision medicine と呼んだりもする。

遺伝子による薬物動態の違い

▶薬物代謝酵素

　薬物代謝酵素には、その活性に影響を与える数多くの遺伝子多型が見出されており、治療上問題となることがある。一般に、酵素活性が高くて（正常で）速やかに代謝できる人を extensive metabolizer（**EM**）、酵素活性が低くて代謝が遅い人を poor metabolizer（**PM**）、その中間を intermediate metabolizer（**IM**）という。ときに酵素活性が著しく高い人が見つかることもあり、ultrarapid metabolizer（**UM**）と呼ばれる[※2]。EMは野生型アレルの**ホモ接合体** homozygote、PMは変異型アレルのホモ接合体、IMは野生型アレルと変異型アレルの**ヘテロ接合体** heterozygote であることが多い。

※2 これらに対応する日本語が定まっていないので、やむを得ず英語表記にしている。

　親化合物（未変化体）が薬理活性をもつ場合、PMでは代謝が遅いため活性体濃度が上がりやすく、薬効も有害反応も強く現れやすい。ただし、プロドラッグの場合はやや複雑である。代謝の初段にかかわる酵素のPMでは活性体濃度が上昇しにくいため薬効が減弱するが、それ以降の代謝にかかわる酵素のPMでは、どの代謝物が活性を有するかによって影響は異なる（**図1**）。酵素ごとのPMの頻度は人種によって大きく異なることが知られている（**表1**）。

① 親化合物が活性を有する場合

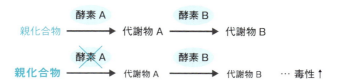

② 代謝物 A が活性を有する場合

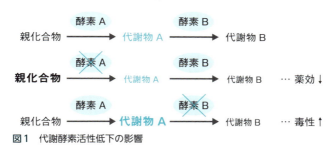

図1　代謝酵素活性低下の影響

表1　薬物代謝が遅い人（PM）の頻度

代謝酵素	日本人を含む東アジア人	白人	影響を受ける主な薬物
CYP2C9	0.04〜0.16%	1〜5%	ワルファリン、フェニトイン、スルホニル尿素系薬、セレコキシブ、ロサルタン、イブプロフェン、ジクロフェナク、シポニモドなど
CYP2C19	約20%	2〜4%	プロトンポンプ阻害薬、ジアゼパム、クロピドグレル、エスシタロプラム、ボリコナゾールなど
CYP2D6	0.5〜0.7%	5〜10%	抗うつ薬、β受容体拮抗薬、抗不整脈薬、抗精神病薬、アトモキセチン、コデイン、タモキシフェンなど
UGT1A1	4〜5%	10〜12%	イリノテカン、ラロキシフェンなど
NAT2	約10%	約50%	イソニアジド、プロカインアミド、サラゾスルファピリジン、ヒドララジンなど
ALDH2	3〜4%	0%	エタノール、ニトログリセリンなど

1 CYP2C9

● 基質薬

CYP2C9は、**ワルファリン**（図2）、**フェニトイン**、**イブプロフェン**、**スルホニル尿素系薬**など、市販薬の10〜20％の代謝にかかわる。ワルファリンやフェニトインなど治療域の狭い薬もあるため、代謝活性の変化は軽視できない。

● 多型の種類

CYP2C9の活性を低下させる遺伝子型として、**CYP2C9*2**（430C＞T、Arg144Cys）と**CYP2C9*3**（A1075A＞C、Ile359Leu）が知られている[※3]。*2アレルは白人の10〜20％に存在するが、日本人を含む東アジア人にはほとんど見つからない。*3も東アジア人では2〜3％で、白人に比べると少ない。

 ※3 例外もあるが、一般に、いわゆる野生型を*1、変異型を*2、*3…と表現する。アスタリスク（*）は「スター」と読まれることが多い。

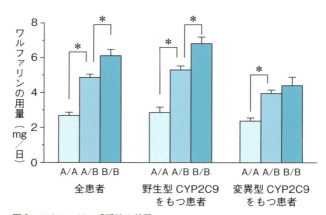

図2 ワルファリン感受性の差異
A：ワルファリン感受性が高いハプロタイプ（H1、H2）、B：ワルファリン感受性が低いハプロタイプ（H7、H8、H9）。*P＜0.05。
文献1より引用。

最近、スフィンゴシン1-リン酸受容体拮抗薬の**シポニモド**が多発性硬化症の治療薬として登場した。シポニモドの代謝はCYP2C9に依存し、CYP2C9活性の低下は徐脈性不整脈など重篤な有害反応を生じる可能性があるため、*2アレルと*3アレルの遺伝子検査が保険承認されている。

❷ CYP2C19

● 基質薬

　CYP2C19は肝臓のCYP全体からみると1％程度しか存在しないが、**プロトンポンプ阻害薬、ベンゾジアゼピン系薬、クロピドグレル**など、頻用される薬の主要代謝酵素である。

● 多型の種類

　CYP2C19の活性を著しく低下させる遺伝子多型として、**CYP2C19*2**（681G＞A、スプライシング異常）と**CYP2C19*3**（636G＞A、Trp212X）が知られている[※4]。*1/*1がEM、*1/*2と*1/*3がIM、*2/*2、*2/*3、*3/*3がPMである。PMは、欧米白人には比較的少ないが（2％程度）、日本人には非常に多い（約20％）。なお、南太平洋のバヌアツ共和国では、マラリア治療薬の**プログアニル**（薬の殿堂5「メトホルミン」）の代謝酵素としてCYP2C19遺伝子が解析され、PMが人口の60〜70％にのぼることがわかっている。

※4　Trp212Xの「X」は、終止コドンが生じることを意味する。

❸ CYP2D6

● 基質薬

　CYP2D6は、**抗うつ薬、β受容体拮抗薬、抗不整脈薬**など、全体の25％以上もの薬の代謝にかかわる酵素である。

● 多型の種類

　遺伝子は多型性に富み、100種類以上ものアレルや**ハプロタイプ** haplo-type[※5]が知られる。発現量や活性に影響する多型も多く、**CYP2D6*3**、**CYP2D6*4**、**CYP2D6*5**、**CYP2D6*6**ではほとんど活性を欠く。白人には特に**CYP2D6*4**（スプライシング異常）のアレル頻度が高く、PMが5〜10％存在する。一方、日本人を含む東アジア人には、酵素活性を低下させる**CYP2D6*10**（100C＞T、Pro34Ser）のアレル頻度が高く（約40％）、*10のホモ接合体は中間的な活性を示す（IM）。また、全欠損型の**CYP2D6*5**アレルは、白人より東アジア人に多い（約6％）。

 ※5　ハプロタイプとは、父母のいずれから受け継いだかによって複数の対立遺伝子を分けたとき、片方の親に由来する遺伝子の組合わせのことを言う。

　なお、**コデイン**や**タモキシフェン**はCYP2D6によってさらに活性の高い代謝物に変わるため、PMでは薬効が減弱する。

❹ CYP3A5

● 基質薬

　CYP3サブファミリーの**CYP3A5**は、同属のCYP3A4と基質特異性がよく似ており、薬の約半数の代謝にかかわる。

● 多型の種類

　CYP3A5は発現量の個人差がきわめて大きく、これは主として**CYP3A5*3**アレル（スプライシング異常）による。この多型アレルの頻度は白人で95％以上、東アジア人で約75％ときわめて高く、**タクロリムス**などの薬物動態に変動をもたらすと報告されているが、CYP3A5で代謝される薬のほとんどはCYP3A4によっても代謝されるため、臨床上問題となることは一般に少ないとされる。

❺ UGT1A1

● 基質薬

UDP-グルクロン酸転移酵素 uridine diphosphate-glucuronosyltransferase（**UGT**）は、UDP-グルクロン酸からグルクロン酸を薬に移して水溶性を高める反応を触媒する酵素ファミリーである。代表的な第Ⅱ相代謝酵素であり、多くの分子種からなる。このうち**UGT1A1**はビリルビンを代謝する酵素で、活性が欠損あるいは低下すると高間接ビリルビン血症（**Crigler-Najjar症候群**、**Gilbert症候群**）を起こす。薬物では**イリノテカン**や**ラロキシフェン**などのグルクロン酸抱合を触媒する。

● 多型の種類

UGT1A1の多型として、活性低下を引き起こす**UGT1A1*6**（211G＞A、Gly71Arg）や発現量を低下させる**UGT1A1*28**（プロモーター領域−54〜−39のTA反復の増幅）が知られている。UGT1A1*6アレルは白人には稀だが、日本人を含む東アジア人には多い（約20％）。逆にUGT1A1*28の頻度は白人では高いが（30〜40％）、東アジア人では比較的低い（10〜15％）。

● イリノテカンの代謝

イリノテカン※6はプロドラッグであり、エステラーゼなどで活性代謝物**SN-38**となって薬効を発揮する（**図3**）。SN-38はUGT1A1でグルクロン酸抱合されて排泄されるため、UGT1A1の活性が低い人ではSN-38による有害反応（消化管障害や骨髄抑制など）が現れやすい。2008年、イリノテカンの投与量を決めるためのUGT1A1遺伝子多型解析検査が、薬理ゲノム学的な検査としてははじめて保険承認された。

※6　イリノテカンは、中国原産の植物カンレンボク *Camptotheca acuminata*（ヌマミズキ科）が含むアルカロイドの**カンプトテシン** camptothecin に由来する抗がん薬で、DNA複製に必要なトポイソメラーゼⅠを阻害する。

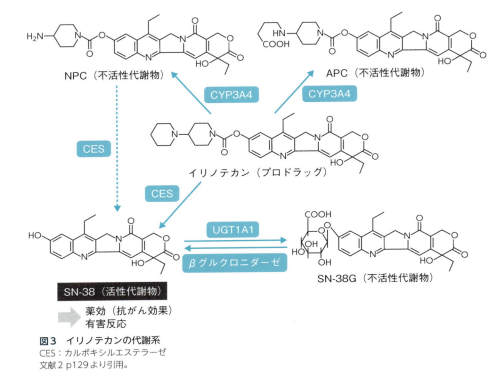

図3 イリノテカンの代謝系
CES：カルボキシルエステラーゼ
文献2 p129より引用。

❻ NAT2

● 基質薬

　N-アセチル基転移酵素 N-acetyltransferase（**NAT**）にはNAT1とNAT2の2つの分子種がある。遺伝子多型による活性の違いがよく知られているのは**NAT2**で、**イソニアジド、プロカインアミド、サラゾスルファピリジン、クロナゼパム、ニトラゼパム、ヒドララジン、スルファメトキサゾール**などのアセチル化を触媒する。

● 多型の種類

　NAT2は古くから研究されてきた酵素で、遺伝子解析が可能となる前からアセチル化の速い人 rapid acetylator（**RA**）、遅い人 slow acetylator

(**SA**)、中間の人 intermediate acetylator（**IA**）の存在が知られていた。後の研究により、**NAT2*5**（341T＞C、Ile114Thr）、**NAT2*6**（590G＞A、Arg197Gln）、**NAT2*7**（857G＞A、Gly286Glu）などで活性が低下することがわかった（野生型はNAT2*4である）。一般に、RAは野生型アレルのホモ接合体、SAは変異型アレルのホモ接合体、IAは野生型と変異型のヘテロ接合体である。SAの割合は白人で高く（約50％）、日本人を含む東アジア人では比較的少ない（約10％）。

SAでは、イソニアジドによる多発神経炎、イソニアジドの加水分解産物ヒドラジンによる肝障害、プロカインアミドによるSLE様症状、サラゾスルファピリジンによる白血球減少や消化器症状などの有害反応が現れやすい。

❼ TPMT

● 基質薬

チオプリンS-メチル基転移酵素 thiopurine S-methyltransferase（**TPMT**）は、**メルカプトプリン**や**アザチオプリン**などのチオプリン系薬を代謝する酵素である。

● 多型の種類

酵素活性を低下させる多型として**TPMT*2、TPMT*3A、TPMT*3C**が知られ、白人では10％程度がIM、0.3％程度がPMだが、日本人では*3C（719A＞G、Tyr240Cys）のアレル頻度が1〜2％でPMは少ない。酵素活性が低下すると、前述の抗がん薬や免疫抑制薬による重篤な有害反応が起こりやすくなる。

❽ ADH1BとALDH2

● 基質物質

エタノールは**アルコール脱水素酵素** alcohol dehydrogenase（**ADH**）やCYP2E1などによりアセトアルデヒドに酸化され、アセトアルデヒドは

アルデヒド脱水素酵素 aldehyde dehydrogenase（**ALDH**）によりさらに酸化され、酢酸となって排泄される。ADHにもALDHにも複数の分子種があるが、エタノールの代謝にかかわるのは主に**ADH1B**と**ALDH2**である。

● 多型の種類

ADH1Bには、1塩基置換により47番アミノ酸がArg（*1）またはHis（*2）となる多型があり、*2の方が高活性である。白人では*1アレルが約70％を占めるのに対し、日本人では*2アレルが約70％を占めており、エタノール自体の代謝は日本人に速い人が多い。

一方、ALDH2には、1塩基置換により504番アミノ酸がGlu（*1）またはLys（*2）となる多型があり、*2はほとんど活性がない。白人や黒人はほとんど*1アレルのみだが、日本人を含む東アジア人には*2アレルが20％程度認められ、*1/*2が30〜40％、*2/*2が3〜4％ほど存在する。*2アレル保持者は、飲酒により潮紅や悪心・嘔吐など悪酔い症状を呈しやすい。また、ALDH2はニトログリセリンからNOを生成する還元代謝にも関与しており、*2アレル保持者ではニトログリセリンによる血管拡張が遅延する。

⑨ DPD

● 基質薬

ジヒドロピリミジン脱水素酵素 dihydropyrimidine dehydrogenase（**DPD**）は生体内ピリミジン代謝の律速段階を触媒する酵素で、**5-フルオロウラシル（5-FU）**などの**フルオロウラシル系抗がん薬**の代謝を担っている。5-FUの効果と有害反応の現れ方には大きな個人差があり、少なくとも一部はDPD活性の違いによるものと考えられる。

● 多型の種類

DPDはDPYD遺伝子にコードされており、白人では、DPD活性を著

しく低下させる4種類の遺伝子多型が知られ、フルオロウラシル系抗がん薬の有害反応予測マーカーとなっている。しかし、これらの多型は日本人を含む東アジア人では見つかっておらず、現在、日本人におけるDPYD遺伝子の多型とDPD活性について研究が進みつつある[3]。

⑩ ブチリルコリンエステラーゼ

●基質物質

コリンエステラーゼには、アセチルコリンに特異的な**アセチルコリンエステラーゼ** acetylcholinesterase（主に赤血球、シナプス後膜に存在する）と、非特異的な**ブチリルコリンエステラーゼ** butyrylcholinesterase（主に肝臓、血漿中に存在する）があり、後者はアセチルコリンの類似化合物も代謝する。

●多型の種類

ブチリルコリンエステラーゼには遺伝的に活性を欠く人がいる。日本人では稀だが、イラン系ユダヤ人（ペルシャ人）では高頻度（約0.25％）に活性欠損者が認められ、血清のコリンエステラーゼ活性は非常に低い。ブチリルコリンエステラーゼで代謝される薬物には**スキサメトニウム**や**エステル型局所麻酔薬**があり、主に麻酔科領域で問題となる。活性欠損者では、薬効が長引いたり有害反応が現れやすくなったりする。

▶薬物トランスポーター

近年、代謝酵素に続いてトランスポーターの遺伝子多型解析が進んでいる。ここでは、なかでも臨床的に重要と思われるものを紹介する。

❶ OATP1B1

●基質薬

OATP1B1（organic anion transporting polypeptide 1B1、遺伝子名SLCO1B1）は肝細胞の血管側膜に発現しており、生体物質の細胞内へ

の輸送にかかわるが、**HMG-CoA還元酵素阻害薬**（プラバスタチン、シンバスタチン、ピタバスタチン、アトルバスタチン、ロスバスタチンなど）、**グリニド系血糖降下薬**（ナテグリニド、レパグリニド）をはじめ、抗アレルギー薬（フェキソフェナジン）、抗がん薬（イリノテカンの活性代謝物SN-38）、エゼチミブ、トラセミド、オルメサルタンなど、数多くの薬の取り込みにも関与する。この酵素活性が低下すると、血中からの基質薬取り込みが低下し、血中濃度が上昇することになる。

● **多型の種類**

OATP1B1には、521番塩基のTがCに変わり、174番アミノ酸がValからAlaに変わって活性が低下する***15**アレルが高頻度（日本人では約15％）に存在する。*15アレル保持者では**プラバスタチン**の血中濃度が上昇すること、**シンバスタチン**による横紋筋融解症が起こりやすいこと、**レパグリニド**の血糖降下作用が増強されることなどが報告されている。逆に、388番塩基のAがGに変わる多型ではOATP1B1の活性が亢進し、薬の肝クリアランスを上昇させることが示唆されている。

❷ BCRP

BCRP（breast cancer resistance protein、遺伝子名ABCG2）は乳癌の薬剤耐性遺伝子として見つかったABCトランスポーターだが、小腸、肝臓、腎臓、胎盤、脳（血液脳関門）などに広く発現し、薬の除去・排泄を担っている。

● **多型の種類**

ABCG2には東アジア人に頻度が高い421C＞A（Gln141Lys）多型があり、BCRP発現量が低下する。アレル頻度は白人で10％程度、東アジア人で35％程度である。

● **基質薬**

これにより、基質である**チロシンキナーゼ阻害薬**（スニチニブ、ゲフィ

チニブ、エルロチニブなど）や**HMG-CoA還元酵素阻害薬**（ロスバスタチン、フルバスタチンなど）などの薬の血中濃度が上昇する。

遺伝子による薬理作用の違い

　もし、薬が標的とする受容体や酵素などの蛋白質、あるいは薬が標的分子に結合した情報を細胞に伝達する蛋白質に、その構造や量を変化させたりする遺伝子変異が生じると、薬の感受性が大きく変化する可能性がある。しかし、治療上問題となるほどの影響を与える例は、あまり多くは知られていない。

　多く知られていないのは、そのような蛋白質は重要な生理機能に直接かかわる分子であることが多く、蛋白質の機能を大きく損なうような変異は生じてもすぐに淘汰され、変異が子孫へ引き継がれにくいからではなかろうか。また、基質特異性が低く、機能を肩代わりできる分子がいくつも存在する薬物代謝酵素やトランスポーターとは異なり、代替が効かない分子が多いことも変異が淘汰されやすい理由かと思われる。ただ、蛋白質の機能に些細な変化をもたらす変異であれば淘汰されずに残るかもしれないので、それが薬力学に個人差をもたらしている可能性は高いだろう。

　とはいえ、薬物治療に大きな影響を与える遺伝子多型や変異も多少は知られているので、ここでいくつか紹介しよう。また最近では、アレルギー反応についても遺伝的要因が明らかにされつつあるので、あわせて記す。

❶ VKORC1

　ビタミンKは、血液凝固因子が肝臓で合成されるときに必要なビタミンだ。**ビタミンKエポキシド還元酵素複合体サブユニット1** vitamin K epoxide reductase complex subunit 1（**VKORC1**）は、ビタミンKの活性化酵素（より正確には、酵素の一部）であり、酸化型ビタミンKを還

元型ビタミンKに変換する。**ワルファリン**はビタミンKと構造が似ているため、VKORC1を競合的に阻害する（薬の殿堂4「ワルファリン」）。

● **多型の種類**

VKORC1遺伝子のイントロンにはmRNA発現量を低下させる複数の多型が見出されている。多型間には強力な連鎖があり、いくつかのハプロタイプに分類できる。VKORC1の多型（あるいはハプロタイプ）は、CYP2C9の多型と並んで、ワルファリン感受性の違いをもたらす主要因の1つである（図2）。白人には感受性の低いハプロタイプをもつ人が多いが、日本人では感受性の高いタイプが優勢を占め、少量で効果が得られることが多い。

❷ G6PD

X染色体上にある**グルコース-6-リン酸脱水素酵素** glucose-6-phosphate dehydrogenase（**G6PD**）遺伝子のさまざまな変異によりG6PD活性が低下することがあり、これを**G6PD欠乏症**という。アフリカ、地中海沿岸、東南アジアなどに多くみられ、鎌状赤血球症やサラセミア（地中海貧血）と同様、マラリアに抵抗性を示すためマラリア蔓延地域で自然選択された変異だと考えられている。しかし最近は、国際結婚の増加などにより日本でも増えている（1,000人に1人程度で、ほとんどは男性）。酸化ストレスをもたらす刺激（薬剤、感染、手術、ソラマメ※7など）で、発作的に**溶血性貧血**を起こす。原因となる薬として**抗マラリア薬、サルファ薬、解熱鎮痛薬、ラスブリカーゼ**※8などが知られている。重症となることは少なく、一般に生命予後はよい。

※7 ソラマメ *Vicia faba* による有害反応は、ソラマメ中毒（**ファビズム** favism）として昔から知られていた。ソラマメには配糖体のビシン vicine とコンビシン convicine が含まれ、これらは腸内細菌のβ-グルコシダーゼにより、それぞれ**ジビシン** divicine、**イソウラミル** isouramil というアグリコン（配糖体から糖が外れたもの）となる。これらが酸化ストレスを生み、G6PD欠乏症の人に溶血性貧血を起こす。

※8 大部分の生物は**尿酸オキシダーゼ**をもち尿酸を酸化して排泄するが、ヒト上科（ヒト科とテ

ナガザル科）は尿酸を代謝できず、プリン体の最終代謝物は尿酸である。尿酸は水に溶けにくいため高濃度になると析出し、痛風や尿路結石などを起こす。**ラスブリカーゼ** rasburicase はアスペルギルス属の真菌に由来する尿酸オキシダーゼで、尿酸を酸化して5-ヒドロキシイソ尿酸と過酸化水素に代謝する。その後、5-ヒドロキシイソ尿酸は非酵素的に**アラントイン** allantoin と二酸化炭素とに分解され、アラントインは水溶性が高いため腎臓から容易に排泄される。ラスブリガーゼは**腫瘍崩壊症候群**（第5章-2）を予防するために用いられるが、過酸化水素を発生させるためメトヘモグロビン血症や溶血性貧血が起こることがあり、特にG6PD欠乏症患者で起こりやすいため禁忌とされている。

❸ リアノジン受容体

骨格筋小胞体に存在する**1型リアノジン受容体** ryanodine receptor 1（**RyR-1**）に変異（Ala4894Thrなど）がある人に、吸入麻酔薬（**ハロタン**など）や筋弛緩薬（**スキサメトニウム**など）を用いて麻酔をかけると、**悪性高熱症**を誘発することがある（第5章-2）。

❹ HLA

ヒト白血球抗原 human leukocyte antigen（**HLA**）の遺伝子多型と薬物有害反応の関連について、最近では**ゲノムワイド関連解析** genome-wide association study（**GWAS**）が行われ、特に重症薬疹〔**スティーブンス・ジョンソン症候群（SJS）/中毒性表皮壊死症（TEN）、薬剤性過敏症症候群（DIHS）**〕（第5章-2）との関連が解明されつつある。詳しくは原著論文に当たってもらいたいが、厚生労働省が発行する「医薬品・医療機器等安全性情報」に新しい情報がまとめられているので[4, 5]、これによって解説させてもらう。

● アロプリノール

まず、**アロプリノール**による重症薬疹は**HLA-B*58:01**ときわめて強い関連があり、このことは添付文書にも記載されている。この関連は漢民族で最初に報告されたが、その後、日本人、韓国人、タイ人、白人などでも認められた。日本人のアレル頻度は約1％である。なお、アロプリノールは腎排泄型の薬であり、腎障害も重症薬疹のリスク因子とな

ることが報告されている。

● カルバマゼピン

　次に、**カルバマゼピン**による重症薬疹が**HLA-B*15：11**と**HLA-A*31：01**の保有者に起こりやすいことが報告されており、後者は添付文書にも記載されている。日本人のアレル頻度はそれぞれ約1％と8〜9％である。また、**HLA-A*31：01**をスクリーニング検査することに臨床的有用性のあることも、臨床研究で実証されている。

● フェニトイン

　フェニトインによる重症薬疹は、もともと、フェニトインを代謝するCYP2C9の活性が低下する遺伝子多型**CYP2C9*3**と有意な関連が示されていたが、最近では、**HLA-B*13：01**、**HLA-B*15：02**、**HLA-B*51：01**との関連が台湾で認められている。日本人のアレル頻度はそれぞれ約1.2％、0.03％、8.9％で、HLA-B*51：01と薬疹との関連は日本人でも認められている。

● 解熱鎮痛薬

　また、**解熱鎮痛薬**によるSJS/TENと**HLA-A*02：06**と**HLA-B*44：03**に関連があることも見出されている。日本人のアレル頻度はともに約14％である。

● サルファ薬

　さらに、**サルファ薬（スルファメトキサゾールとサラゾスルファピリジン）**によるSJS/TENと**HLA-A*11：01**との関連も日本人で認められている。日本人のアレル頻度は約17％である。また重要なことに、スルファメトキサゾールとサラゾスルファピリジンは、いずれもHLA-A*11：01に直接結合しうることがコンピューターのシミュレーションで示されている。

　このように、HLA遺伝子多型と重症皮膚障害の関連が明らかになりつ

つあるが、これらの情報が臨床的に有用かどうかは一部を除いて十分明らかになっていない。しかし、アレルギーだから避けようがないと考えられてきた重症有害反応を、HLA遺伝子検査により回避できる時代が来るのではないかと期待は大きい。これまでは有害反応を「毒性反応」と「アレルギー反応」に大別してきたが（第5章-1）、「アレルギー反応」とされてきた有害反応にも、薬とHLA分子の結合のように濃度依存性の機序が働いている可能性があり、有害反応の原因分類にも影響が及ぶかもしれない。

がん細胞の変異

　これまでに解説した遺伝子の差異はすべて生殖細胞系列の変異によるものだが、子孫に伝わらない体細胞変異が薬物治療に影響することもある。その多くは、抗がん薬の効果に大きく影響するがん細胞の変異である。

　今日、正常細胞とがん細胞の遺伝子の違いに着目して、正常細胞には影響を与えにくく、がん細胞だけに作用しやすい**分子標的薬**と呼ばれる薬がたくさん開発されている。つまり、がん細胞の遺伝子変異をうまく治療に利用しようとしているわけだ。このような薬の効き目は、特定の遺伝子に変異が起きているかどうかによって大きく異なる。

　たとえば、主に大腸癌に対して用いられている**セツキシマブ**や**パニツムマブ**という薬は**上皮成長因子受容体**（EGFR）を標的とするが、この受容体に密接に関連する低分子量G蛋白質**Ras**の遺伝子が変異していると効果が期待できなくなる。EGFRを阻害しても、その下流に存在するRasに変異があると、Rasを起点にシグナル伝達が勝手に進んでしまうためである。そのため、あらかじめRasの遺伝子検査を行い、遺伝子に変異がないことを確認したうえで投与する。このような薬は増え続けており、代表的なものを表2にまとめた。

表2　分子標的薬と対応する遺伝子検査

分子標的薬	がん種	検査する遺伝子	薬効が得られる条件
モガムリズマブ	成人T細胞白血病など	CCR4[※1]	陽性
ペムブロリズマブ	非小細胞肺癌	PD-L1[※1]	陽性
トラスツズマブ ラパチニブ	乳癌など	HER2[※2]	過剰発現
ゲフィチニブ エルロチニブ アファチニブ オシメルチニブ	肺癌	EGFR	変異型
クリゾチニブ アレクチニブ セリチニブ	非小細胞肺癌など	ALK融合遺伝子 ROS1融合遺伝子[※3]	陽性
セツキシマブ パニツムマブ	大腸癌など	RAS（KRAS、NRAS）	野生型
ベムラフェニブ ダブラフェニブ トラメチニブ	悪性黒色腫など	BRAF	変異型
イマチニブ ニロチニブ ダサチニブ	慢性骨髄性白血病など	BCR-ABL融合遺伝子	陽性
オラパリブ	卵巣癌、乳癌など	BRCA[※4]	変異型

※1 蛋白質を検出する。
※2 蛋白質を検出することもある。
※3 クリゾチニブのみ。
※4 BRCA遺伝子の変異は生殖細胞系列に認められ、遺伝性乳癌・卵巣癌症候群の原因となる。
文献1 p131より引用。

参考文献

1) Rieder MJ, et al：Effect of *VKORC1* haplotypes on transcriptional regulation and warfarin dose. N Engl J Med, 352：2285-2293, 2005
2) 「くすりとからだ チーム医療のための臨床薬理学入門」（笹栗俊之/著），九州大学出版会，2022
3) Hishinuma E, et al：Importance of Rare *DPYD* Genetic Polymorphisms for 5-Fluorouracil Therapy in the Japanese Population. Front Pharmacol, 13：1-13, 2022
4) 厚生労働省：医薬品・医療機器等安全性情報 No.336. 2016
　→https://www.mhlw.go.jp/file/06-Seisakujouhou-11120000-Iyakushokuhinkyoku/0000185683.pdf
5) 厚生労働省：医薬品・医療機器等安全性情報 No.372. 2020
　→https://www.mhlw.go.jp/content/11120000/000720740.pdf

第7章 薬物治療のカスタム化

2 感染症と薬

薬剤耐性とは

　感染症では、今までは効いていた薬が効かなくなるということがしばしば起こる。病原体が**薬剤耐性** antimicrobial resistance（**AMR**）を獲得するという現象は薬の使い方とも深く関係があり、臨床的に非常に重要である。ただ、病原体といっても細菌、真菌、ウイルス、原虫などさまざまであり、これらを一括して解説するのは難しい。ここでは主に細菌の薬剤耐性について解説し、ほかは専門書に譲ることにする[※9]。

※9　感染症のほか、がんの薬物治療においても薬剤耐性が問題となるが、かなり専門的な内容となるため本書では割愛する。

　ある細菌に対して特定の薬が有効な場合、その細菌は当該薬に**感受性** susceptibility があるという。感受性を知るには**薬剤感受性試験**（後述）を行う。

　薬が無効なケースには、①もともと効かない場合と、②もともとは効いたが、あるときから効かなくなった場合の2つがある。両者を総称して薬剤耐性と呼ぶこともあるが、前者を**不感受性** insusceptibility、後者を（狭義の）薬剤耐性と呼ぶことが多い。

　臨床的に特に問題となるのは、ある細菌が作用機序の異なる2種類以上の薬に対して耐性を示す場合である。これを**多剤耐性** multidrug resistance（**MDR**）と呼び、有効な薬はきわめて限られることになる。なお、作用機序が同じ類薬への耐性は多剤耐性とは言わず、**交差耐性** cross resistance と呼ぶ。多剤耐性は、かつては突然変異（**垂直伝播**）によっ

て生じるとしか考えられていなかったが、今日では、耐性遺伝子を乗せたプラスミドによる**水平伝播**など、突然変異以外の耐性獲得機序も存在することがわかっている。

細菌の薬剤感受性

　細菌が薬に対して感受性か耐性かを判断するには**薬剤感受性試験**を行う。その一番大きな目的は、感染症を速やかに治癒させることにあるのはもちろんだが、感受性の低い薬を使い続けることによる耐性菌出現を抑制するという社会的な意味も大きい。

　感受性試験としては、薬を加えた培地で**生育阻止試験**を行う。完全に生育阻止できる最低の濃度を**最小発育阻止濃度** minimal inhibitory concentration（**MIC**）といい、MICが小さいほど薬への感受性が高いことを意味する。

　薬剤感受性は時と場所によって異なるため、国や地域、病院、病棟ごとに分離された各種細菌の抗菌薬感受性データを定期的に集計し、感受性率を表やグラフで表した**アンチバイオグラム** antibiogramがしばしば作成される。アンチバイオグラムは、細菌の同定と薬剤感受性試験の結果が確定する前の抗菌薬の選択（後述）に活用できる。

薬剤耐性の獲得

　病原菌に対抗する新しい薬が使われはじめると、1年も経たないうちに耐性菌が現れることがよくある。細菌の薬剤耐性は、何らかの方法により**薬剤耐性遺伝子**を獲得することで生じ、いったん獲得されると子孫にも遺伝的に伝わる。

　耐性遺伝子を獲得するには、①**突然変異**により耐性遺伝子を生じる場合と、②プラスミドの**接合伝達**などの方法で、ほかの耐性菌がすでにもっている耐性遺伝子を取り込む場合の2つがある。取り込まれた耐性遺伝

子は、菌の遺伝子本体に組み込まれることもあるが、プラスミドとして菌の細胞質に存在することが多い。このようなプラスミドを**耐性プラスミド**または**Rプラスミド**という。

▶ 菌と薬の攻防

1940年代に開発された**ベンジルペニシリン**（ペニシリン系抗生物質の原型）は、化膿性炎症を起こすブドウ球菌や連鎖球菌などに対して、当時はきわめて有効性の高い薬だった（第2章-4）。ペニシリン系抗生物質は**β-ラクタム環** β-lactam という構造をもっており、細胞壁の合成を抑制することによって細菌を殺す。ところが、やがてβ-ラクタム環を破壊する酵素**β-ラクタマーゼ** β-lactamase を産生する細菌が現れ、このような菌にベンジルペニシリンは無効だった。そこで、β-ラクタマーゼで破壊されにくいペニシリン（メチシリン、オキサシリンなど）が開発された。しかし、このような耐性菌用ペニシリンはさらなる耐性菌を生み出した。特に**メチシリン耐性黄色ブドウ球菌** methicillin-resistant *Staphylococcus aureus*（**MRSA**）は、βラクタム系のほか、テトラサイクリン系、マクロライド系、キノロン系など多種の抗菌薬に耐性をもつ**多剤耐性菌**で、有効な薬はバンコマイシンやテイコプラニン、アルベカシンなどに限られ、院内感染などを起こすと治療は難渋する。さらに、バンコマイシンも効かない**バンコマイシン耐性腸球菌** vancomycin-resistant *Enterococci*（**VRE**）が登場し、この菌に効く薬はごくわずかしかないという状況だ。今日問題となっている代表的な薬剤耐性菌を**表3**に示す。

▶ なぜいたちごっこが起きるのか

このような「いたちごっこ」が起きるのは、薬を無効にする遺伝子を突然変異などで獲得した菌が、そうでない菌との競争に勝って増えるからだ。ただ、耐性遺伝子の獲得自体は全くランダム（無目的）に起こる現象であり、人のつくった抗菌薬が存在するかしないかには関係がない。

表3 主な薬剤耐性菌

グラム陽性菌
メチシリン耐性黄色ブドウ球菌（MRSA）
バンコマイシン耐性黄色ブドウ球菌（VRSA）
バンコマイシン耐性腸球菌（VRE）
ペニシリン耐性肺炎球菌（PRSP）
グラム陰性菌
多剤耐性アシネトバクター属（MDRA）
多剤耐性緑膿菌（MDRP）
カルバペネム耐性腸内細菌科細菌（CRE）
カルバペネム耐性緑膿菌
第三世代セファロスポリン耐性肺炎桿菌
第三世代セファロスポリン耐性大腸菌
フルオロキノロン耐性大腸菌

事実、耐性遺伝子は人が薬をつくるよりはるか昔から存在したことがわかっている[※10]。抗菌薬が存在すると耐性菌が現れやすいのは、薬が選択圧となって感受性菌より耐性菌の方が増殖しやすくなり、耐性菌が優勢になるためである。このように、耐性菌が感受性菌を駆逐する現象を**菌交代現象**という。

※10 カナダ北部の3万年前の永久凍土からβラクタム、テトラサイクリン、グリコペプチド（バンコマイシンなど）への耐性遺伝子が発見された[1]。薬剤耐性遺伝子は、放線菌などが産生する抗生物質に抵抗する手段としてはるか昔に現れ、保存されてきたようだ。本来、抗生物質は微生物同士の戦いの武器である。抗生物質を矛とすれば、耐性遺伝子はそれに対抗する盾として自然のなかで選択された。そう考えれば矛盾なく理解できそうだ。

薬剤耐性の機序

薬剤耐性のメカニズムはさまざまだが、主に次のようなものが知られている。

▶薬が分解／化学修飾され効かなくなる

薬を分解または化学修飾する酵素により不活性化する方法で、細菌の薬剤耐性ではよくみられる。

ペニシリン耐性黄色ブドウ球菌（MRSAを除く）やグラム陰性菌などは、β-ラクタム系抗生物質を加水分解する**β-ラクタマーゼ**（**クラスA**：ペニシリナーゼ、**クラスB**：カルバペネマーゼ、**クラスC**：セファロスポリナーゼ、**クラスD**：オキサシリナーゼ）を産生し、クラスAはペニシリン系、クラスBはカルバペネム系とセフェム系、クラスCはセフェム系、クラスDはオキサシリンを含むペニシリン系の抗生物質を主な基質とする。

さらにグラム陰性菌などではクラスAまたはクラスDが変異し、ペニシリン系とセフェム系のいずれも基質とする**基質特異性拡張型β-ラクタマーゼ** extended-spectrum β-lactamase（**ESBL**）が現れ、プラスミドの接合伝達で異種の菌にも広がるので危惧されている。

標的分子が変化して薬が効かなくなる

薬の標的となる細菌の蛋白質が変異し、薬が効かないものに変わると耐性が現れる。

細菌でよく知られるものとしては**MRSA**がある。最初に現れたペニシリン耐性黄色ブドウ球菌はβ-ラクタマーゼによるものだったが、メチシリン耐性の主な分子機構はそれと異なり、ペニシリンの標的分子である**ペニシリン結合蛋白質**（**PBP**）が、**ペニシリン結合蛋白質2'**（**PBP2'**）と呼ばれる変異蛋白質となっている。ほかの菌種からもち込まれた変異遺伝子がトランスポゾンなどで染色体DNAに挿入されたと考えられる。

なお、ウイルスの薬剤耐性のほとんどは、このような標的分子の変異によっている。

薬が細胞内に入れなくなる

グラム陰性菌（大腸菌、インフルエンザ菌、肺炎桿菌、緑膿菌など）の細胞質膜（内膜）には、細胞内やペリプラズム（外膜と内膜の間隙）に入った物質を細胞外に排出するポンプがいくつもある。ヒト細胞のトランスポーターとしても知られるABCファミリーやMATEファミリー

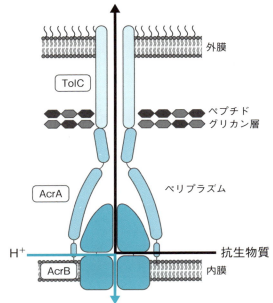

図4　RND型多剤排出ポンプ
大腸菌のRND型多剤排出ポンプ（Acr-AB-TolC複合体）を模式的に示す。ポンプ本体（AcrB）は内膜にあり、アダプター（AcrA）を介して外膜を貫くチャネル（TolC）とリンクし、プロトン（H⁺）の濃度勾配による駆動力でペリプラズムに入った抗生物質を菌体外へ排出する。
文献2を参考に作成。

なども存在するが、多剤耐性に大きく寄与するものとして**RNDファミリー** resistance-nodulation-cell division superfamily（**AcrB**など）が知られ、外膜チャネルTolCなどとともに**RND型多剤排出ポンプ**（Acr-AB-TolCなど）を形成する（**図4**）。これらは、細胞膜内外のpHの違いによりプロトン（水素イオン）が移動することを利用して薬を排出する。また、緑膿菌はもともと抗生物質が効きにくい細菌として知られるが、その理由の1つは、緑膿菌のRNDファミリー蛋白質**MexB**や**MexY**によって形成される多剤排出ポンプ（MexAB-OprM、MexXY-OprMなど）の存在だと考えられている。

そのほか、**バイオフィルム**（菌膜）の形成や、グラム陰性菌の外膜透過性の変化などにより、薬が細菌細胞内に入りにくくなることも知られている。

抗菌薬の適正使用

耐性菌の蔓延を防ぐ方法としては、①耐性菌に有効な新薬を開発する、②耐性菌の発生状況を監視する、③耐性を生じにくい抗菌薬治療を行う、などが考えられる。①は重要ではあるが、まさしく「いたちごっこ」となって根本的な解決にならない。②は非常に重要だが、医師が個人としてできることは③しかない。

▶ 抗菌薬治療の原則

抗菌薬により、耐性菌の増殖に有利な環境が生まれる背景には、次の2つがある。

1つは、広域スペクトラムの抗菌薬を用いることである。フルオロキノロン系など広域スペクトラムの抗菌薬は、原因菌だけでなく多くの非耐性菌に影響を与え、耐性菌を相対的に増やして耐性菌の増殖に有利な環境が生まれる。

もう1つは、十分な量および期間の抗菌薬を用いず、過小投与してしまうことである。耐性菌といっても、高い濃度の抗菌薬に十分な時間曝露されれば増殖を抑制できることが多いが、投与される量が少なかったり期間が短すぎたりすると耐性菌が選択されてしまう。

細菌周囲の薬物濃度が、MICよりは高いが、耐性菌の出現を抑制できる濃度〔**耐性菌出現阻止濃度** mutant prevention concentration（**MPC**）〕より低い場合、少なくとも理論的には、最も耐性菌が増殖しやすい環境となる。ちなみに、MICとMPCの間の濃度域を**耐性菌選抜域** mutant selection window（MSW）と呼ぶ。

したがって、耐性菌の出現を防ぐために理想的な治療法は、原因菌に対してのみ著効を示す薬（抗菌スペクトルができるだけ狭く、MICができるだけ小さい薬）を、十分な量と期間、単独で用いることである。

ただ、現実にはそうはいかないことがしばしばある。

▶エンピリック治療

　　感染症の発症初期には、原因菌も有効な薬もわからないことが多い。原則としては、まず原因菌を同定し、感受性試験を行ってから抗菌薬を使うことになるが、感受性試験の結果が出るまでに早くても2～3日かかる。その間、治療を待つことができる状況ならいいが、そのような状況は少ない。

　　そこで、いわゆる**経験的（エンピリック）治療** empiric therapy が行われる。患者背景、症状、感染臓器、短時間でわかる検査結果などから原因菌を推定し、可能ならアンチバイオグラムを見て菌の感受性を予測し、複数の候補菌がある場合はどれにも効きそうな薬を経験的に選んで投与する。それでも有効な薬が選ばれる保証はないので、抗菌スペクトルの広い薬を選ばざるを得ないこともある。しかし、たとえこのような場合でも、菌の分離・同定と感受性試験は並行して進めておき、最も有効な薬が判明した後（必要があれば）薬を切り替える。

　　なお、抗菌薬を予防的に投与する必要がある状況は限られる。しっかりした根拠がないかぎり、予防的投与は避けるべきである。肺炎予防などといって風邪に抗菌薬を安易に処方する医師がいまだにいるが、これが耐性菌の蔓延を促す一因であることを認識するべきだ。

▶慢性感染症

　　もう1つ原則通りにいかないのは、治療に長時間を要する**慢性感染症**の場合である。たとえば結核の場合、有効な薬であっても短期間の投与では十分に菌の排除が行えないため、長期にわたる投与が必要になる。抗菌薬を長期投与すると、病原菌や常在菌などが耐性を獲得する機会が増える。

　　このような場合、作用機序の異なる複数の薬を併用（**多剤併用**）することと、計画に従った服薬を徹底させることが重要だ。

　　なぜ多剤併用かというと、複数の薬に同時曝露される状況で病原菌が

生き残るには、すべての薬に対して同時に耐性を獲得する必要があるが、それは困難なことが多いので耐性菌の出現を抑制できるのだ。もっとも、処方が複雑化する分、有害反応や相互作用の出現には十分注意する必要がある。

　また、治療が長期にわたると薬への注意が持続せず、アドヒアランスを保てなくなったり、服薬管理がおろそかになったりしがちである。服薬を勝手に中断したり、症状が悪化すると再開したりということがあると、耐性菌出現の危険性が高まる。慢性感染症では、服薬アドヒアランスやコンコーダンス（第8章-3）の重要性が特に大きい。

参考文献
1) D'Costa VM, et al : Antibiotic resistance is ancient. Nature, 477 : 457-461, 2011
2) Chen M, et al : In situ structure of the AcrAB-TolC efflux pump at subnanometer resolution. Structure, 30 : 107-113, 2022

第7章 薬物治療のカスタム化

3 小児と薬

子どもは小さな大人ではない

フランスの哲学者**ジャン-ジャック=ルソー** Jean-Jacques Rousseau（1712-1778）は、著書『エミール』[※11]で「子どもは小さな大人ではない」という教育論を説いたが、この考え方は小児の薬物療法にも通じるところがある。それは、薬物動態も薬理作用も、小児と成人では質的に異なっているからだ。特に薬物動態の違いは大きく、単に体重換算して投与量を決めるだけでは適切な薬物治療を行うことはできない。小児に適した薬の用法・用量は、生後の身体の発達に基づいて決めなければならない。新生児期から乳幼児期[※12]にかけて薬物動態は大きく変化するため、小児の薬物治療に当たっては、まずADME（吸収・分布・代謝・排泄）の生後変化について十分把握することが大切だ。

※11 1762年に刊行されたユニークな教育論の書。ルソーは自分を教師に位置づけ、架空の孤児エミールをマンツーマンで育成する思考実験を行い、理想となる教育プランを構想した。「子どもを小さな大人」として見るそれまでの社会通念を否定し、「子どもは大人ではない。子どもは子どもである」とし、子どもの自主性を重んじ、成長に即して子どもの能力を活かしながら教育するべきだという考えを示した。

※12 医薬品添付文書では、生後4週未満を**新生児**、4週～1歳未満を**乳児**、1歳～7歳未満を**幼児**、7歳～15歳未満を**小児**と定義している。ただし本書では、**小児**という言葉をこれらすべての総称としても用いている。

成人とは違う小児の薬物動態

▶吸収の違い

小腸の基本構造は胎児期にすでにつくられるので、経口投与の場合、小児であっても薬の主な吸収部位は小腸である。

❶ 消化管からの吸収

ただ、胃液のpHや消化管の運動性などは生後大きく変化する。出生直後は**胃酸分泌能**が低いため胃液のpHは6.0〜8.0だが、生後急速に低下し、3カ月頃までに成人と同じレベル（pH 2.0程度）となる。このため新生児や乳児では、薬の溶解性やイオン化率などが変動しやすく、また、胃の内容物が小腸へ送られるのに時間がかかるため吸収が遅れる。

❷ 小児用製剤

錠剤やカプセル剤は、新生児・乳児はもちろん、幼児や年少の小児でも服用が難しいことが多い。そのため、小児用に**シロップ**や**ドライシロップ**、**チュアブル錠**（噛んで口のなかで溶かす錠剤）などがつくられることがある。そのような剤形がない場合、成人用の製剤を粉砕するなどして飲ませることもあるが、そのような方法は正式に認められたものではないため、効果や安全性の面で懸念が残る。やはり、はじめから小児用の製剤として開発されるべきである。

❸ 坐剤による直腸内投与

乳幼児では経口投与に代わる方法も必要となる。なかでも**坐剤**による直腸内投与は、吸収が速く、痛みも少ないので有用な投与法だ。抗痙攣薬ジアゼパムの坐剤、解熱鎮痛薬アセトアミノフェンの坐剤、制吐薬ドンペリドンの坐剤などが頻用されている。

❹ 経皮からの吸収

　一方、小児は皮膚の血流が豊かで経皮吸収は成人より良好なので、しばしば利用される。ただ新生児、特に**低出生体重児**[※13]では、表皮の角質層が薄く、吸収が過剰になりやすい。また、子どもの体表面積が体重の割に大きいことも、吸収が過剰になりやすい要因となる。たとえば、副腎皮質ホルモン薬の外用剤を長期間、広範囲に塗ると、白内障や低身長、副腎不全などの有害反応のリスクが増す。こういった場合、**アンテドラッグ**（第4章-2）を使用する、などの配慮が必要である。

※13　体重2,500 g未満で生まれた新生児を**低出生体重児**という。早産のため出生体重が小さくなる場合（一般には**早産児**または**未熟児**という）と**胎児発育遅延**の2つがあり、両者が重なる場合もある。

❺ 注射

　医療への恐怖心をいたずらに抱かせないため、小児への注射はなるべく避けたいところだが、やむを得ない場合もある。1940年代から1970年代にかけて、解熱薬や抗菌薬の頻回投与により**筋拘縮症**[※14]が発生して以来、小児への筋肉内注射はあまり行われなくなった。しかし、組織傷害性が少なく、頻回に注射する必要がない**ワクチン**などでは筋肉内注射の方が望ましいとも言われ、実際、海外のワクチン接種は筋肉内注射が一般的である。SARS-CoV-2（新型コロナウイルス）に対するmRNAワクチンも、蛋白質に翻訳する細胞が豊かな筋肉内に注射する。

※14　筋肉内注射による物理・化学的な刺激が原因となって筋肉組織が破壊され、線維化して運動機能に障害が生じた状態を**筋拘縮症（筋短縮症）**という。**大腿四頭筋拘縮症**が有名だが、注射部位により、三角筋拘縮症、上腕三頭筋拘縮症、殿筋拘縮症などもある。被害者は数千人におよび、1976年、薬害として全国で集団訴訟が起きた。

▶ 分布の違い

❶ 細胞外液量が多い

　水溶性の高い薬の血中濃度は、**細胞外液量**※15の影響を大きく受ける。小児の体の特徴の1つは、この細胞外液量が多いことだ。体重に占める水分の割合（**水分率**）は新生児では80％と高く、その内訳は細胞外液40％、細胞内液40％である（成人男子ではおのおの60％、20％、40％）。生後5カ月で水分率は70％に低下するが、細胞外液は30％を占め、成人の20％より明らかに多い。その後、徐々に若年成人期にかけて細胞外液量は減っていく（**表4**）。

　小児では、たとえば**ゲンタマイシン**のように水溶性の高い薬は、溶け込む細胞外液が多いため血中濃度が上がりにくくなることを考慮して投与量を決めなければならない。

 ※15　体内の水分のうち、細胞のなかにある水（細胞内液）を除いた水の量。血漿、間質液、リンパ液などの水分がこれに当たる。

❷ 血液脳関門が未熟である

　また、新生児（とりわけ低出生体重児）は**血液脳関門**が未熟なため、アルブミン結合性の高い薬を用いると、競合の結果アルブミンから**ビリルビン**が遊離し、中枢神経系に移行して**核黄疸**を起こすことがある（後述）。

表4　体液量の生後変化

水分率（%）	新生児	乳児	小児	成人(男子)	成人(女子)	高齢者	肥満者
総体液	80	70	65	60	55	55	50
細胞内液	40	40	35	40	30	30	25
細胞外液	40	30	30	20	25	25	25

▶代謝の違い

小児でも、薬は主に**肝臓**で代謝される。小児の肝臓は体重当たりで比べると成人より重く、1〜2歳で最大となる。

❶ 第Ⅰ相反応

第Ⅰ相反応についてみると、CYPの活性は出生直後にはおおむね低いが、新生児期より徐々に増加し、乳幼児期には急速に上昇し、小児期にはむしろ成人以上となる（**図5**）。このことと、体重当たりの肝重量が成人より大きいことから、主にCYPで代謝される薬は、小児期には体重換算で大人の2倍程度を投与する必要がある。

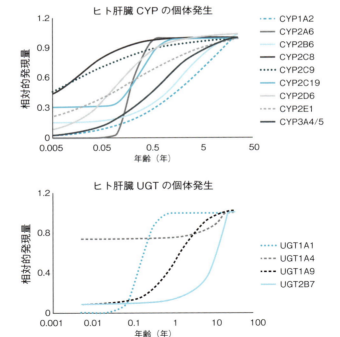

図5　代謝酵素発現量の生後変化
文献1より引用。

❶ 第Ⅱ相反応

一方、**第Ⅱ相反応**の代表は**UGT**が担う**グルクロン酸抱合**だが、UGTの活性は新生児では大人の約1/10しかない。UGTにも多くの種類があって生後の発達はそれぞれ異なるが、生後2カ月から3歳頃にかけて成人レベルに近づいていく（**図5**）。ビリルビンは**UGT1A1**によってグルクロン酸抱合を受けるが、出生時のUGT1A1活性はきわめて低いため、新生児には黄疸がしばしばみられる（**新生児黄疸**）。一方、**硫酸転移酵素**の活性は出生直後から比較的高いレベルにある。**アセトアミノフェン**は、成人ではUGT1A6によるグルクロン酸抱合を受けるが、乳幼児までは代わりに**硫酸抱合**で代謝される。

▶排泄の違い

薬の尿中排泄は**糸球体濾過**によるものと**尿細管分泌**によるものに分けられるが、いずれも新生児期の能力は低く、糸球体濾過は生後6カ月、尿細管分泌は1歳までに成人のレベルに近づく。水に溶けやすく主に腎臓から排泄される**ゲンタマイシン**のような薬は、細胞外液量が多いことから1回投与量は比較的多くする必要があるが、一方、腎排泄能は未熟なので投与間隔を長くする。

小児の薬用量

以上のように、薬物動態には小児と成人で大きな違いがある。では、小児への薬の投与量はどのように決めたらいいのだろうか。

残念ながら、投与量を単純に決める方法はない。薬物動態試験を実施して定められた用量が最も信頼できるが、小児で薬物動態試験が行われた薬は少ない。

そこで、年齢、体重、体表面積などを用いて成人の用量から換算する式が古くから考案されてきた。そのなかでは体表面積に基づく換算が最

表5　Von Harnackの表

年齢	新生児	3カ月	6カ月	1歳	3歳	7.5歳	12歳	成人
薬用量	1/20〜1/10※	1/6	1/5	1/4	1/3	1/2	2/3	1

※新生児・低出生体重児に対する用量は体表面積より算出すると高値となるため、いったん乳児の1/2〜1/4量を投与して評価する。

も合理的といわれ[※16]、体表面積を用いた計算式から各年齢の投与量を求めた **Von Harnackの表** がよく用いられる（**表5**）。しかしながら、すべての薬にこの表が適用できるわけではない。

 ※16　体表面積は、細胞外液量とよく相関することが知られている。

そのため、「もし**医薬品添付文書**に年齢、体重、体表面積ごとの投与量が記載されているならばそれに従い、添付文書に記載がない場合はVon Harnackの表などによって投与量を換算する」というのが実際的だろう。特に、治療域が狭い薬では文献に基づき慎重に投与量を決定すると同時に、血中薬物濃度のモニタリング（本章-6）も考慮するべきである。

注意するべき有害反応

いくつかの薬は、薬物動態上の理由により新生児などでは禁忌となっている。

▶核黄疸

すでに述べたように、新生児期のUGT1A1活性は低いため、ビリルビンのグルクロン酸抱合が起こりにくい。ビリルビンは血中でアルブミンと結合しているが、これを競合的に阻害する薬（**サルファ薬**など）が存在すると非抱合型ビリルビンが遊離し、これが中枢神経系に移行して**核黄疸**[※17]を誘発する可能性がある。このため、サルファ薬の**スルファメトキサゾール**を含むST合剤は、新生児および低出生体重児には禁忌であ

る。これと同じ理由で、セフェム系抗生物質の**セフトリアキソン**も新生児および低出生体重児には禁忌となっている。

 ※17　核黄疸とは、非抱合型ビリルビン（グルクロン酸抱合を受けていないビリルビン）が血液脳関門を通って脳に沈着したため、神経細胞が損傷される状態である。さまざまな原因により、アルブミンと結合していない非抱合型ビリルビンが増加したときに起こり、血液脳関門が未熟な低出生体重児では特に起こりやすい。

▶灰白症候群

また、主にグルクロン酸抱合で代謝される**クロラムフェニコール**は、新生児に**灰白症候群**(グレイ)※18という有害反応を起こすことがあり、新生児および低出生体重児には禁忌である。

 ※18　新生児では、クロラムフェニコールをグルクロン酸抱合で速やかに代謝できないため、クロラムフェニコールの血中濃度が過度に上昇し、低体温症、チアノーゼ、筋弛緩、循環虚脱などを起こすことがあり、しばしば致死的となる。循環虚脱によって皮膚が灰白色になるため、このように呼ばれる。

▶免疫抑制

塗布剤として用いられるアトピー性皮膚炎治療薬の**タクロリムス**は、血中濃度上昇による有害反応のリスクにより、小児では、年齢や製剤中タクロリムス濃度などによっては禁忌とされている。

<u>薬力学（薬理作用）</u>の生後変化については不明な点が多く、知識は限られているが、小児に起きやすい有害反応はいくつか知られている。重篤な有害反応を起こしうる薬では、添付文書の「禁忌」もしくは「特定の背景を有する患者に関する注意」の項に記載がある。

▶抗菌薬

小児で禁忌とされる薬で最も多いのは抗菌薬である。なかでも**フルオロキノロン系抗菌薬**は大部分（オフロキサシン、レボフロキサシン、シ

プロフロキサシンなど）が禁忌とされている。これらは、主に非臨床試験で認められた幼若動物の関節障害が根拠となっている。禁忌ではないものの、**テトラサイクリン系抗生物質**（ミノサイクリン、ドキシサイクリンなど）は歯牙着色・エナメル質形成不全や骨発育不全を起こすことがあり、「他の薬剤が使用できないか、無効の場合にのみ適用を考慮すること」とされている。

▶オピオイド

オピオイド性鎮咳薬（**コデイン、ジヒドロコデイン**）、鎮痛薬（**トラマドール**）、止瀉薬（**ロペラミド**）は呼吸抑制のリスクが指摘され、12歳未満の小児（ロペラミドは低出生体重児、新生児、6カ月未満の乳児）で禁忌とされている。また、オピオイド性麻酔薬の**プロポフォール**は、因果関係は明らかではないが死亡例が報告されているため、「集中治療における人工呼吸中の鎮静」を目的として小児に用いてはならないとされている。

▶抗ヒスタミン薬、NSAIDs

抗アレルギー薬や抗炎症薬にも禁忌またはそれに近い薬がある。第1世代の抗ヒスタミン薬（**クロルフェニラミン、シプロヘプタジン、プロメタジン**など）は、呼吸抑制や、中枢神経系への抗コリン作用による痙攣などを起こすことがあり、新生児や乳幼児で禁忌とされているものが多い。

NSAIDsは一般的には禁忌ではないが、**インドメタシン**関連薬には有害反応のリスクにより禁忌に近い扱いになっているものがある。

適応外使用という問題

小児の薬物治療について書いてきたが、実際には小児の臨床薬理学的データは乏しく、多くの場合、薬物治療は成人の用法・用量に基づいて

実施されている。そもそも、小児科で用いられている薬のなかには、小児に対する安全性は確立していないことが添付文書に記載されているものが40％ほどもあり、また小児への適応について記載がないものが30％ほどもある。つまり、合わせて約70％の薬がいわば**適応外使用**[※19]されているのである。これは、小児を対象に行われる臨床試験が少ないためで、現状では、小児に対する有効性・安全性が保証されていない薬を使わざるを得ないということだ。小児を対象とした臨床試験の充実は今後の大きな課題である。

※19　承認されている効能・効果以外、または、承認されている用法・用量以外で薬を使用すること。

参考文献
1) Abduljalil K, et al：Changes in individual drug-independent system parameters during virtual paediatric pharmacokinetic trials: introducing timevarying physiology into a paediatric PBPK model. AAPS J, 16：568-576, 2014

第7章 薬物治療のカスタム化

4 高齢者と薬

超高齢社会と薬物治療

　WHOと国連の定義では、高齢化率（人口に占める65歳以上の比率）が7％、14％、21％以上を占める場合を、それぞれ**高齢化社会** aging society、**高齢社会** aged society、**超高齢社会** super-aged society という。日本は、1970年に高齢化社会、1994年に高齢社会、2007年に超高齢社会となった。2023年の高齢化率は29.1％（男性26.0％、女性32.1％）と推計されており、すでに「超超高齢社会」と呼んでよいほど高齢者の割合が増えている。

　高齢になるほど多くの疾患に罹患しやすくなり、薬を飲んでいない人は少なくなる。しかも、同時に複数の医療機関にかかっている人、同時に複数の薬を飲んでいる人が多くなる。一方、加齢により、薬の飲み方をきちんと守れない人も増加する。今日、ほとんどすべての医学専門領域で、薬物治療において高齢者への配慮を欠かすことはできない。

　薬効や有害反応の現れ方は、加齢により大きく変化する。その理由については、薬物動態の変化と薬理作用の変化に分けて考えるとわかりやすい。前者の方がより大きく変化しやすく、薬効・有害反応の加齢による変化の大半を説明することができる。後者としては、有害反応の質の変化を理解することが重要である。

加齢による薬物動態の変化

▶ 吸収の変化

　高齢者では、薬物の吸収が概して低下・遅延する傾向がある。食事内容の変化（低脂肪食となる傾向）、胃粘膜萎縮による胃液pHの上昇、消化管粘膜血流の低下、消化管運動の減弱などが、薬物の吸収にさまざまな影響を及ぼす可能性がある。ただし、ほかの相に比べると変化は少ない。

▶ 分布の変化

　細胞外液量は加齢とともに減少する（本章-3）。これとともに**体脂肪率**が増加し、薬の分布に大きな影響が出る。水溶性の高い薬は、溶け込む水分量が減るため血中濃度が上昇し、薬効・有害反応が現れやすくなる。一方、脂溶性の高い薬は、相対的に増加した脂肪に溶けて体内に長く留まるため、作用時間が長引きやすくなる。

　血漿蛋白質の変化も薬の分布に影響する。高齢者では**アルブミン**が減少傾向となるため、アルブミン結合率の高い薬（第4章-3）では、遊離形が増加して薬効・有害反応が強く現れやすくなる。逆に、炎症性疾患に罹患する人が増えることにより**$α_1$-酸性糖蛋白質**[20]は増加することが多く、これに結合する薬（第4章-3）では、遊離形が減少して薬効・有害反応が弱まる可能性がある。

※20　$α_1$-酸性糖蛋白質（$α_1$AG）は、主に肝臓でつくられる急性相反応蛋白質の1つである。炎症性疾患や手術後などにCRPより1日ほど遅れて増加し、4〜7日で最高値となり、炎症が鎮まるとともに減少する。半減期は約5日である。

▶ 代謝の変化

　CYPなど薬物代謝酵素分子の機能は、高齢者でもたいして変わらない。しかし、肝血流量や肝重量は加齢とともに減少する傾向があるため、こ

れらの影響を受けやすい薬ではクリアランスが低下して血中濃度が上昇しやすくなり、薬効も有害反応も強くなる（**本章-6**）。

なお、小腸の薬物代謝能（主にCYP3Aによる）は、加齢による変化を受けにくいとされる。

▶排泄の変化

排泄は、加齢の影響を最も受けやすいプロセスである。薬の排泄を担う主要臓器は腎臓と肝臓だが、いずれの機能も加齢により低下する。

特に**腎臓**は、加齢の影響を最も強く受ける臓器の1つである。腎臓は、**ネフロン**と呼ばれる機能単位がたくさん集まってできているが、ネフロン数は加齢とともに減り、主に**糸球体濾過率（GFR）**が低下することで加齢とともに排泄能が衰える。その速さは人によるが、平均すると、80歳では20歳の半分近くまで機能が低下する（**図6**）。大部分の薬（あるいはその代謝物）は腎臓から排泄されるので、腎機能が低下すると多くの薬の血中濃度が上昇しやすくなり、また体内に薬が長く留まりやすくなるため、薬効も有害反応も強く現れやすくなる。

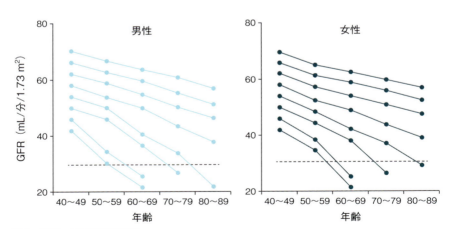

図6　加齢による腎機能の変化
糸球体濾過率（GFR）は加齢とともに低下する。70～79歳でGFRが40以上あれば腎機能低下は緩やかだが、40未満だと低下が速くなる。
文献1より引用。

したがって、適切な薬物治療を行うには腎機能を正しく評価し、それに合わせて薬の投与量・投与間隔を調節することがきわめて重要だ。**血清クレアチニン値（Scr）** の測定は最も簡単な腎機能検査だが、注意しなければならないのは、この値は筋肉量に影響されるということである。高齢者では筋肉量が減少するため、腎機能が低下してもScrは上昇しにくい。したがってScrだけで腎機能を評価するのは危険である。できればクレアチニンクリアランスを測定し、最低でも推算GFRにより評価する（本章-6）。

薬理作用の変化

薬の作用機序（標的分子への結合から作用発現までのプロセス）は、年をとっても基本的には変わらない。しかし、加齢とともに体のいろいろな機能が衰えていくため、高齢者では若年者とは性質の異なる有害反応が現れやすくなる。

なかでも、中枢神経機能の衰えにより精神症状や神経症状が現れやすいことが、高齢者の有害反応の特徴である。さまざまな薬物により、**中枢神経症状**（幻覚、妄想、錯乱、不安、抑うつ、傾眠、記憶障害、不随意運動など）や、**自律神経症状**（起立性低血圧、便秘、尿閉、尿失禁など）が起こりやすくなる。また、「元気がない」「食欲がない」「ふらふらする」など、あまり特徴のない症状が高齢者ではよくみられる。特に、**向精神薬**や**自律神経作用薬**を用いるときには、そのような症状が現れやすいので注意を要する。一方、**心機能**も薬物の影響を受けやすく、β受容体拮抗薬など心機能を低下させる薬により、潜在していた心不全が顕在化することもある。

このような症状を、薬が原因と気づかずに本当の病気だと思い込み、症状を軽くしようとさらに新たな薬を追加したりすると、いたずらに有害反応を増やしかねない[※21]。また、足もとがおぼつかないのを薬の有害反応とは気づかず「年のせいだろう」と片付けてしまうと、ふらつきの

ため転んで骨折し、寝たきりとなって命を縮めることになりかねない。

 ※21 有害反応を新たな病気と誤認、これを抑えようと別の薬を処方、すると新たな有害反応が発生、これに対してさらに別の薬を処方……という過程が繰り返される状態は"**処方カスケード**"と呼ばれる。

高齢者の薬物治療：7つのポイント

▶ 1) 不必要な薬を処方しない

　高齢者は多くの症状を同時に訴えることがしばしばある。もし、それらすべてに対症療法薬を投与したとすると、あっという間に「薬漬け」状態になってしまう。すると有害反応のためにさらに症状が増え、有害反応の症状に対してさらに薬を処方する、という悪循環に陥ってしまう。そのため不必要な薬は処方せず、併用は最小限にとどめることが重要である。安静や食事療法、運動療法など、薬を用いない非侵襲的手段で改善する見込みがあるのなら、まずはそれを試みるべきである。

　予防薬を処方する場合は、何年も先に起こるかもしれない病気を予防することと、明日起こるかもしれない有害反応を回避することのどっちが重要か、患者の年齢も考慮して薬物使用の是非を判断するべきだ。

▶ 2) 高齢者に合った薬を選ぶ

　添付文書上、「高齢者には禁忌」とされている薬は少ないが[※22]、高齢者に用いる場合は特に慎重さが求められるものはきわめて多い。高齢者に起こりやすい有害反応を予測しながら薬を選択することが大切である。

　特に、衰えている生理機能をさらに低下させるような薬物の使用には慎重になるべきだ。意識レベルを低下させる**向精神薬**や、心機能を抑制する**β受容体拮抗薬**などがその代表である。また、腎機能が大きく低下していることが多いので、腎毒性のある薬物は極力避け、尿中排泄率の

高い薬は特に慎重に用いる。

※22 PMDAのWebサイトで検索したところ、添付文書の「禁忌」の項目に「高齢者」およびそれに準ずる言葉が記載されている薬は、ブホルミン、オキシブチニン、シプロヘプタジン、リン酸二水素ナトリウム一水和物・無水リン酸水素二ナトリウムの4種類であった。そのうち、単に高齢者というだけで禁忌なのはビグアナイド薬の**ブホルミン**のみであり、そのほかの薬では何らかの条件付きの高齢者が禁忌の対象だった。ブホルミンが高齢者に禁忌とされている理由は、「一般に高齢者では腎・肝機能等が低下している。腎機能低下による本剤の排泄の減少、肝機能低下による乳酸の代謝能の低下が乳酸アシドーシスをあらわれやすくすることがある」とされている。ブホルミンよりメトホルミンの方が乳酸アシドーシスを起こしにくいという明白なエビデンスはないようだが、メトホルミンの方はもちろん高齢者にも使用できる（ただし警告付きだ）。

また、同じ薬（有効成分）を処方するとしても、高齢者に合った剤形を選ぶのも大切だ。大きな錠剤の嚥下が難しいため砕いて飲ませていると耳にすることがあるが、粉砕すると薬物動態が変わる可能性があるため、基本的には避けるべきである。そのような高齢者には、口腔内崩壊錠、散剤、液剤、外用剤などへの変更を検討する。

▶3）原則として、少なめの用量からはじめる

有害反応を回避するため、薬は原則として少量から投与を開始し、患者の状態を観察しながら徐々に適量まで増量する。ただし、急いで効果が現れてくれないと危険な場合や、少量投与では耐性菌の出現を招いてしまう抗菌薬などは例外で、はじめから十分量を投与する。維持量が決まってもできるだけ頻繁にモニタリング（診察）し、無理な長期処方は避ける。

▶4）用法をできるだけ単純化する

正しく使用しなければ薬は有害無益である。たとえ処方箋に正しい使い方を記しても、それが守られなければ意味がない。若い人でもそうだが、特に高齢者では複雑な使用方法を守ってもらうことは容易ではない。いろいろな投与法の薬を混在させず、できるだけ用法を単純化することが重要である。1日1回、週1回、月1回などの投与ですむ薬があれば、

それを優先させる。

どうしても複雑な処方にせざるを得ないなら、**1包化**や**ピルケース**の使用などを考慮する。しかし、1包化にも問題がないわけではない。1包化では、1回に飲む裸錠を1袋にまとめて分包するが、いったん分包してしまうと、どれが何の薬なのか識別コードを調べないかぎりわからなくなる。もし途中で特定の薬を除きたいという事態が生じても、少なくとも患者にそれをやってもらうのは難しい。やはり、1包化など必要のないシンプルな処方を心がけるべきだろう。

▶5) 対症療法薬を漫然と処方しない

長期にわたって使用しなければならない薬も多いが、一時的な症状に対する対症療法薬を漫然といつまでも続けてはならない。

たとえば、高齢者は体のあちこちに痛みを訴えることが多く、これに対して**抗炎症薬**（多くの場合、**NSAIDs**）がしばしば処方される。しかし漫然と処方を続けると、心血管障害、腎障害、消化管障害などさまざまな重い有害反応が起こる可能性がある。抗炎症薬は、特別な疾患の場合を除けば、ずっと飲み続けるべき薬ではない。

また、「狭心症の予防」のために**ニトログリセリン**の貼付剤を毎日使っている高齢者をよく見かけるが、これは無意味なばかりか、有害である可能性すらある。ニトログリセリンなどの有機硝酸薬は持続的に用いると耐性を生じ、ほんとうに狭心症が発症したときには効かなくなってしまう。そればかりか、酸化ストレスを増大させ心血管系の機能を障害する可能性すらあり[2]、連用するべきではない。

▶6) ほかの医療機関の処方に注意を払う

高齢者は、しばしば複数の医療機関に通院し、それぞれから薬を処方されている。これに気づかない医師がさらに薬を処方すると、同薬や類薬がすでに処方されていたり、「併用注意」や「併用禁忌」の薬が処方されていたりして、過量投与や相互作用による有害反応を誘発しかねない。

ほかの医療機関で処方された薬が確実にわかる仕組みは今のところ不十分で、依然として患者から聞き取るか、**「おくすり手帳」**を患者が持っていれば見せてもらうしか方法がない。いつも患者の話をよく聞き、ほかから処方されている薬や自分で購入して使っている薬などを常に把握しておくことが重要である。

▶7) 服薬[※23]を管理する

認知症ではなくても、高齢者は理解力・判断力が低下していることが多く、薬の用法を正しく守ってもらうのは難しい場合がある。患者の**日常生活動作（ADL）**や**生活環境**には十分注意を払い、自分できちんと薬の管理ができない状況であれば、それに応じた対策を講じる必要がある。家族にも治療の内容や注意点について説明し、信頼できる人に薬の管理を頼むのもよい。独居の場合には、それに代わる対策を考える必要がある。

※23 慣例に従って「服薬」と書いたが、投与ルートは内服とはかぎらない。坐剤、貼付剤、塗布剤、点眼剤、吸入剤などは内服するわけではないし、また、インスリン以外でも自己注射剤が増えている現状を考えると、「服薬」に代わる用語を考案する必要がありそうだ。薬を用いるという意味で「用薬」という言葉が昔はあったようだが、これを復活させてはどうだろうか。

参考文献

1) Imai E, et al : Slower decline of glomerular filtration rate in the Japanese general population: a longitudinal 10-year follow-up study. Hypertens Res, 31 : 433-441, 2008
2) Münzel T&Gori T : Nitrate therapy and nitrate tolerance in patients with coronary artery disease. Curr Opin Pharmacol, 13 : 251-259, 2013

第7章 薬物治療のカスタム化

5 妊娠と薬

女性と薬

　女性特有の病気に対する薬はたくさんある。しかし、両性を対象としていながら使い方に性差がある薬というのは少ない。一般的に言って、薬物動態・薬理作用にはそれほど性差がないからだろう。用法・用量に性差がある薬をPMDAのWebサイトで検索してみると、**ラモセトロン**、**ヒドロキシクロロキン**、**メトレレプチン**がヒットした。

　ラモセトロンは5-HT$_3$受容体拮抗薬で、過敏性腸症候群（IBS）の治療薬である。下痢型IBSに対して、成人女性の用量は成人男性の2分の1とされている[※24]。SLEの治療薬ヒドロキシクロロキンは、男性に比べて女性の用量は若干少なく定められている。逆に、脂肪萎縮症の治療薬メトレレプチンでは、成人女性の用量は男性の2倍となっている。

※24　ラモセトロンは、第Ⅲ相試験で女性への5 μg投与は有意な効果がなかったことと、男性に比べて有害事象（便秘など）が多い傾向があったこと、またCmaxとAUCが男性に比べて高かったことから、2008年7月に男性のみに承認された。その後、女性下痢型IBS患者で用量反応性を見る第Ⅱ相試験が行われて効果と有害事象から2.5 μgが推奨され、次いで行われた2.5 μgでの第Ⅲ相試験および長期投与試験で女性での有効性・安全性が確認され、2015年5月に女性への適応が追加された。

　また、インスリン抵抗性改善薬**ピオグリタゾン**は女性に浮腫・体液貯留を起こしやすいため（この理由は明らかではないが、女性ホルモンが関与する可能性がある）、女性は男性の2分の1量から始めることが望ましいとされている。

　ともあれ、女性への処方について医師も患者も最も敏感になるのは、

患者が妊娠しているときおよび妊娠を希望しているときに違いない。患者だけではなく、生まれて来る児にも影響が及ぶ可能性があるとすれば当然だろう。

そこで、本節では妊娠と薬の関係について解説したい。妊娠と薬については、2つの側面から見る必要がある。1つは、妊娠に伴う母体側の変化である。妊娠により体の構造と機能が大きく変化するため、主として薬物動態が変わる。もう1つは、言うまでもなく胎内曝露の影響だ。本節では、より重要な後者について主に解説するが、その前に、前者についても少しだけ見ておこう。

妊娠による薬物動態の変化

妊娠に伴って女性の体は大きく変化するので、それによってADME（吸収・分布・代謝・排泄）もさまざまに影響を受ける。その結果、非妊娠時と比べて薬の血中濃度が上昇したり低下したりし、薬効や有害反応の現れ方が強くなったり弱くなったりする可能性がある。

▶吸収

薬の吸収については、プロゲステロンや子宮増大の影響で消化管運動が抑制されて便秘がちとなるため、遅延することが多い。

▶分布

薬の分布は、胎盤形成に伴って大きく変化する。胎盤に血液を供給するため循環血液量が増加し、また体脂肪が増加する。このため、水溶性の高い薬も脂溶性の高い薬も血中濃度は低下傾向となる。ただし、血漿量が増えるためアルブミン濃度が低下し、遊離形薬物の濃度が上昇しやすい可能性がある。

ほとんどの薬は単純拡散により胎盤を通過し、胎児へ移行しうる。低分子、脂溶性、非イオン性、遊離形の薬がより通過しやすい。また、妊

娠の進行とともに絨毛膜が薄く広くなるため、移行しやすくなる[※25]。

 ※25 この胎盤通過性を利用して胎児の治療を行うこともある。

代謝・排泄

薬物代謝酵素活性の変化は一概には言えないが、腎血流量・糸球体濾過率は増加するため腎クリアランスは増大する。

このように、妊娠によって薬物動態の各相は変わるが、最終的に血中濃度がどう変化するかを一般化するのは難しいため、個々の薬について検討されるべきである。

胎内曝露の影響

妊娠時の薬の使用が児に及ぼす影響は、妊娠週数により大きく異なる（図7）。

一般に、妊娠8週未満の児を**胎芽** embryo、それ以後を**胎児** fetusと呼ぶ。胎芽期には、体の重要な諸器官（脳や眼、心臓、手足など）が次々に発生しはじめる。しかし、まだ人間らしい姿にはなっていない。胎児期になると、だんだん人間らしい姿になり、体全体が大きく発達してゆく。

胎芽から胎児への変化は連続的に起こるため、胎内曝露の影響をある時点で完全に分けることはできないが、概して、胎芽期には薬の**発生毒性** developmental toxicity（いわゆる**催奇形性** teratogenicity）が問題となり、胎児期には成長・発達への悪影響（**胎児毒性** fetotoxicity）が問題となる。

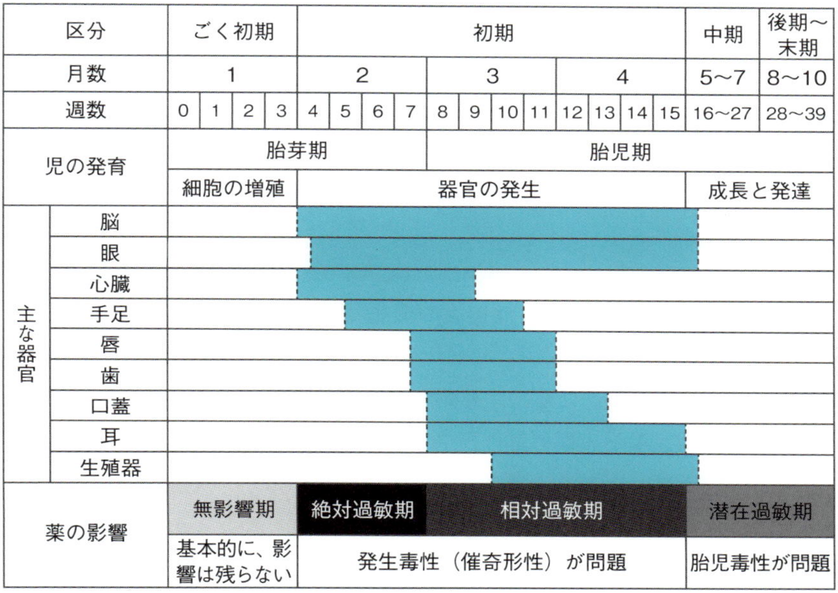

区分	ごく初期	初期			中期	後期〜末期
月数	1	2	3	4	5〜7	8〜10
週数	0 1 2 3	4 5 6 7	8 9 10 11	12 13 14 15	16〜27	28〜39
児の発育	胎芽期		胎児期			
	細胞の増殖	器官の発生			成長と発達	
主な器官		脳／眼／心臓／手足／唇／歯／口蓋／耳／生殖器				
薬の影響	無影響期	絶対過敏期	相対過敏期		潜在過敏期	
	基本的に、影響は残らない	発生毒性（催奇形性）が問題			胎児毒性が問題	

図7　ヒトの発生と薬の影響
文献1 p137より引用。

▶ 発生毒性

発生毒性が最も現れやすいのは**妊娠4〜7週**である。この時期は、体の主要器官が発生するピークだからだ。

胎芽への薬の悪影響が大きな注目を浴びるようになったきっかけは、約65年前に起こった**サリドマイド薬害事件**だ[※26]。サリドマイドほど著しい発生毒性を示す薬はまれだが、胎芽に害を及ぼす可能性が高い薬は少なくない。発生毒性の有無は人では試せないので、安全とされている薬も、動物実験の結果と過去に使用した経験からそう言っているに過ぎない。大部分の器官発生が終わる**妊娠12週**頃までは、薬の使用は極力避けるべきである。

 ※26　**サリドマイド** thalidomide は、旧西ドイツで開発され、1957年10月に発売された催眠鎮静薬で、日本でも翌年1月に発売された。ところが、妊娠初期に内服すると四肢短縮、外耳欠損などさまざまな異常をもった児が生まれたため、西ドイツ市場からは1961年11

月に回収された。しかし日本では1962年9月まで販売され続け、西ドイツに次いで多い被害者（公式に認定された被害者は309人）を出した。事件の後、新薬開発の規制が強化され、特に、催奇形性に関する詳しい動物実験データが要求されるようになった。サリドマイドはいったん市場から姿を消したが、1990年代より多発性骨髄腫などの治療薬として復活し、レナリドミドなどの誘導体も開発されている。いずれも催奇形性があるため、厳しい管理下で使用される。

▶ 胎児毒性

　妊娠16週を過ぎると諸器官の発生はあらかた完了しているので、発生毒性は現れにくくなる。しかし、発生毒性に代わって問題となるのが、胎児の成長や発達に及ぼす悪影響（**胎児毒性**）である。これは、成人にも起こるような通常の毒性反応が胎児に起こったもの、と考えてよい。母体と胎児の血液は胎盤により隔てられているが、大部分の薬は胎盤を通過して胎児の血液中に入るため、胎児の体に何らかの作用を及ぼす可能性があるわけだ。したがって、妊娠中期以降にも薬に対する細心の注意が必要となる。

　妊娠週数による薬の影響の違いをまとめると、**表6**のようになる。

表6　妊娠週数と薬物の影響

妊娠週数	薬物の影響
受精～妊娠3週末 （受精・着床期）	残留性のあるものを除いて、この時期に投与された薬物が問題になることはまれ。薬が受精卵に影響を及ぼしても、着床しないか流産する。着床・発育できれば、妊娠を問題なく継続できるとされる。
妊娠4～7週末 （胎芽期）	中枢神経・眼・心臓・消化器・四肢など重要器官が発生する時期に当たり、薬物の発生毒性に最も敏感な時期。薬物投与に最も慎重になるべき時期で、不必要な薬物の使用は絶対に避ける。
妊娠8～15週末 （胎児期早期）	性器の分化や口蓋の閉鎖などがまだ進行するため、発生毒性のある薬は避けるべき。一方、胎児毒性の問題が相対的に大きくなる。
妊娠16週～分娩 （胎児期後期）	この時期に投与された薬物が発生毒性を示すことは少ない。しかし、胎児毒性が成長・発達に悪影響を及ぼす可能性があり、薬物治療には引き続き注意する。

文献1 p138より引用。

薬物治療の原則

　胎芽・胎児のリスクにどう対応するべきか、これはたしかに難しい問題だ。しかし、薬による先天異常（発生毒性）の発生頻度はそれほど高いものではない。子どもの先天異常の大部分は原因不明で、明らかに環境への曝露によるとみなされるものは数％にすぎず、薬によると推定されるものはそのなかのごく一部だといわれる。一方、胎児毒性は多くの場合、薬の使い方を改善することで解決できる。むしろ、薬の影響を過度に心配するほうが、妊娠に悪影響を与える可能性がある。

　薬物治療を行わないことによる母体や児へのリスクの方が、児への薬のリスクより高いと判断されれば、たとえ妊娠中であっても積極的に（ただし慎重に）薬を使うべきだ。病気を放置する方が生まれてくる子どものためにならない。経験上安全性が高いとされている薬を使えば、過剰な心配は無用である。母体の生命を脅かすような重い病気の場合、児への危険性が多少あっても薬を使わざるを得ないこともある。いずれにせよ、薬物治療の利益とリスクを十分説明し、患者（妊婦）の理解と同意を得たうえで薬を用いること（**インフォームド＝コンセント**）が大切である。

　妊婦の薬物治療の原則をまとめると、次のようになるだろう。

> ① 可能なかぎり、**妊娠12週**（特に**9週**）までは薬物使用を避ける。
> ② ただし、母体の疾患が重篤な場合や、児に対する母体疾患の影響が大きいと考えられる場合は、積極的に薬を用いて治療する。
> ③ 可能なかぎり胎芽・胎児に安全とされる薬物を用い[※27]、一般に少量から慎重に投与する。
> ④ インフォームド＝コンセントを得る。

※27　添付文書の「妊婦」の項の記載に従うのが最低限の条件だが、当該薬のリスクについて詳

しく知りたい場合は、『Briggs Drugs in Pregnancy and Lactation』(Wolters Kluwer) の最新版を参照するとよい。

妊娠中よくみる病気への対応

妊娠中にみられる疾患を数え上げるときりがないので、ここでは代表的な疾患の薬物治療について簡単にまとめる。ただ、これらはあくまで基本的な考え方であり、実際には個々の症例の状況をよく考慮して治療方針を決めるべきである。

▶細菌感染症

抗菌薬（抗生物質や合成抗菌薬）を必要とする事態は妊娠中にしばしば起こる。第一選択はβ-ラクタム系（ペニシリン系、セフェム系）、第二選択はマクロライド系とアミノグリコシド系（腎機能障害のないとき）とされている。一方、テトラサイクリン系は児の骨の発達障害をきたす可能性があるため、またフルオロキノロン系は安全性が確認されていないため使用を避ける。

▶炎症と発熱

ふつうの風邪であっても、高い熱が出て苦しいときなどには抗炎症薬や解熱鎮痛薬がほしくなる。また、風邪以外でも必要なことは多い。**NSAIDs**には発生毒性は認められていないので、必要なら妊娠初期には使うことができる。しかし妊娠後期では、シクロオキシゲナーゼの阻害によりプロスタグランジンE_2産生が低下し、動脈管が収縮・閉鎖して胎児循環が維持できなくなったり、分娩が遅延したり、羊水過少となったりして胎児毒性が強い。このため、NSAIDsは妊娠後期にはほとんどが禁忌とされている。解熱鎮痛薬の**アセトアミノフェン**は比較的安全とされており、普通、妊娠中にはまずこれを選択する（ただし、アセトアミノフェンに抗炎症作用はない）。

自己免疫疾患

関節リウマチ（RA）や**全身性エリテマトーデス**（SLE）をはじめとする自己免疫疾患は、女性に好発するものが多いこともあり、妊娠を希望する患者や妊娠中の患者の薬物治療には配慮が必要となる。

非妊娠時には一般に**副腎皮質ホルモン薬**、**免疫抑制薬**、**NSAIDs**などが使われる。このうち副腎皮質ホルモン薬は、「有益性が危険性を上回ると判断される場合」には、妊婦または妊娠している可能性のある女性に使うことができる。NSAIDsの使用については、前述のように妊娠時期による。

免疫抑制薬は、動物実験から発生毒性や胎児毒性が起こりうるとされるものが多く、以前は多くの薬が妊婦には禁忌とされていた。そのため自己免疫疾患（や臓器移植患者）の治療に支障をきたすことが多かったが、2018年に**シクロスポリン**、**タクロリムス**、**アザチオプリン**の禁忌が解除され、「有益性が危険性を上回ると判断される場合」には使用可能となった（ただし、アザチオプリンは「投与期間中の妊娠を可能な限り避けさせることが望ましい」とされている）。また、SLEの標準治療薬**ヒドロキシクロロキン**や、最近増えている**生物学的製剤**の多くも、「有益性が危険性を上回ると判断される場合」には使用可能である。一方、メトトレキサートやミコフェノール酸モフェチルはリスクが大きいとされ、禁忌となっている。

てんかん

抗てんかん薬を用いている妊婦から生まれた児の先天異常の頻度は10％を超え、一般の出産の倍以上に高まるとされている。しかし著しくリスクが高いわけではないので、きちんと予防・治療をすれば妊娠・出産は可能である。発生毒性を完全に避けるためには薬を中止したいところだが、てんかん発作を予防しなければ流産、低酸素症、死産などのリスクが大きくなる。発生毒性は薬をいくつも使うと起こりやすくなるため、

可能な限り多剤併用を避け、最も有効な薬を1剤だけ必要最小量投与するのが原則である。

▶ 高血圧症

慢性疾患のうち妊娠に伴う頻度が最も高いのが高血圧症だ。塩分制限などの非薬物療法が基本だが、血圧がコントロールできないときは降圧薬を用いざるを得ない。ただし、一般患者によく用いられる薬の多くが妊婦にとって禁忌もしくはそれに準ずる扱いとなっており、使える薬は限られる。

教科書的には、安全性が高い**メチルドパ**や**ヒドララジン**、**ラベタロール**などが勧められているが、十分な降圧が得られないことや母体への有害反応が現れることがしばしばある。

❶ カルシウムチャネル遮断薬

降圧効果が高い**カルシウムチャネル遮断薬**（いわゆる**カルシウム拮抗薬**）は、毒性の恐れがあるとして妊婦に対してはほとんどが禁忌とされてきたが、実際には懸念されるような毒性は少ないと判断され、最近では徐々に解禁されつつある。2022年12月の添付文書改訂で、**ニフェジピン**と**アムロジピン**は全妊娠期間で用いることができるようになった（それ以前は、ニフェジピンのみ妊娠20週以降なら用いることができた）。

❷ そのほかの降圧薬

チアジド系利尿薬は使用可能だが、電解質異常などの胎児毒性に注意する必要がある。ループ利尿薬は脱水により児に害を及ぼす可能性があり、特に妊娠高血圧症候群（旧名称：妊娠中毒症）に対しては使用を避けるべきである。**β受容体拮抗薬**は、児の発育遅延や呼吸抑制をもたらす可能性があるため、なるべく避けた方がよいとされる。**α受容体拮抗薬**や**硝酸薬**は比較的安全に用いることができる。

絶対に用いてはならないのは、レニン-アンギオテンシン系を阻害す

る薬（レニン阻害薬、アンギオテンシン変換酵素阻害薬、アンギオテンシン受容体拮抗薬）である。アンギオテンシンは児の発生・発達に重要な役割を果たすと考えられ、これを阻害することで発生毒性や胎児毒性が現れる可能性がある。なお、原発性アルドステロン症などに必要な**ミネラルコルチコイド受容体拮抗薬**（スピロノラクトン、エプレレノン、エサキセレノンなど）は、「治療上の有益性が危険性を上回ると判断される場合にのみ」用いることができる。

▶糖尿病

　血糖コントロールが悪いと母体や児にさまざまな合併症を起こすので、きちんと治療することが重要である。食事療法でコントロールが難しければ、原則として**インスリン**の投与を行う。インスリンはポリペプチドなので胎盤を通過できず、児に低血糖などの有害反応を起こす可能性が低いためである。

　経口血糖降下薬は、発生毒性を示すという明らかな証拠はないが胎盤を容易に通過するため、スルホニル尿素薬、ビグアニド薬[※28]、チアゾリジン薬など多くが禁忌またはそれに準ずる扱いとなっている。**α-グルコシダーゼ阻害薬**と**DPP-4阻害薬**の多くは、添付文書上、「治療上の有益性が危険性を上回ると判断される場合にのみ投与を考慮すること」となっており、使えないことはない。**SGLT2阻害薬**は、「禁忌」の項に妊娠とは書かれていないが、「妊婦」の項には「妊娠中の投与に関する安全性は確立されていない」ため「妊婦又は妊娠している可能性のある女性には本剤を投与せず、糖尿病患者ではインスリン製剤等を使用すること」と書かれており、使えるのかどうかが曖昧である。また、**GLP-1受容体拮抗薬**も「禁忌」項目にはあげられていないが、妊娠動物の実験で毒性が認められたため「本剤を投与せずインスリン製剤を使用すること」とされている。

　以上のような記載により、妊娠前から経口血糖降下薬を用いている女性は、妊娠を計画した時点で原則としてインスリンに変更する。

※28　海外には、妊娠時にメトホルミンを使える国が多い。

▶脂質異常症

　基本的には、妊娠中は薬物治療を行わない。HMG-CoA還元酵素阻害薬は発生毒性を示す可能性があり、妊婦には禁忌である。フィブラート系薬も妊娠に対する安全性が確立されていないため、禁忌とされている。陰イオン交換樹脂は、体内に吸収されないため理論上は危険性が低い。しかし、通常の脂質異常症であれば、あえて妊娠中に薬物治療をする必要性は小さい。

▶甲状腺機能亢進症

　若い女性に多い疾患であり、妊娠に合併することも稀ではない。甲状腺機能亢進症は妊娠に悪影響を与えるため、妊娠中も治療しなくてはならない。抗甲状腺薬には**チアマゾール**と**プロピルチオウラシル**の2種類があり、いずれも用いることはできる。しかし、チアマゾールを飲んだ妊婦から先天異常の児が生まれたという報告があるため、妊娠中にはプロピルチオウラシルを用いるのが一般的となっている。

　甲状腺ホルモン値は、妊娠中期までは非妊娠時と同様にコントロールしてよいが、妊娠末期には、胎児の甲状腺機能を正常に維持するため、少量投与で遊離サイロキシン濃度を正常上限程度に維持する。

▶気管支喘息

　気管支喘息の第一選択薬は**副腎皮質ホルモン薬、β₂受容体作動薬**の吸入剤である。これらの薬には動物実験で発生毒性が認められているものの、吸入剤では全身曝露量が小さいため大きなリスクはないと考えられ、薬物治療を大きく変更する必要はない。そのほか、**テオフィリン**も使用可能である。**クロモグリク酸**も使用できるが、ほかの抗アレルギー薬は安全性が確認されていないので「治療上の有益性が危険性を上回ると判

断される場合にのみ投与する」とされているものが多い。

男性の避妊が必要な薬

　男性に投与された薬によって起きる発生毒性や胎児毒性については、顧みられることが比較的少ない。しかし、血液睾丸関門のバリア機能は弱いため、精巣は多くの薬に曝露されうる。精液中へ移行した薬が精子の形態異常や機能異常をもたらす可能性や、妊娠や児に影響を与える可能性がある。

　特に、**リバビリン**や**サリドマイド**とその誘導体などは、精液を介して女性に移行し、児に害を与える恐れが高いとされ、コンドーム使用の義務化や妊婦との性交禁止などの指示が添付文書に記されている。また、レチノイン酸誘導体（エトレチナート、タミバロテン）、サイトメガロウイルス感染症治療薬（ガンシクロビル、バルガンシクロビル）、レフルノミド、アザチオプリンなどには精子毒性があるため、男性にも避妊が必要である。

授乳と薬物

　大部分の薬は、受動拡散やトランスポーターによって母乳中へ移行する。低分子、非イオン性、脂溶性の薬ほど、さらに血漿蛋白質結合率の低い薬ほど受動拡散しやすい。また、母乳のpH（約6.8）は血漿のpH（約7.4）より小さいため、弱塩基性薬は**イオントラッピング**（第4章-2）により母乳中に集積しやすい。母乳と血漿の薬物濃度比を**M/P比** milk/plasma ratio というが、乳児の薬への曝露はM/P比だけでは決まらず、クリアランスなど児の薬物動態に大きく影響される。

　しかし、母乳を飲んだとき、有害反応を起こすほど乳児の血中濃度が上昇するかどうか、あるいは重篤な有害反応を起こしうるかなどの観点からみると、授乳期に使用が禁止されるべき薬はそれほど多くない。

一般に、授乳中に用いるべきではない（あるいは、使用中に授乳するべきではない）薬としては、抗がん薬、免疫抑制薬、放射性同位元素（放射性ヨードなど）、アミオダロン、リチウム、テオフィリン、抗精神病薬、抗てんかん薬、乳汁分泌を抑制する薬（エルゴタミン、ブロモクリプチン、経口避妊薬）などがあげられる。国立成育医療研究センターの「妊娠と薬情報センター」のWebサイトには、「授乳中に安全に使用できると考えられる薬」のリストが掲載されている[2]。

参考文献
1) 「くすりとからだ チーム医療のための臨床薬理学入門」（笹栗俊之/著），九州大学出版会，2022
2) 国立成育医療研究センター：妊娠と薬情報センター
　→https://www.ncchd.go.jp/kusuri/

第7章 薬物治療のカスタム化

6 肝障害と腎障害

臓器障害と薬

　どの臓器だろうと、機能障害が起これば薬物動態・薬理作用に無視できないほどの影響を及ぼす可能性はある。消化管に障害があれば経口投与される薬の吸収に影響が出ることは容易に想像できるし、皮膚に障害があれば塗布・貼付された薬の吸収に影響するかもしれない。脱水や体液貯留、消耗性疾患では薬の分布が変動する可能性が高い。また、心臓に障害があればβ遮断薬など心機能を抑制する薬の作用が増強されることもある。したがって、患者の病態によく気を配って薬を用いなければならないのは当然である。

　ただ、非常に多くの患者にみられ、しかも影響の及ぶ薬がきわめて多いのは、肝臓と腎臓の障害である。なぜなら、ほとんどすべての薬の体外除去をこの2つの臓器が担っているからだ。医師は、患者の肝機能と腎機能を確認することなく薬を処方してはならない。

肝障害時の薬物治療

▶肝クリアランス

　肝臓は、最大の代謝臓器であるとともに胆汁中への薬の除去を担う重要な排泄臓器でもあるため、肝障害は薬のクリアランスに大きな影響を与える。

　肝臓による薬物除去能（**肝クリアランス**）の定式化には、Well-Stirred

モデル[※29] がよく用いられる。このモデルによると、肝クリアランス（CL_h）は次のように表される[※30]。

$$CL_h = Q_h \times f_u \times CL_{int} / (Q_h + f_u \times CL_{int})$$

ただし、

- Q_h ：肝血流量
- f_u ：血漿蛋白質非結合形（遊離形）薬物の割合
- CL_{int} ：肝固有クリアランス（肝細胞内に入った薬を代謝・排泄で除去する能力）

このモデルに従うと、薬は、**肝血流律速型** flow-limited type と**肝処理能律速型** capacity-limited type の2つのタイプに大別できる。後述の肝機能評価および、肝疾患時の薬物動態の理解にも有用なので、ここで簡単に押さえておこう。

※29　「臓器血管内に流入した薬は瞬時に撹拌され（well-stirred）、臓器内では均一な濃度を示す」と仮定したモデル。肝クリアランスを考える際によく用いられる。

※30　式の導き方については薬物動態の専門書を参照してほしい。

❶ 肝血流律速型の薬

肝固有クリアランス（CL_{int}）が十分大きい薬がこのタイプに属する。CL_{int} が大きいので前述の式は近似的に $CL_h ≒ Q_h$ となり、肝クリアランスは肝血流量によって決まることがわかる。CL_h が Q_h に近くなるため、肝臓を1回通過したことによる薬物除去率 CL_h/Q_h は1に近い値となる。これは初回通過効果が大きいことを意味し、このような薬を経口投与すると、静脈内投与に比べて生体利用率はかなり低くなる。

代表的な薬物に、インドシアニングリーン、リドカイン、プロプラノロール、ニフェジピン、ジルチアゼム、ベラパミル、ニトログリセリンなどがある。

❷ 肝処理能律速型の薬

　肝固有クリアランス（CL_int）が十分小さい薬がこのタイプに属する。CL_intが小さいので上記の式は近似的に $CL_h ≒ f_u × CL_{int}$ となり、肝クリアランスは肝固有クリアランスと遊離形薬物の割合に依存し、肝血流量には依存しないことがわかる。このような薬は、経口投与後の初回通過効果を受けにくい。なかでも遊離形薬物の割合が小さい薬（$f_u ≦ 0.2$）では、蛋白質結合率のわずかな変動が肝クリアランスに影響する。

　代表的な薬物に、ジアゼパム、フェニトイン、カルバマゼピン、バルプロ酸、プロカインアミド、ワルファリン、テオフィリン、インドメタシンなどがある。

▶肝機能の臨床評価

　前述のように、肝障害は薬物除去能（主に代謝相と排泄相）に大きな影響を与えるが、初回通過効果の低下によって吸収相に、血漿蛋白質濃度の変化や体液貯溜により分布相に影響を及ぼすこともある。また、肝臓の薬物処理には、薬ごとに異なる多種類の酵素やトランスポーターが複雑に関与するため、簡便かつ定量的に肝機能を評価する方法は限られている。従来は**インドシアニングリーン試験**や **Child-Pughスコア** などがよく用いられてきたが、新しい評価方法も考案されつつある。

❶ インドシアニングリーン試験（表7）

　インドシアニングリーン indocyanine green（**ICG**）は代表的な肝血流律速型薬物で、肝細胞に取り込まれ、代謝を受けることなく速やかに胆汁中に排泄される。このため、ICGのクリアランスは肝血流量の指標となる。特に肝硬変において、実質的な（側副血行路を通らない）肝血流量を評価するのに有用である。

表7 インドシアニングリーン（ICG）試験

ICG試験	方法	基準値
停滞率（R15）	体重1kg当たり0.5mgのICGを水で5mg/mL程度に希釈し、肘静脈より30秒以内で徐々に静脈内投与する。15分後に反対側の腕から採血しICG濃度（C_{15} mg/dL）を測定、静注直後の推定値（1 mg/dL）と比較する。 R15 = C_{15} × 100	10％以下
消失率（K）	同様にICGを静脈内投与し、5、10、15分後に反対側の腕から採血しICG濃度を測定する。各血中濃度を直線で結び、縦軸との交点C_0をもとに半減期（$t_{1/2}$）を求め、Kを計算する。 K = 0.693/$t_{1/2}$	0.158～0.232

表8 Child-Pughスコア

	1点	2点	3点
総ビリルビン（mg/dL）	<2	2～3	>3
血清アルブミン（g/dL）	>3.5	2.8～3.5	<2.8
プロトロンビン時間（PT-INR値）	<1.7	1.7～2.3	>2.3
腹水	なし	少量（治療に反応）	多量（治療に抵抗）
肝性脳症	なし	軽度（治療に反応）	重度（治療に抵抗）

クラスA：5～6点、**クラスB**：7～9点、**クラスC**：10～15点。

❷ Child-Pughスコア（表8）

　5項目の臨床パラメーターから得られたスコアにより半定量的な評価を行い、クラスA～Cの3段階に分類する方法である。一般に、血清アルブミン値が3.0 g/dL以下、プロトロンビン時間-国際標準化比（PT-INR値）が2以上という中等度以上の肝機能障害がある場合、薬物代謝能が有意に低下するといわれる。ただし、肝性脳症や腹水という評価者の主観が入りやすい項目が含まれる点が問題である。

❸ ALBIグレード（表9）

　血清**アルブミン**値と**総ビリルビン**値という、わずか2つの、しかも一般的な検査項目により肝臓の予備能力を評価する方法である。算出されたスコアにより、肝障害を3つのグレードに分類する（スコアが低いほど、肝予備能力はよい）。臨床的な有効性が近年多数報告されている。また、

表9 ALBIグレード

ALBIスコア計算式：
$\log_{10}$（17.1×血清総ビリルビン値[mg/dL]）×0.66）+（10×血清アルブミン値[g/dL]×-0.085）

グレード		ALBIスコア	肝機能
ALBIグレード	Grade 1	≦-2.60	良好
	Grade 2	>-2.60 to ≦-1.39	中等度低下
	Grade 3	>-1.39	不良
mALBIグレード	Grade 1	≦-2.60	良好
	Grade 2a	>-2.60 to <-2.27	中等度低下
	Grade 2b	≧-2.27 to ≦-1.39	中等度低下
	Grade 3	>-1.39	不良

表10 FIB-4インデックス

FIB-4インデックス＝（年齢×AST）/（血小板数×$\sqrt{ALT}$）

FIB-4インデックス	評価
≦1.3	正常
>1.3 to <2.67	肝臓に線維化がある可能性
≧2.67	肝臓に高度線維化（肝硬変）がある可能性

連続した変数による分類なので、さらに細分化した評価も可能で、**modified ALBI（mALBI）グレード**などが提唱されている。

❹ FIB-4インデックス（表10）

肝線維化の進展度を評価するためのスコアリングシステムで、**AST・ALT・血小板数・年齢**の4項目を組み合わせて計算する。肝線維化の正しい評価には肝生検が必要だが、侵襲性が高い。低侵襲性の検査として肝線維化マーカー［ヒアルロン酸、Ⅳ型コラーゲン、プロコラーゲンⅢペプチド（P-Ⅲ-P）、Mac-2結合蛋白糖鎖修飾異性体（M2BPGi）、オートタキシン（ATX）など］の血中濃度を測定することも可能だが、あまり一般的な検査ではない。それに比べてFIB-4インデックスに用いられるのはスクリーニング検査の項目なので、低コストで実施できる。ただし、AST・ALT・血小板数の値に影響を与える肝障害以外の疾患がある場合には注意を要する。

▶代表的な肝疾患

❶ 肝炎

　軽症から中等症の**急性肝炎** acute hepatitis では、肝クリアランスの有意な低下を認める薬もあるが、一般に大きな影響はみられない。**慢性肝炎** chronic hepatitis でも、線維化が進まないかぎり大きな影響を与えることは少ないと考えられている。

　ただし、肝炎が劇症化して**急性肝不全** acute liver failure に陥ると、状況は全く異なる。**劇症肝炎** fulminant hepatitis では、肝固有クリアランスが著しく低下するため、肝血流律速型の薬物であっても肝処理能律速型となり、初回通過効果はほとんど消失する。そのため、肝クリアランスは著しく低下し、血中濃度が上昇しやすくなる。さらに、低アルブミン血症となって遊離形薬物が増加するため、毒性が現れやすくなる。劇症肝炎では、肝臓で処理を受ける薬物はごく少量から開始するべきである。

❷ 脂肪肝

　通常の**脂肪肝** fatty liver では、重度の肝機能障害を起こすことは少なく、薬物動態に大きな影響を及ぼすことは少ない。しかし、**非アルコール性脂肪性肝炎** non-alcoholic steatohepatitis（**NASH**）のような重症型の脂肪肝では、薬物動態への影響はあまり検討されていないものの、肝固有クリアランスが低下し、線維化が進むと肝血流量も低下すると考えられるため、肝機能に十分配慮して投薬する必要がある。

❸ 肝硬変

　肝硬変 liver cirrhosis は慢性肝疾患の終末像である。肝細胞が脱落して線維組織に置き換わるため、肝固有クリアランスが低下する。さらに、線維の増生により門脈系の血管抵抗が増大して肝血流量が低下し、側副

血行路が形成される。肝固有クリアランスの低下は、肝血流律速型薬物にも、肝処理能律速型薬物にも大きく影響する。それに加え、肝血流律速型薬物では、肝血流量の低下により初回通過効果が低下して生体利用率が上昇するため、単回投与でも血中濃度の著しい上昇が起こりうる。また、低アルブミン血症、腹水貯留などが薬物の分布に影響を与える可能性がある。したがって、肝硬変患者では肝機能の評価を十分行い、肝臓で処理される薬物を投与する場合、慎重に少量から用いるべきである。

腎障害時の薬物治療

▶腎障害による薬物動態の変化

❶ 排泄

腎臓は排泄の大半を担うため、腎障害時に影響が大きいのは圧倒的に排泄相である。腎機能低下の度合いとともに水溶性薬物の排泄能が低下し、消失半減期が延長する。未変化体のまま腎から排泄される薬物や、活性代謝物が腎から排泄される薬物にとっては、腎機能の低下が重大な問題となる。

❷ 分布・代謝

排泄相以外への影響は概して少ないが、重度の腎機能障害（**腎不全** renal failure）ではほかの相にも影響が及ぶことがある。分布相では、低アルブミン血症、尿毒素とのアルブミン結合の競合、アルブミンの構造変化などにより薬のアルブミン結合率が低下し、酸性薬では遊離形の割合が増える。また、うっ血や浮腫、胸水など体液貯溜がみられる患者では、水溶性の高い薬の分布容積が増大する。代謝相では、**インスリン**は肝臓とともに腎臓でも代謝されるため、インスリンの代謝速度が低下しインスリン必要量が減少する。

▶腎機能の臨床評価

薬が腎臓から排泄される経路は、**糸球体濾過**または**尿細管分泌**である。尿細管分泌能を簡便に測定する方法はないが、糸球体濾過量は簡便かつ正確な方法で測定できる。**糸球体濾過率** glomerular filtration rate （**GFR**）は糸球体で1分間に濾過される液量で、一般に、薬物排泄能の低下とGFRの低下とは相関する。GFRの正常値は、健常成人では約100 mL/min/1.73 m^2（日本人の平均体表面積）とされている。

❶ GFRの評価方法

GFRを正確に評価するには**イヌリンクリアランス** inulin clearance を測定するが、手技が煩雑なので一般的ではない。そこで、普通は**クレアチニンクリアランス** creatinine clearance （**CLcr**）を測定するが、それには蓄尿する必要がある。外来患者などで蓄尿が難しい場合は、精度は落ちるが、**血清クレアチニン値（Scr）** から推算することもできる。以前よく用いられた **Cockcroft-Gaultの式** は高齢者のGFRを過小評価する傾向にあったため、今日、日本では日本腎臓学会によるGFR推算式（**eGFR**）が用いられることが多い。

❷ 血清クレアチニン値の注意点

ただし、Scrは筋肉量に比例する[※31]。運動（特に筋肉トレーニング）や高蛋白質食などにより筋肉量が多い場合、Scrも高くなる。反対に、痩せて筋肉量が少ない人ではScrが低くなる。このため、Scrのみに依存するeGFRだけで腎機能を評価するのはときに危険である。特に消耗性疾患や栄養不良で入院中の高齢患者では、腎機能を著しく過大評価してしまう危険性がある。そのような患者では極力CLcrを実測するべきである。

また、Scrが明らかに上昇しはじめるのは中等度以上の腎機能障害があるときなので、Scrだけに頼るeGFRでは軽症の腎機能障害の評価は難し

い。そのような場合は**シスタチンC** cystatin C を測るとよい[※32]。血清シスタチンC値によるGFR推算式も日本腎臓学会から提唱されている。以下に、紹介した推算式を載せているのでぜひ参照されたい。

> ※31 骨格筋収縮にはATPがADPになるとき放出されるエネルギーが使われるが、筋細胞中にATPはわずかしかない。したがって、運動時にはATPを合成し補充する必要がある。持続的な有酸素運動なら糖や脂質をエネルギー源としてミトコンドリアによりATPが産生されるが、短距離走のように急に激しい運動をする際には無酸素でエネルギーを供給する必要がある。そのようなときのため、骨格筋は**クレアチンリン酸**をエネルギー源として貯蔵している。激しい運動をするとクレアチンリン酸が**クレアチン**になり、このとき生じるリン酸からATPが再合成される。しかしこれだけではごく短時間（約8秒）しかATPを補充できず、筋肉は続いて解糖系を利用する。**クレアチニン**はクレアチンの代謝物（老廃物）で、血中からほとんど尿中へ排泄される。したがって、筋肉量が多いほどクレアチニン排泄量は増加することとなる。

> ※32 シスタチンCはシステインプロテアーゼを阻害するポリペプチド（約13.3 kDa）で、糸球体で濾過されるためGFRの低下により血中濃度が上昇する。血清シスタチンC値は、年齢、性別、人種、食事、筋肉量の影響を受けにくく、GFRが70 mL/min/1.73 m^{2}前後の軽度の腎機能障害でも上昇するため、腎障害の早期診断に有用である。血清クレアチニンや尿素窒素が正常であっても尿所見に異常がある場合は、早期腎症を疑って血清シスタチンC値を測定する。

● クレアチニンクリアランス（CL$_{cr}$、mL/min）

$CL_{cr} = U_{cr} \times V/S_{cr}$

ただし、U_{cr} ：尿クレアチニン濃度（mg/dL）

V ：尿量（mL/min）、

S_{cr} ：血清クレアチニン濃度（mg/dL）

● Cockcroft-Gaultのクレアチニンクリアランス推算式

男性のCL$_{cr}$ = {（140 − 年齢）×体重} ÷ {72 × S$_{cr}$}

女性のCL$_{cr}$ = 男性のCL$_{cr}$ × 0.85

● 日本腎臓学会のGFR推算式（eGFR、mL/min/1.73 m^2）

男性のeGFR = 194 × S$_{cr}^{-1.094}$ × 年齢$^{-0.287}$

女性のeGFR = 男性のeGFR × 0.739

● シスタチンCによるGFR推算式
（eGFRcys、mL/min/1.73 m²）

男性のeGFR$_{cys}$ ＝（104×血清シスタチンC値$^{-1.019}$×0.996^{年齢}）－8
女性のeGFR$_{cys}$ ＝（104×血清シスタチンC値$^{-1.019}$×0.996^{年齢}×0.929）－8

▶腎障害時の薬物投与計画

腎機能障害患者の薬物治療を行うには、前述の方法で測定（または推算）したGFRを用いて投与量や投与間隔を変更する。投与したい薬の消失ルートにより、おおむね次のように実施する。

❶「肝代謝型」の薬（ほぼ100％、肝臓など腎外で代謝・排泄される薬物）

薬のクリアランスが腎臓に依存しないため、基本的には投与法を変更する必要はない。

❷「腎排泄型」の薬（ほぼ100％、腎臓から排泄される薬物）

GFRを指標として腎機能の割合Rを計算し、投与量または投与間隔を変更する。

R＝患者のGFR／健常者のGFR

投与量を変更するには、

　患者への投与量＝健常者への投与量×R

投与間隔を変更するには、

　患者への投与間隔＝健常者への投与間隔÷R

❸「混合型」の薬物（一部が腎臓から排泄される薬物）

一般に、尿中未変化体排泄率（fu）が40％以上の薬物は、投与量または投与間隔の変更が必要とされている。fuが既知であれば、Giusti-Haytonの式を利用して補正係数（G）を求め、投与量または投与間隔を補正する。ただし、未変化体以外に腎臓から排泄される活性代謝物がある場合、この方法は利用しにくい。

G = 1 − fu ×（1 −患者のGFR/健常者のGFR）

投与量を変更するには、

　患者への投与量＝健常者への投与量× G

投与間隔を変更するには、

　患者への投与間隔＝健常者への投与間隔÷ G

投与量を変更するか、投与間隔を変更するか、あるいは両方とも変更するかは、薬の性質によって検討する。なお、薬によっては（バンコマイシンなど）、腎機能障害者の薬物動態が詳しく調べられており、そのデータに基づく投与設計法が推奨されているものもある。

▶透析患者の薬物治療

透析患者でも基本的には前述の投与設計法を用いることができる。ただし薬によっては、透析によって除去された量を透析後に補充する必要が生じる。一般に、①薬の分子量が小さいほど（特に500以下）、②水溶性が高いほど、③血漿蛋白質結合率が低いほど、④分布容積が小さいほど、透析で除去されやすい。

また、透析患者には禁忌とされている薬がかなりある。体内アルミニウムが過剰になっても腎臓から排泄できないため、**アルミニウム含有製剤**〔消化性潰瘍治療薬（スクラルファート、水酸化アルミニウムなど）や止瀉薬（ケイ酸アルミニウムなど）に多い〕を長期間投与すると**アルミニウム脳症**や**アルミニウム骨症**などを起こすことがある。このためアルミニウム含有製剤を透析患者に投与してはならない。**ACE阻害薬**は、透析膜として**ポリアクリロニトリル（PAN）共重合体**を使用している患者には禁忌である。膜の陰性荷電によりブラジキニン産生が亢進し、血管性浮腫などのアナフィラキシー様症状を起こしやすいためだ（ほかの血液浄化療法でも同様の注意が必要である）。また、血中濃度上昇により

毒性が現れやすくなるため、数多くの薬（ソホスブビル、プラミペキソール、アマンタジン、リザトリプタン、リオシグアト、バルデナフィル、シベンゾリン、ダビガトランエテキシラート、ベザフィブラート、メトホルミン、ブホルミン、ナテグリニドなど）が禁忌とされている。

第7章 薬物治療のカスタム化

7 薬物治療のモニタリング

処方後の経過観察

　すでに解説したとおり、薬物動態にも薬への感受性にも個人差があり、医師の「さじ加減」に頼るだけでは合理的な薬物治療を行うことはできない。薬の特性と患者の個性を踏まえて最も適切な使い方を検討し、科学的な治療計画を立てることが重要だ。

　大部分の薬は、基本的な用法・用量が添付文書上で提案されている。それをもとに、患者の年齢、体格、臓器障害（特に腎障害と肝障害）の有無、併用薬、生活習慣、必要なら遺伝的な違いなどを考慮して、その人に合った使い方を割り出す。特に考慮すべき問題がない標準的な患者（そのような患者はむしろ稀だ）の場合でも、安全のため、最小有効量からはじめるのが原則だ（疾患や薬により例外はある）。

　しかし、どんなに精密に治療計画を立てたとしても、予測どおりにうまくいくとはかぎらない。このため、治療開始後は慎重に経過を監視（**モニタリング**）して、薬物治療がうまくいっているかどうか評価する必要がある。うまくいっていれば計画通りに進めるが、もし十分な効果が現れていなければ、投与量を増やしたり、ほかの薬を併用したり、他薬に変更したりする。もし無視できない有害反応が現れていれば、薬を減らしたり、中止したり、他薬に変更したりする。きちんとモニタリングすれば、治療法を細かく調整して最適な状態に保つことができる。

　また、きちんとモニタリングするためには、できるだけ頻繁に患者の状態を観察する必要がある。仕事が忙しくて通院する時間がないという患者もいるかもしれないが、薬物治療中に3カ月以上も診察しないとい

うようなことは原則として避けるべきだ。急性疾患の治療なら時間や日の単位で診なければならないのは当然として、生活習慣病の安定期であっても月1回程度の診察が基本である。

経過観察の方法

では、何をみてモニタリングするのかというと、第一に**薬効**、第二に**有害反応**、第三に**血中濃度**だ。

▶薬効・有害反応のモニタリング

薬効と有害反応をみるのに特別な手段が必要となることは少なく、普通は一般的な診察で十分だ。自覚症状がある場合は、改善したかどうかを尋ねる。容易に観察できる症状があれば、それを見る。症状がなくても、ふつうは簡単な検査（降圧薬は血圧測定、血糖降下薬は血糖測定）で薬効を知ることができる。ただし、ワルファリンのように少々特殊な検査［プロトロンビン時間－国際標準化比（PT-INR）の測定］が必要になることもある。

▶血中濃度のモニタリング

しかし、薬効や有害反応はいつも簡単に観察できるとは限らない。特に予防薬の効果を評価するのは難しいことが多い。そこで体内薬物濃度の測定が必要になる。標的分子周囲の濃度がわかれば理想的だが、それを測定するのはふつう無理なので、一般的には血中濃度を測定する。今日では、きわめて低濃度の薬でも正確に測定できることが多い。

▶治療薬TDM

以上のように、薬物治療開始後、薬理作用や薬物動態を患者ごとにモニターし、その結果をもとに薬の用法・用量に修正を加え、治療の最適化をはかろうとすることを**治療薬モニタリング** therapeutic drug monitoring（**TDM**）という。本来、TDMには、薬効・有害反応をみる**薬力学モニタリング** pharmacodynamic drug monitoring と血中薬物濃度をみる**薬物動態モニタリング** pharmacokinetic drug monitoring の両方が含まれるが、医療現場でTDMといえば一般には後者を指すことが多いので、ここでもTDMを主に薬物動態モニタリング（ふつう血中濃度をモニターする）の意味で用いることにする。

血中濃度の測定

▶TDMはどんなときに必要か

薬物動態は、患者を取り巻く環境の変化によりしばしば変動する。このため、薬の体内濃度の測定は、治療計画にとって大変貴重な情報となる。通常、血中濃度を治療域内（MECとMTCの間）に維持することを目標とする。

すべての薬物について血中濃度を監視できれば理想的ではあるが、手間も測定費用もかかるのでそれは無理だ。しかし、TDMの必要性や有用性が特に高い以下のような場合には積極的に行いたい。

❶ 薬理作用が血中濃度とよく相関する

薬理作用（薬効と毒性）が血中濃度とよく相関する薬物でなければ、血中濃度をモニターする意味は小さい。したがって、これは、TDMにとって必須の前提条件と言える。一般的には、薬理作用の発現と血中濃度にはよい相関がみられるが、例外もある。たとえばワルファリンは、同じ血中濃度でも薬理作用のばらつきが大きいため、血中濃度によるモニタリングは適さない。

❷ 薬効や毒性を判定する適切な臨床的パラメーターが乏しい

薬理作用が現れているかどうか、診察や簡単な検査によって容易に判

定できる薬（たとえば降圧薬や血糖降下薬など）であれば、わざわざ血中濃度を測定する必要はないだろう。しかし、そのような臨床的パラメーターがない薬は、血中濃度を測らないかぎり投与量が適切かどうか判断するのは難しい。そのような薬は予防薬に多い。発症していないという事実だけで薬効が現れているとは言えないからだ。予防する疾患が重篤であればあるほど、TDMの意義は大きい。

❸ 治療域が狭い

治療域（有効血中濃度域）が十分広ければ投与量を誤ることは少ないが、狭い薬物ほどTDMの必要性が大きくなる。MTC/MECが3未満というような薬（たとえばジゴキシンなど）では、特に必要度が高いとされる。

❹ 薬物動態の変動が大きい

他薬との相互作用や遺伝子多型、年齢、体格、生活習慣、臓器障害（特に肝障害と腎障害）などにより薬物動態が変動しやすい薬では、至適投与量の推定は複雑で難しい。そのような薬ほど、TDMの必要性、有用性が大きくなる。

❺ そのほか

モニタリングを予定していなくても、血中濃度の測定が必要となる場合がある。たとえば、有害反応が疑われる症状を見た場合、確定診断のために血中濃度を測定することがある。また、投与量が適切と思われるにもかかわらず、薬効が現れなかったり毒性が現れたりすると、服薬方法がきちんと守られているかどうかが疑われる。このような場合、血中濃度を測定して確認する必要があるかもしれない。

▶医療保険でTDMを実施できる薬

前述のような基準によってTDMが特に必要と考えられる薬には、TDM

に公的医療保険が適用される（**特定薬剤治療管理料**）。主な対象は、抗てんかん薬、抗不整脈薬、ジギタリス薬、抗生物質の一部、免疫抑制薬などである（**表11**）。

▶血中濃度の測定方法

TDMを可能にしたのは、微量の化合物を定量する技術の発展である。薬の体内濃度を定量化できるようになったことにより薬物動態学が発展し、さらには薬物治療の個別化につながった。

❶ 採血のタイミング

一般的には、血中濃度が定常状態に達した後、次回投与直前に採血して**トラフ値**（投薬直前の値）を測定する。トラフ値は変動が小さいため信頼性が高く、また採血時刻を決めやすい利点もある。治療域もふつうトラフ値で定められている。ただし、採血のタイミングは薬によって異なり、ピーク値を測定する場合もあるので注意する。

❷ 測定分画

血漿蛋白質結合形の薬と非結合形の薬を分離することは容易ではないので、ふつうは双方を合わせて血漿中濃度を測定する。薬効に直接関係する非結合形を測定したい場合は、限外濾過による分離と高感度測定法が必要になる。

なお、免疫抑制薬（シクロスポリン、タクロリムスなど）は赤血球中に分布しやすいため、血漿を分離せず全血中濃度として測定する。

❸ 測定方法

分離分析法または**免疫学的測定法**がよく用いられる。

● 分離分析法

分離分析法は、物理・化学的性質を利用して薬を分離し、検出する方

表11　血中濃度測定が医療保険で認められている薬

対象薬剤と測定成分		対象疾患など
ジギタリス製剤	ジゴキシン	心疾患、重症うっ血性心不全（急速飽和）
テオフィリン製剤	テオフィリン	気管支喘息、喘息性気管支炎、慢性気管支炎、肺気腫、未熟児無呼吸発作
不整脈用剤	プロカインアミド、アプリンジン、ジソピラミド、リドカイン、ピルシカイニド、プロパフェノン、メキシレチン、フレカイニド、キニジン、シベンゾリン、アミオダロン、ピルメノール、ベプリジル、ソタロール	不整脈（継続的投与）
抗てんかん剤	フェノバルビタール、ニトラゼパム、プリミドン、ジアゼパム、フェニトイン、遊離フェニトイン、カルバマゼピン、ゾニサミド、エトスクシミド、アセタゾラミド、クロバザム、バルプロ酸、遊離バルプロ酸、トリメタジオン、クロナゼパム、スルチアム、ガバペンチン、レベチラセタム、トピラマート、ラモトリギン、ペランパネル、ルフィナミド、ラコサミド	てんかん、てんかん重積状態
	カルバマゼピン、バルプロ酸、遊離バルプロ酸	躁うつ病、躁病
	バルプロ酸、遊離バルプロ酸	片頭痛
アミノ配糖体抗生物質	ゲンタマイシン、アミカシン、トブラマイシン、アルベカシン	（入院患者に数日間以上投与）
グリコペプチド系抗生物質	バンコマイシン、テイコプラニン	（入院患者に数日間以上投与）
トリアゾール系抗真菌剤	ボリコナゾール	重症または難治性真菌感染症、造血幹細胞移植（深在性真菌症の予防） （入院患者に数日間以上投与）
免疫抑制剤	シクロスポリン、タクロリムス、エベロリムス、ミコフェノール酸	臓器移植後
	シクロスポリン	ベーチェット病（眼症状）、その他の非感染性ぶどう膜炎、再生不良性貧血、赤芽球癆、尋常性乾癬、膿疱性乾癬、乾癬性紅皮症、関節症性乾癬、全身性重症筋無力症、アトピー性皮膚炎、ネフローゼ症候群、川崎病
	タクロリムス	全身型重症筋無力症、関節リウマチ、ループス腎炎、潰瘍性大腸炎、間質性肺炎（多発性筋炎または皮膚筋炎に合併）

（次ページへ続く）

対象薬剤と測定成分		対象疾患など
サリチル酸系製剤	サリチル酸	若年性関節リウマチ、リウマチ熱、慢性関節リウマチ（継続的投与）
メトトレキサート製剤	メトトレキサート	悪性腫瘍
ハロペリドール製剤、ブロムペリドール製剤	ハロペリドール、ブロムペリドール	統合失調症
治療抵抗性統合失調症治療薬	クロザピン	統合失調症
リチウム製剤	リチウム	躁うつ病
イマチニブ製剤	イマチニブ	適応疾患（慢性骨髄性白血病など）
スニチニブ製剤	スニチニブ	腎細胞癌
エベロリムス製剤	エベロリムス	結節性硬化症
シロリムス製剤	シロリムス	リンパ脈管筋腫症

法で、ガスクロマトグラフィー（GC）、高速液体クロマトグラフィー（HPLC）、それらと質量分析（MS）を結合したガスクロマトグラフ質量分析（GC/MS）、液体クロマトグラフ質量分析（LC/MS）、液体クロマトグラフ-タンデム型質量分析（LC/MS/MS）などがある。分離条件を工夫することにより大部分の薬物に適用でき、代謝物も測定できる。ただ、測定キットのような手軽さはなく、条件設定に時間がかかることもある。

● **免疫学的測定法**

免疫学的測定法は薬に対する抗体を用いる方法で、放射性免疫測定法（RIA）、酵素免疫測定法（EIA）、蛍光偏光免疫測定法（FPIA）、化学発光免疫測定法（CLIA）などさまざまな方法が開発され、多くの測定キットが市販されている。特殊な技術を要しない簡便・迅速な測定法だが、生体物質や代謝物、併用薬などとの交差反応に注意する必要がある。

薬の殿堂 7

バルプロ酸

● てんかんの歴史

　てんかん（癲癇）epilepsy は、古代バビロニア王国においてすでに病（やまい）と認識されていたが、ギリシア時代になってもその原因については「神がかり」とされていた。**ヒポクラテス** Hippocrates は、てんかんを神的な現象ではなく脳に起因する病気と考えていたらしいが、てんかんはその後も「悪魔の仕業」とみなされ、中世を通して治療法はまじないの域を出なかった。

　てんかんをはじめて科学的に扱ったのは、イギリスの神経学者**ジョン＝ヒューリングス＝ジャクソン** John Hughlings Jackson（1835〜1911年）（**図1**）であった。患者をつぶさに観察し、1873年、彼は「てんかんとは、ときどき、突然、急激に起こる灰白質の局所的な発射である」と述べた。そして半世紀後の脳波の研究により、この推察の正しかったことが証明された。

　ただ20世紀前半までは、てんかんの主徴は痙攣と考えられていたため、**抗痙攣薬** anticonvulsant がすなわちてんかん治療薬と考えられ、真の**抗てんかん薬** antiepileptic drug となったフェノバルビタールやフェニトイン（後述）以外に、骨格筋を弛緩させる**硫酸マグネシウム**なども用いら

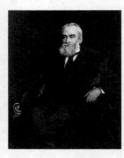

図1　ジョン＝ヒューリングス＝ジャクソン
©Wellcome Images，クリエイティブ・コモンズ・ライセンス：CC BY 4.0（https://commons.wikimedia.org/wiki/File:John_Hughlings_Jackson._Photogravure_after_L._Calkin,_1895._Wellcome_L0005744.jpg）

れていた。中枢性のてんかん発作と末梢性の筋痙攣が区別できていなかったのである。

● 今日の定義

今日では、てんかんは大脳神経細胞の過剰発射の結果として起こる反復性・発作性の疾患であることがわかっている。WHOの定義では「種々の病因によってもたらされる慢性の脳疾患であり、大脳ニューロンの過剰な放電に由来する反復性の発作を主徴とし、変異に富んだ臨床ならびに検査所見の表出がそれに伴う」とされ、定義に「痙攣」という語句は含まれていない。

● 試行錯誤の治療薬

最初に確立された抗てんかん薬と言えるのは、1912年にドイツの神経学者**アルフレッド＝ハウプトマン** Alfred Hauptmann（1881〜1948年）により抗痙攣作用が発見された**フェノバルビタール** phenobarbital（図2左上）であった。この画期的な発見はてんかんの治療を大きく前進させたが、一方で副作用の眠気が問題だった。そこでフェノバルビタールと類似した構造の化合物が種々合成され、その抗痙攣作用が探索された。そ

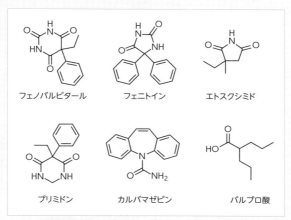

図2　従来型の抗てんかん薬

の結果、**ヒダントイン**誘導体の有効性が着目され、なかでも**フェニトイン** phenytoin（ジフェニルヒダントイン）（**図2中央上**）の合成により、眠気を起こさない抗痙攣薬がありうることが示された。

　当時、てんかんは痙攣の有無で分類されており、フェノバルビタールやフェニトインは、強直・間代痙攣を主徴とするいわゆる**大発作**には有効だったが、一方、痙攣を伴わない**欠神発作**（**小発作**）に対しては有効性が低く、これにはスクシンイミド誘導体の**エトスクシミド** ethosuximide（**図2右上**）が有効だった。

● 溶媒からのデビュー

　バルプロ酸 valproic acid は、ほかの抗てんかん薬と全く違う、きわめて単純な構造を有する低級脂肪酸である（**図2右下**）。合成されたのは古く1882年に遡るが、その用途はてんかんの治療薬どころか薬ですらなく、特殊な物質を溶かすのに溶媒として用いられていた。ところが1963年、フランスの研究者**ピエール＝エイマール** Pierre Eymard と彼の指導者**ジョルジュ＝カラーズ** George Carraz らにより全く偶然に抗痙攣作用を持つことが発見された。驚くべきことに、バルプロ酸は、さまざまな実験的てんかん誘発に対してきわめて広い有効性を示した。

● なぜ効くのか？

　しかし、バルプロ酸の作用機序については、十分明らかにはされていない。フェノバルビタールはGABA作用の増強、フェニトインは電位依存性Na^+チャネルの阻害、エトスクシミドはT型Ca^{2+}チャネルの阻害が主な作用機序と考えられているが、バルプロ酸はこれらすべての作用を示すことが報告されている。

　このうちGABA作用の増強については、フェノバルビタールのように受容体にアロステリック作用をもたらすのではなく、①GABA合成酵素であるグルタミン酸脱炭酸酵素の活性化、②GABA再取り込みトランスポーターの阻害、③GABA分解酵素であるGABAアミノ基転移酵素の

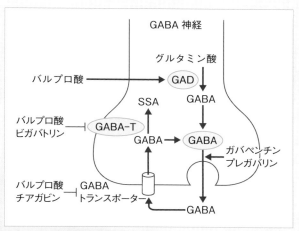

図3　バルプロ酸のGABA増強作用
GAD：グルタミン酸脱炭酸酵素、GABA-T：GABAアミノ基転移酵素、
SSA：コハク酸セミアルデヒド

阻害と、いずれもシナプスGABA濃度を上昇させる機序が示唆されている（図3）。

● 病型分類と薬の位置付け

　てんかんの病型は、国際抗てんかん連盟 International League Against Epilepsy（ILAE）の提唱に基づき、**焦点てんかん** focal epilepsy と**全般てんかん** generalized epilepsy、焦点てんかん・全般てんかんの合併、および病型不明に分類されている。バルプロ酸は、痙攣の有無にかかわらずほぼすべてのタイプのてんかんに有効性を示す。これは、前述のように多様な作用機序があるためかと思われる。ただ焦点てんかんへの有効性は、バルプロ酸とほぼ同時（1962年）に発見された**カルバマゼピン** carbamazepine（**図2中央下**）の方が高い。

　したがって、バルプロ酸は全般てんかんの基本薬、カルバマゼピンは焦点てんかんの基本薬であり、これにフェノバルビタールとフェニトインを加えた4薬［もしくはさらにエトスクシミドと**プリミドン** primidone（**図2左下**）を加えた6薬］が従来型抗てんかん薬である。また**ベンゾ**

ジアゼピン系薬もこれらの併用薬として、あるいは痙攣重積の治療薬としてよく用いられる。

● 新たな可能性

しかし基本薬だけではコントロールが難しい難治性てんかんに対する治療薬や、より有効性・安全性の高いてんかん治療薬を求めて、近年では、**ゾニサミド** zonisamide や**ラモトリギン** lamotrigine、**レベチラセタム** levetiracetam などの新規抗てんかん薬が導入されている。

一方、バルプロ酸は、リチウムなどとならんで**双極性障害** bipolar disorder の治療薬選択肢の1つとなっており、病因論の面から見ても大変興味深い。

参考文献
1) 秋山 安：クオリティ・オブ・ライフへの道程 – バルプロ酸.「薬の発明3：そのたどった途」(ファルマシアレビューNo.27)，pp121-133，日本薬学会ファルマシアレビュー編集委員会，1990
2) Löscher W：Valproate: A reappraisal of its pharmacodynamic properties and mechanisms of action. Prog Neurobiol, 58：31-59, 1999
3) Romoli M, et al：Valproic acid and epilepsy: From molecular mechanisms to clinical evidences. Curr Neuropharmacol, 17：926-946, 2019

第8章

間違いだらけのクスリ選び

この章のポイント

1. 薬物治療においてEBMとNBMは車の両輪である。
2. 処方医には良い薬を選ぶ能力が求められる。
3. 正しいインフォームド＝コンセントは治療効果を高める。
4. 処方箋の書き方の乱れは医療過誤のもとである。
5. 良い処方医とはどのような医師なのか考える。

第8章 間違いだらけのクスリ選び

1 EBM と NBM

薬物治療と EBM

　その昔、医療の質は医師の個人的経験をよりどころとし、薬の効き目は医師の「さじ加減」によるとされていた。「さじ加減」のうまい医師が名医とされていたのである。しかし、そのような医師の「感覚」は、実は全く当てにならないことがしだいに明らかになった。

　1990年代から、このような旧来の医療を、良質の医学研究で得られた証拠(エビデンス)に基づく医療に転換させようとする改革運動が世界的にはじまった。科学的根拠によって意思決定を行おうとする医療のあり方、またはそのような態度で臨む診療行為のことを**エビデンスに基づく医療** evidence-based medicine（**EBM**）と呼び、言葉としては今やすっかり定着している。

　EBMの推進は、何も薬物治療に限ったムーブメントではないが、科学的根拠に基づく薬の選択はEBMを実践するに当たって欠かすことができない。

　EBMの概念と方法は、もともと、スコットランドの医師**アーチボルド＝リーマン＝コクラン** Archibald Leman Cochrane（1909-1988）らにより1970年代から提唱されていた。コクランが、有名な著書『Effectiveness and efficiency：Random reflections on health services』（1972）で主張していることは明快かつ実際的だ。それは、「医療資源は限られるため、人々に医療を公平に提供するには、適切な評価により有効性が示された方法のみに効率的に資源を使わなければならない」ということであり、「適切な評価」としては**ランダム化比較試験** randomized controlled trial（**RCT**）を用いることの重要性を強調した。また後の著作では、特定の臨床的課題に関連するRCTをすべて吟味して「まとめ」を作成し、それを必要な人々へ遅滞なく届けることの重要性を説き、コクラン共同計画（後述）創設への道を開いた。

　日本は、明治時代以来、純粋な科学としての医学を重んじるドイツに学んできたため、治療法の選択に際しては生理学的な知識・理論が重視され、これを医師の個人的経験や権威者の言説が補ってきた。これに対して臨床的アウトカムを重視する英国などでは、医学を患者の問題を解決する手段とみなしてきた。生理学的な裏付けはさておき、臨床研究で得られた証拠を直ちに医療に転換するという英国流EBMの考え方は、日本にとってパラダイムシフトと呼ぶに値した。

　EBMが単なる概念にとどまらず実践可能となった背景として、第一に、薬の作用機序が分子レベルで詳しくわかるようになり、薬効を明確な物理・化学的現象として捉えることが可能になったこと、第二に、薬の血中濃度が容易に測定できるようになり、薬物動態の個人差がきわめて大きいことがわかったこと、第三に、科学的な薬効評価法が開発され、薬効と**プラセボ効果** placebo effect（**図1**、※1）を切り離すことができるようになったこと、などがあげられよう。

　※1　**プラセボ** placebo とは、本物の薬と見分けがつかないが有効成分を含まない薬のことで、「偽薬」と訳されることが多い。有効な治療薬のない患者や、有害反応などで有効な治療薬が使えない患者に対し、暗示的効果で病状が改善すること（**プラセボ効果**）を期待して乳糖などが処方されることがある。プラセボ効果の存在を疑視する意見もあるが、特に疼痛や不眠、下痢などに対してはプラセボが効く可能性が広く認識されている。真に有効な薬が増えたことから、今日プラセボを「偽薬」として用いる機会は減っているが、RCTの比較対照として利用されることは多い（この場合は効果を偽るわけではないので、「偽薬」より「擬薬」と訳す方がよい）。実薬の効果からプラセボの効果を引いた残りが「真の薬効」である（**図1**）。プラセボ効果自体を知るには「無介入群」を設ける必要があるが、「無介入群」まで設ける試験はまれである。プラセボは、逆に病状を悪化させたり有害反応を生んだりすることもあると考えられ、そのような効果を**ノセボ効果** nocebo effect と呼ぶこともある。薬に悪い作用があると信じ込むことで症状が現れるといわれる。

　すなわち、薬理学が発展したことによって、医師は、経験で体得した「感覚」ではなく、薬効や有害反応、相互作用、薬物動態などの科学的情

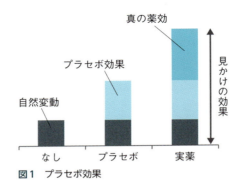

図1　プラセボ効果

報に基づき、患者の病状に合った薬を選び、適正な処方を行えるようになったのである。今や、薬に対して科学的に向き合う態度を忘れさえしなければ、その効果を最大限に引き出すことが誰にでも可能となったのだ。

EBMの2つの方向性

ところで、薬物治療のEBMには「個別化」と「一般化」の2つの方向がある。

個別化というのは、ゲノム情報をはじめ、年齢、妊娠、合併症、臓器障害、併用薬の有無など患者の個性に基づき（それぞれの因子については第6、7章で解説した）、最適の薬とその使い方を高精度に予測することである。ヒトゲノムの解析が進んだ20世紀末頃から提唱され、**個別化医療**や**テーラーメード医療**などと呼ばれてきたが、最近では、主に**がんゲノム情報**に基づく抗がん剤の選択に関して**高精度医療（プレシジョン＝メディスン** precision medicine）と呼ばれたりもする。

一方、**一般化**というのは、多くの患者に共通して適用できる優れた薬物治療法を求めることを意味し、最大公約数的な、万人にとって有用な薬を重視する。

薬物治療の個別化と一般化は、一見相反する概念のように聞こえるか

もしれないが、決してそうではなく、患者の状況に応じてうまく使い分けるべきものである。実際のところ、個別化は、専門性の高い領域で主に求められるのに対し、一般化は、プライマリケアの現場で主に求められる。本書は、プライマリケアに携わる医師を主たる読者に想定しているため、ここでは主に薬物治療の一般化について考えることにしよう。

EBMの実践

薬物治療についてEBMを実施する手順は、下記の4ステップである。

ステップ1　患者の医学的な問題点を整理し、定式化する。
ステップ2　使える可能性のある薬について情報を入手する。
ステップ3　その情報を科学的に吟味し、よい薬を選ぶ。
ステップ4　インフォームド＝コンセントのもとに患者に用いる。

こう書くと何でもないように思えるかもしれないが、それでは、ステップ2の薬の情報はどこから入手するのだろうか。

▶添付文書とインタビュー＝フォーム

薬に関する最も基本的な情報は**医薬品添付文書** package insert（**PI**）に書かれている。より詳細な情報が欲しければ**医薬品インタビュー＝フォーム** interview form（**IF**）を見ることもできる※2。これらを見れば、たしかに、個々の薬の特性を知ることはできる。しかし、同じ効能をもつ薬が複数あるとき、どの薬が最も優れているかをこれらの文書から判断するのは難しい。

※2　添付文書は、薬機法の規定に基づいて当該医薬品の製造販売業者が作成する公文書で、医師、薬剤師などの医薬関係者が医薬品を適正に使用するために必要な情報を提供する。IFは、薬剤師の業務にとって添付文書だけでは不十分な情報を補うため、製薬企業から提供される詳細な情報提供書である。もともとは薬剤師が企業にインタビューを行い作成していたので、このように呼ばれる。添付文書もIFもPMDAのWebサイト（https://www.info.pmda.

go.jp/psearch/html/menu_tenpu_base.html）で最新版が閲覧できるので、診療業務に活用するとよい。

▶臨床試験の結果

　薬の評価に必要なエビデンスを与えてくれるのは、第一に**臨床試験** clinical trial の結果である。新しい薬を開発する過程で行われる**治験**はもちろんだが、すでに販売されている薬同士の効果を比較したり、他薬との併用効果を検討したり、ほかの病気への効果を調べたりと、いろいろな臨床試験が各国で行われており、通常、その結果は学術論文として専門誌に発表される。

　ただ、診療中の患者を待たせておきながら、世界中の論文を渉猟して薬の情報を入手する余裕のある医師はまずいないだろう。また、論文といっても玉石混淆で、質の悪い臨床試験の報告は役に立たぬばかりか、信じると害悪にもなりかねない。しかも、論文の質まで見極めるのは一般の医師にとって非常に難しい。

▶系統的レビュー（コクランライブラリー）

　幸いなことに、現在では、世界中で発表された論文を吟味し、科学的に確かな情報だけを一般の医師らに提供しようとする**系統的レビュー** systematic review（**SR**）と呼ばれる研究がさかんになっている。SRとは、ある臨床的課題について行われた研究を網羅的に検索し、見つかった文献の質（研究の質）を系統的に評価して一定の質を持つものだけを残し、それぞれの研究結果を可能な範囲で統計学的に統合しようとするものである。SRで示されたエビデンスの強さはレベル1aで、さまざまな方法で得られるエビデンスのなかで最強である（**表1**）。英国で創設された**コクラン共同計画** The Cochrane Collaboration［今は単に**コクラン** Cochrane と呼ばれる］により方法が確立され、SRの結果を集めたデータベースを中心とする**コクラン＝ライブラリー** Cochrane Library が構築

表1　臨床エビデンスの強さ
根拠とする情報により、エビデンスの強さは下記のようなレベルに分類される。

レベル	根拠
1a（最も強い）	ランダム化比較試験のメタアナリシス（系統的レビュー）
1b	少なくとも1つのランダム化比較試験
2a	ランダム化しない同時対照のある前向きコホート研究
2b	過去を対照とする前向きコホート研究
3	症例対照研究（後ろ向き研究）
4	前後比較研究、対照のない研究
5	症例報告、症例集積研究
6（最も弱い）	専門家の意見

されている[※3]。SRが普及したおかげで、エビデンスに基づく薬の選択が誰にでも可能になりつつある。

※3　コクラン共同計画（現在のコクラン）は、英国の国民保健サービス（NHS）のEBM政策の担い手として1992年にオックスフォードで創設された非営利団体である（組織の名称は前述のアーチボルド＝コクランに由来する）。今では、世界中の研究者、医療従事者、患者、介護者、保健医療に関心のある人々が多数参加する世界的なネットワークに発展している。中心となる活動はコクラン＝ライブラリーと呼ばれるデータベースの構築だ。コクラン＝ライブラリーには、系統的レビューの結果を収載した「Cochrane Database of Systematic Reviews（CDSR）」、比較試験のリファレンスを集積した「Cochrane Central Register of Controlled Trials（CENTRAL）」など、複数のデータベースが含まれる。

▶診療ガイドライン

また、主だった疾患については関連学会などが**診療ガイドライン**を作成している。これも、基本的には良質なSRや臨床試験に基づいてつくられているはずなので、薬の選択の役に立つ。

ただ、エビデンスがいくら重要とはいえ、専門的な知識や技術とのすり合わせは必要であり、また、エビデンス一辺倒の診療は非人間的なものとなりかねない。このためEBMでは、エビデンスを、専門的な知識・技術および患者の価値観と統合することを求めている[※4]。さらに、「患者の価値観」についてはEBMを補完するNBMという概念も生まれており、これについては次項で解説する。

※4 EBMに関する過去の教育ではステップ1〜3の方法論に重きを置き、EBMとはあたかも「良い臨床研究を見つけて医療をマニュアル化すること」との誤解を生みがちであった。もちろんステップ1〜3は不可欠だが、これらは客観的な方法により遂行できるため、遠からず人工知能（AI）によって行われる日が訪れるだろう。これに対してステップ4は、目の前の患者の治療にエビデンスを結びつけられるかどうかを総合的、人間的に判断することが求められる重要なステップであり、人である医師が最後まで担うことになるのではなかろうか。

医療におけるナラティブの役割

　旧来、医療は「患者の疾患を診断し、原因を特定し、治療を行うことにより問題を解決しようとする一連の行為」を意味してきた。しかし現代の医療現場では、このように単純な「診断-治療モデル」では解決できない複雑な問題にしばしば遭遇する。たとえば、治癒が望めない病気、死に至る病気、生理的な老化と区別がつきにくい病気、心理・社会的な影響を大きく受ける精神的な病気などにどう向き合うか、という問題である。また、多職種連携や地域包括ケアなど、1人の患者に医師以外にも多くの人々がかかわることが増えている現状では、各人の価値観をすり合わせて共有しなければ適切な医療は行えない。

　前項で述べたように、エビデンス一辺倒を避けるため、EBMにもエビデンスと患者の価値観を統合するプロセスは含まれるが、これを強化した方法として**ナラティブに基づく医療** narrative-based medicine（**NBM**）が提唱され、注目されている[1]。ナラティブとは「物語」の意であり、患者が語る話によって病の背景を理解し、患者が抱える問題に対して全人的なアプローチを試みようという臨床手法である。NBMはEBMを補完するためのものであり、対立する概念ではない。

　患者の話をよく聞くことの重要性は以前から強調されてはきたが、それは診断への手がかりを得るためと、治療法への理解と同意を得るための手段であった。NBMではそれを超え、病を患者の人生の物語の「1つの章」と捉え、病に直接かかわらないことであっても患者が自分の人生について語る機会を設け、患者と医療者が互いの物語（価値観）をすり

合わせ、病によって変更を余儀なくされた患者の物語を修復し、新しい物語の構築を支援する。このようなアプローチを行うことで、エビデンス偏重に陥ることなく患者中心の医療が実現し、治療的な影響をもたらすことが期待されている。

ディオバン事件

　医療にとってEBMの実践は必須だが、エビデンスを安易に信じると危ないこともある。世界的に権威のある専門誌に発表されている論文のエビデンスであっても、鵜呑みにするのは危険だという話をここでしておきたい。

　今日、科学者の言うことは常に正しいなどと無邪気に信じている人は、さすがに稀だろう。有名な『BETRAYERS OF THE TRUTH』[2]をはじめ、科学者の不正行為を扱った書物は枚挙にいとまがないほど出版されている。ニュートンやメンデルなど歴史上著名な科学者たちも、現実にはあり得ない理論どおりのデータや「美しい」データを示し、自分の理論の正しさを主張した。ただ、理論としては本当に正しかったので彼らの名は歴史に刻まれることとなったのだが、時代が下るにつれ、自分の正しさを主張するためではなく、単に立身出世のためにデータを捏造・改竄する似非科学者が数多く現れるようになった。

　日本も例外ではない。それどころか、不正行為で名前が知れ渡った日本の研究者をリストアップしていくと、医学の領域に絞っても1ページでは収まりきれないほどだ。たとえば、捏造論文数個人最多記録保持者は不名誉なことに日本の研究者であり[※5]、一時は最大級のインパクトを世界に与えた「STAP細胞事件」も日本の研究者たちが引き起こした[※6]。しかしそのなかでも、日本の医学界と製薬業界の病根の深さを炙り出し、一般社会にまで大きな衝撃を与えたのは**ディオバン事件**だ。

※5 元東邦大学准教授が麻酔科学に関する172本の捏造論文を作成したのが世界最多記録とされている。これらの論文を根拠として診療ガイドラインがつくられていたこともあり、日本の医療に与えた影響は無視できない。

※6 2014年1月、理化学研究所の研究者らが、弱酸性溶液などの軽い外的刺激で、分化した体細胞をES細胞やiPS細胞のような多能性細胞に初期化できるとし、論文2編をNature誌に発表した。この細胞は刺激惹起性多能性獲得細胞（STAP細胞）、STAP細胞への初期化はSTAP現象と呼ばれた。生物学の常識をくつがえす大発見として注目されたが、論文発表直後からさまざまな疑義や不正が指摘され、同年7月2日に著者らは論文を撤回した。理化学研究所はその後も検証実験を続けたが、同年12月19日にSTAP現象は再現できなかったことを報告した。ES細胞が混入していたのではないかと疑われている。

　ディオバン事件とは、降圧薬バルサルタンに関する5つの臨床試験で起こった不正事件である[※7]。バルサルタンは、1999年、ロサルタン、カンデサルタンに次いで3番目に、ノバルティス社から商品名ディオバン®として発売されたアンギオテンシンAT_1受容体拮抗薬（ARB）である。不正があったと考えられる5つの試験とは、慈恵ハート研究（主催：慈恵医科大学）、京都ハート研究（主催：京都府立医科大学）、VART研究（主催：千葉大学）、SMART研究（主催：滋賀医科大学）、名古屋ハート研究（主催：名古屋大学）のことで、いずれもノバルティス社の巨額の経済的支援により行われた。

※7 事件の詳細については桑島 巖『赤い罠』（日本医事新報社、2016年）などを参照のこと。

　なかでも慈恵ハート研究と京都ハート研究は、それぞれ約3,000人の高血圧症患者をバルサルタン群と非ARB群にランダム割り付けして長期予後を追跡する大規模試験であったが、非ARB群に比べてバルサルタン群が心血管合併症を30〜40％も抑制したという驚異的な結果が出たとして、一流の専門誌に発表された[※8]。これらに比べるとやや規模は小さいがほかの3つも関連のある試験で、やはりバルサルタン群が優位という結果が発表された。ノバルティス社はこれらの「エビデンス」をディオバン®の宣伝に大いに利用し、ディオバン®は年間売り上げ1,400億円を超えるブロックバスターとなった。

※8 慈恵ハート研究の主論文は「Mochizuki S, et al：Valsartan in a Japanese population with hypertension and other cardiovascular disease（Jikei Heart Study）：a randomised, openlabel, blinded endpoint morbidity mortality study. Lancet, 369：1431-1439, 2007」、京都ハート研究の主論文は「Sawada T, et al：Effects of valsartan on morbidity and mortality in uncontrolled hypertensive patients with high cardiovascular risks：KYOTO HEART Study. Eur Heart J, 30：2461-2469, 2009」であった（いずれも撤回された）。

　しかし2008年から2012年頃にかけて、結果の不自然さなどが専門家らに次々と指摘され、データ不正操作の疑惑が強まり、最終的には5試験の主論文がすべて撤回された。調査の結果、いずれの臨床試験にもノバルティス社の元社員が統計解析者などとして関与していたことが判明し、元社員によるデータ不正操作の疑惑が高まった。このため厚生労働省は、元社員とノバルティス社を「誇大広告による薬事法違反」の疑いで告訴し、元社員は2014年6月11日に逮捕された。法廷闘争は最高裁まで持ち込まれたが、あろうことか、判決は元社員を無罪とするものだった。元社員によるデータ捏造は認めたものの、それを専門誌へ投稿したことは薬事法にいう一般人の目に触れる広告には該当しない、と解釈されたためである。

　ここでこの事件に字数を割いたのは、薬にまつわる前代未聞の事件であるとともに、EBMの普及を逆手に取った犯罪でもあるからだ。EBM重視の時代であるからこそ、一流誌に掲載された医学論文が至上価値を有する宣伝材料となるのである。「薬事法にいう広告には該当しない」などと、全く時代遅れのおめでたい判決がなされて実にがっかりするが、ただこの事件は元社員1人の罪ではなく、むしろ元社員を利用して不慣れな臨床試験を行おうとした医学研究者たちの責任が何より重い。

　ディオバン事件のインパクトがいかに凄まじかったかは、この事件の「おかげ」で、あっという間に**臨床研究法**が誕生したことからもわかる※9。

　なお、研究不正によるのではなくても、過去に発表されたエビデンスが覆されることはしばしばある。科学的な結論は常に暫定的だという認識のもとで最新情報に接することが重要である。

※9 本件は、企業の利益追求と研究者の業績・研究費への欲望が結びついて起こった研究不正であり、関係者には、医療人として最も必要な患者の利益（すなわち正しいエビデンスの提供）を重んずる姿勢が欠落していた。本件以前にも臨床研究不正はあったが、ICを取得せずに行ったなど、多くは被験者保護への配慮不足が問題とされ、本件のようにデータの信頼性が問題とされた事例は少なかった。筆者は機会あるごとに臨床研究の法制化を訴えてきたが、主に被験者保護を目的としていたためか法制化の話は一向に進まなかった。ところが本件の発生を見ると臨床研究の法制化があっという間に進められ、臨床研究法として2017年4月14日に公布、2018年4月1日に施行された。臨床研究の信頼性をとり戻さないと日本の医療界や製薬業界に国内外から不信の目が向けられ、ひいては国益が損なわれると危惧されたからだろう。事実、本法律の第一の目的は「国民の臨床研究に対する信頼の確保を図る」ことであり、もはや被験者保護は言うまでもないことだと見なされているようだ。本法律では臨床研究のうち、①製薬企業等から資金提供を受けた研究と、②未承認・適応外の医薬品等を用いる研究を「特定臨床研究」と称し、臨床研究実施の手続、認定臨床研究審査委員会による審査、資金等の提供に関する情報の公表等を義務づけている。

参考文献

1) 「Narrative Based Medicine : Dialogue and Discourse in Clinical Practice」（Trisha G&Brian H），BMJ Books，1998
2) 「Betrayers of the Truth : Fraud and Deceit in the Halls of Science」（Broad W & Wade N），Ebury Press，1983〔「背信の科学者たち 論文捏造はなぜ繰り返されるのか？」（牧野賢治/訳），講談社，2014〕

第8章 間違いだらけのクスリ選び

2 良い薬を選ぶには

良い薬とは何か

　日本では、有効成分として約3,000種、製剤として約1万3千種の**医療用医薬品**（いわゆる**処方薬**）が販売されており、100種類を超えるほどの新薬が毎年追加されている。これほど多くの薬から患者の病状に合うものを選べることは、基本的には喜ばしいと言うべきだ。しかし、薬の種類がこれほど多いと、一人ひとりの医師がすべての薬に精通するなどということは到底不可能である。一人の医師が日常的に用いている薬の種類は50にも満たないといわれるので、これほど多くの薬が本当に必要なのかどうか、考えさせられる。

　医療の現場では、些細なものから重大なものまでさまざまなミス（**インシデント**）が起こるが、圧倒的に多いのは薬の処方に関するミスである。投与量や投与法を誤ったり、併用禁止薬を処方したり、重複する薬を処方したり、ひどい場合には薬の名前を誤って違う薬を処方したり……。実にさまざまなミスが起きる。責任はもちろん処方した医師にあるのだが、薬の種類が必要以上に多いことがミスを誘発している可能性は高い。

　それでも、良い薬ばかりなら種類が多いに越したことはないが、実のところ、効果のあやしい薬や、重い有害反応が現れやすい薬もかなりあり、すべてが厳しい評価に耐えられる薬というわけではない。そこで医師には、良い薬を自ら選んで処方する能力が求められることになる。数多い薬のなかから本当に良いものを選ぶには、どうすればいいのだろうか。

375

表2 医薬品の評価基準

評価のポイント	良い薬の条件	どのように評価するか
有効性	効くという証拠がある	できるかぎり、系統的レビューやランダム化比較試験の結果に基づいて判断する。
安全性	有害反応が少ない	重篤な有害反応、頻度の高い有害反応の有無を調べる。
適合性	使いやすい	使い方を守るのは容易かどうか、適用範囲が広いかどうか検討する。
費用	安い	単なる薬価だけではなく、使用期間も考慮して算出する。

※優先順位は、有効性＞安全性＞適合性＞費用とする。

そのためには、まず、良い薬の条件を決めなければならない。一般に、薬の良し悪しを評価するポイントとして、①**有効性**、②**安全性**、③**適合性**、④**費用**の4つがあげられる。①〜③は高ければ高いほど、④は小さければ小さいほど望ましい薬である（**表2**）。

▶ 有効性

言うまでもなく、**有効性** efficacy とは「効果があるかどうか」ということだ。効果がなければ薬として存在する意味がないので、これは最も重要な評価ポイントと言える。承認されている薬だから効果があって当然と思われるかもしれないが、実は必ずしもそうではない。比較的新しい薬なら、短期的な効果はふつう治験の段階で確認されているが、長期的な効果があるかどうか（究極的には、寿命を延ばせるかどうか）を評価するには、販売後何年もかかる。古い薬のなかには、短期的な有効性すらきちんとした臨床試験で確認されていないものもある。また、どういう方法で有効性を調べたかによって証拠の強さが違う。可能なかぎり、前節で述べたように、SRやRCTで得られた強いエビデンスに基づき評価する。

▶ 安全性

薬の評価で、次に重要なのが**安全性** safety だ。安全性とは「有害反応

が起こりにくいかどうか」である。有害反応が絶対に起こらない薬というものは、理論的にも実際的にも存在しない。少々過剰に投与してもたいしたことは起こらない薬にたしかにあるが、どれだけ慎重に用いても生命を脅かす有害反応を起こす薬もある。しかし、前者が良い薬で後者は悪い薬だとは必ずしも言えない。

なぜなら、有害反応をどれだけ重視するかは、病気の重さや薬効の大きさによって変わるからである。病気が重篤で、その薬の効果に大きな期待がかかっているような場合なら、いくら重い有害反応が起こる可能性があっても使ってみる価値があるかもしれない。リスクより大きい利益が期待できるかどうか、リスクと利益を秤にかけてみることが重要である。有効性に重きを置くか安全性を重視するかは、最終的には患者が決めることなので、リスクの大きい薬を用いる場合は**インフォームド＝コンセント**（**本章-3**）が特に重要となる。

▶適合性

3番目の**適合性** suitability というのは、ちょっとわかりにくいかもしれないが、要するに「使いやすい薬かどうか」ということだ。薬の使いやすさは剤形や用法によって違い、また患者の置かれた環境によっても異なる。

たとえば、通院患者には、注射剤より内服剤の方が多くの場合使いやすいだろう。さらに、同じ内服剤でも、1日3回服用する必要のある薬より1日1回でよい薬の方が利便性は高いだろう[※10]。薬を飲むのが難しい高齢者などでは、口腔内崩壊錠、貼付剤、坐剤などの方がよいかもしれない。局所的な疾患であれば、全身投与より塗布や点眼のような局所投与の方が全身性有害反応を避けるうえで望ましいだろう。また、妊婦、小児、腎臓や肝臓に障害のある患者など、特殊な患者にも使うことのできる薬や、他薬との相互作用が起こりにくい薬があれば、そのような薬の方が応用の幅が広く使いやすいといえる。

患者の状況に合わない薬を処方すると使い方を守ってもらえないので、

結局、期待した効果は得られないことになる。医師は、できるかぎり患者が使い方を守りやすい薬を選ぶべきである。

※10　ついでに言うと、「ある薬は朝食後1回、ある薬は朝・夕食後2回、またある薬は1日3回空腹時」などと、異なる用法の薬が混在する処方は混乱を招きやすいので、どうしても必要なとき以外は避けるべきだ。

▶費用

最後は**費用** cost、つまり「薬の値段」だ。これは、基本的には医学ではなく経済の問題なのだが、かなりの自己負担額を支払わなければならない現在では決して小さな問題ではない。また、医療費の高騰を何とか抑えたい財政状況でもあり、医師は薬の費用にも気を配るべきである。費用のことばかり考えて医療の質を落としては本末転倒だが、高い薬ほど優れた薬というわけではないことは明らかだ。それどころか、古くて安い薬のなかには高い新薬をもってしても代えることのできない価値をもった薬がたくさんある※11。

※11　たとえば、登場からすでに半世紀を優に超えるチアジド系利尿薬は、優れた降圧薬として今でもよく用いられるが、1日のコストは10円未満である。一方、比較的新しいアンギオテンシン受容体拮抗薬は1日当たり100円前後かかるが、むしろチアジド系利尿薬の方がしばしば大きな降圧効果を示す。別の例で言うと、最も古い糖尿病治療薬であるビグアニド系薬（メトホルミン）の価格は1日当たり50円程度だが、比較的新しいDPP-4阻害薬は150円以上、SGLT2阻害薬は200円以上もかかる。しかし、高い薬の方がそれだけ優れているというわけではない。

パーソナルドラッグ

薬物治療においてEBMを実践するには、前節に書いた4つのステップを踏む必要がある。今日、臨床試験の結果も、系統的レビューの結果も、もちろん添付文書やIFの情報も、インターネットを通じて容易に入手できるので、ステップ2と3は時間さえあれば実行できる。ただ、患者を

目の前にしながら、薬剤の情報を詳しく調べる時間はなかなか得られない。外来診療のように即断が求められる現場では、ほぼ不可能であろう。

そこで、自分が処方する薬を、科学的根拠に基づいてあらかじめ決めておいてはどうか、という考えが生じる。遭遇すると予測される患者を想定し、EBMのステップ2と3をあらかじめやっておくのである。想定される患者にとって最適と思われる薬を、先に述べた4つの観点（有効性・安全性・適合性・費用）から評価し、事前に選んでおく。そして、選んだ薬の使い方に精通し、原則としてそれらの薬のみにより日常診療を行うことにするのである。

このような考えにより医師個人が選んだ、自分の診療になくてはならない薬のことを**パーソナルドラッグ** personal drug（**Pドラッグ**）という[※12]。その昔、日本の医師は「自家薬籠中の薬」を用いて治療に当たったが、このやり方を現代に生かしてはどうかというわけだ。Pドラッグを50から100種類ぐらい準備すれば、定型的な患者にはこれだけで対応できる。

薬の種類を本当に必要なものだけに絞るという考え方は、1970年代にWHOが**必須医薬品** essential drug（後のessential medicine）を提唱したときにはじまった。ただ、WHOの**必須医薬品モデルリスト**[1]は、安くて優れた薬を途上国へ速やかに届けることを重視しているので、先進国にそのまま適用するのは難しい。比較的自由に薬が選べる日本のような国には、各医師がPドラッグを選ぶ方が適している。

※12　医療目的で用いる薬は、今は「ドラッグ」より「メディスン」と呼ぶ方が好まれる。WHOの必須医薬品が「essential drug」から「essential medicine」に変わったのもそのためだ。これと一致させてPドラッグではなくPメディスンと言ってもいいのだが、あまり定着していないので、ここでは古くからの呼称「Pドラッグ」を用いている。

Pドラッグは科学的根拠に基づいて選んだ薬なので、これを処方することは、そのままEBMの実践を意味する。また、自分が知りつくした薬しか使わないため医療過誤の抑制も期待できる。そして何と言っても、

医師が自分自身で選び抜いた薬なので、治療に自信と責任をもつことができる。

さて、Pドラッグを用いれば、前節の4ステップは次のように変わる。

> ステップ1　患者の医学的な問題点を整理し、定式化する。
> ステップ2　治療の目標を定める。
> ステップ3　Pドラッグの適用が妥当かどうかを検討する。
> ステップ4　妥当ならば、インフォームド＝コンセントのもとに患者に用いる。

こうすれば、外来診療でもEBMを実行できるだけでなく、診療効率も大きくあがる。ただ、Pドラッグのリストを一からつくるのは、忙しい医師にとっては負担が大きいかもしれない。医学生には、基本となるリストを研修医時代までに作成しておくことを勧めている[※13]。

※13　Pドラッグ選定方法の詳細については、「笹栗俊之：EBMを学ぶためのPドラッグ教育．日本薬理学雑誌，158：112-118，2023」を参照していただきたい。

参考文献

1) World Health Organization：WHO Model List of Essential Medicines – 23rd list, 2023
   → https://iris.who.int/bitstream/handle/10665/371090/WHO-MHPHPS-EML-2023.02-eng.pdf?sequence=1

第8章 間違いだらけのクスリ選び

3 薬物治療のインフォームド＝コンセント

「ムンテラ」

　薬を用いるという行為は、食事をするのとは違い、本能とは無関係の理性的な行為だ。なぜなら、食事量は本能によってコントロールされるが、薬に対しては少なすぎる感覚も多すぎる感覚もないからである（吐き気を催すことはあるとしても）。したがって、薬を用いるに際しては医師のみならず患者にも**理性**が求められる。

　自分の病気は何なのか、薬物治療はなぜ必要なのか、どのような治療薬があるのか、薬はどのような効果をもたらすのか、どのような有害反応が起こりうるのか、どのような使い方をする薬なのか等々を患者もよく理解していないと、期待している効果が得られないばかりか思わぬ健康被害を引き起こしかねない。そこで薬物治療には、患者の理解と納得、そして協力が必要となる。

　30年ほど前までは、病状や治療法について患者に説明することを医師の隠語で「ムンテラ」と呼んでいた。「ムンテラ」というのは「Mundtherapie」、つまり「口（Mund）で行う治療（Therapie）」という意味の和製ドイツ語であり、むろんドイツも含め日本以外では通用しない※14。

　※14　「ムントテラピー」はいつ誰が作った言葉なのか調べようとしたが、よくわからなかった。ただ、芥川龍之介（1892-1927）が書いた1923年の手紙[1]に、『この醫者曰、「醫術の半分はムンテラだネ 小兒科などは全然ムンテラだよ」ムンテラと云ふのはムント・テラピイの略ださうです。だから僕は醫者を信用しません。しかしその男又曰「信用しなければムンテラは利かないからネ…」』とあるので、遅くとも大正時代には存在していたことがわかる。また、北杜夫（1927-2011）の書いたものにも口説療法（ムント・テラピー）として何度か登場するので、1950年代の精神科でも普通に用いられていたらしい。

「ムンテラ」はもともと、対話を通じて患者の心に介入することで病状を改善しようとする、真に治療を目的とした行為（今でいう心理療法または精神療法）だったようだ。薬物治療におけるプラセボ（**本章-1**）に通じるところがある。しかしやがて、単に「患者や患者家族への説明」という意味で用いられるようになり、さらには「巧みに言いくるめて患者を医師に従わせる」というニュアンスが加わり、医療における**パターナリズム** paternalism を象徴する俗語となっていった。

　しかし、1980〜90年代に**インフォームド＝コンセント** informed consent（**IC**）の概念と方法が導入されると、患者中心の医療に反するとして、「ムンテラ」という言葉はしだいに使われなくなった[※15]。

※15　今でも患者や患者家族との面談のことを「ムンテラ」と呼ぶ年配の医師を時々目にするが、若い人は真似をしないほうがいい。単に事実を説明するだけなら「ムンテラ」と呼んでもたいして問題にはなるまいが、和製ドイツ語をいつまでも使っていては教養をうたがわれかねない。

薬物治療におけるインフォームド＝コンセントの役割

　つい前置きが長くなってしまったが、今日の医療ではICの取得が重視される。ICとは、簡単に言うと「医療行為について医師から説明を受けた（informed）患者がそれに同意すること（consent）」であり、かつては「説明と同意」と呼ばれたこともある[※16]。しかし、少なくとも理念的には、説明と同意との間に「患者がよく理解する」という条件が求められる。すなわちICとは、これから実施しようとする医療行為（検査、投薬、手術など）について患者が十分な**説明**を受け、これをよく**理解**したうえで、自由意思に基づいて**同意**することである[※17]。

※16　「ムンテラ」と違い、ICの主体は患者である。したがってICは「医師が実施するもの」ではなく、「（医師の説明を受けて）患者が実施するもの」である。逆に医師の立場から言うなら、ICは「患者から取得するもの」ということになる。「○○先生は患者さんにICをし

ているところです」という言い方を病院でしばしば耳にするが、これは誤りだ。

※17 ICの成立に必要な「患者の十分な理解」という条件は、理念としてはともかく、完全に満たすことは難しい。治療選択肢のすべてを完全に理解するのは医師でも難しいのに、一般の患者にそれを求めるのには無理がある。もちろん患者が理解できるまで医師は説明を尽くすべきだが、ICのみに頼ることの限界がここに存在する。広く認められている治療法であればそれほど厳格な手続きは要らないだろうが、まだ十分な評価ができていない新規治療法を試みようとするような場合で、無視できないリスクが見込まれる場合は、患者を保護する手段が十分かどうか**倫理委員会** ethics committee で検討する必要がある。

ICにおける「説明」では、特定の治療法を医師が勧めることは構わないが、その治療法から期待される効果だけではなく、起きるかもしれない不利益（有害反応や合併症、不便、費用など）についても説明し、提案する方法以外の選択肢についても隠すことなく説明を行う必要がある[※18]。また、いったん同意しても治療前なら（あるいは可能なら治療中でも）撤回できることも重要な条件である。なお、「同意」とは言うものの、説明を受けたうえで当該治療を拒否することもICに含まれる。このため「コンセント」は「同意」より「合意」と訳す方がいいかもしれない[※19]。

※18 予後に大差のない治療法が複数存在する場合、医師が特定の選択肢を勧めるのではなく、患者が主体的に1つを選ぶように促されることがある。このような場合は**インフォームド＝チョイス** informed choice または**インフォームド＝デシジョン＝メイキング** informed decision making と呼び、普通のICと区別することもある。

※19 ICの「コンセント」とは「意見の一致（コンセンサス）に至る」という意味であり、必ずしも、医師が提案した治療方針を患者が受け入れることを意味しない。医師の提案を十分理解したうえで患者が提案を拒否（informed refusal）した場合、対話を通じてコンセンサスにいたったのであればICは十分成立する。

ICは、医学研究における概念としては古くから存在したが、1950〜1960年代の「異議申し立て運動」の一環として、パターナリズムによる医療を改めて患者の自律性を最大限尊重するという理念が形成され、一般の医療へも取り入れられることになった[※20]。

※20 「説明と同意」の必要性が明確に示されて世界に広まる契機となったのは、1947年の**ニュルンベルク綱領** Nuremberg Code であった。ただ、ニュルンベルク綱領における「説明

と同意」は診療に必要なものとして生まれたわけではなく、医学研究の被験者を保護するために必要な手続きとして定められた。これが、1950～60年代になって、医学研究のみならず一般診療の場でも求められるようになったのである。なお、「説明と同意」の概念がICという言葉ではじめて語られたのは、1957年の米国の医療過誤裁判判決（サルゴ判決）においてであった。1980～90年代にはICの概念と方法が日本にも導入されて広まり、2007年の医療法改正で、第1条の4第2項「医師、歯科医師、薬剤師、看護師その他の医療の担い手は、医療を提供するに当たり、適切な説明を行い、医療を受ける者の理解を得るよう努めなければならない」が追加された。

　医療行為のリスクが大きければ大きいほどICは重要な意味をもち、薬物治療も当然リスクを伴うのでICが必要である。医師の説明および患者の理解と同意がなくては、薬物治療は行えない。日常的に用いられるリスクが比較的小さな薬であれば、患者の同意を文書でとることは少ないが、抗がん薬のように大きなリスクを伴う薬では文書で同意をとる。とはいえ、入院患者などは多数の説明文書を読まされ、ろくに理解する余裕もないまま署名することになりがちで、ICが儀式化、形骸化しているように見えることも多い。

　ただ薬物治療におけるICには、患者の自律性の尊重とは別の、おそらくはそれより重要な役割がある。というのは、ICのプロセスを介して薬についてよく学ぶ機会が与えられるからだ。薬を知ることは、治療効果を高めたり、リスクを低減させたりすることにつながる。「聞くは効くに通じる」というように、医師が患者の話をよく聞き、患者が医師の説明をよく聞いて理解に努めれば、薬物治療の効果を最大限に引き出すことができる。薬物治療のICから得られる効果としては、むしろこちらの方が大きい。

コンプライアンスとアドヒアランス、コンコーダンス

　逆に、同意はしたものの、患者の都合によって薬を飲んだり飲まなかったり、自己判断で休薬したり中止したり、しょっちゅう飲み忘れたりと、正しい薬の使い方が守れなければ、期待した効果は得られないばかりか

健康が脅かされる。

　薬の正しい使い方を患者が守れるかどうかは、以前は**服薬遵守**（**コンプライアンス** compliance）いう概念で表していた。コンプライアンスは、医師や薬剤師の指示に患者が従うことを意味し、指示に従えないのは患者の問題と考えられてきた。しかし最近では、コンプライアンスに代わり**アドヒアランス** adherence、さらには**コンコーダンス** concordance という概念が用いられるようになった。

　コンコーダンスが意図するのは、患者は、医師や薬剤師の指示に服従させられる存在ではなく、医療チームの一員として、自分の治療方針の決定に積極的に参加するべきだということである。そうすることで、薬の使い方は守らされるものではなく守るものという意識が自ずと生まれることを期待している。

　薬物治療がうまくいくかどうかは、患者を取り巻く環境のすべてに影響される。治療計画をきちんと遂行するには、その治療法が患者にとって守りやすいものか、守りにくい因子があるとすればそれは何か、それを解決するためには何が必要かなどを医療チームのメンバーが患者と一緒に考え、相談のうえ決定していかなければならない。

参考文献
1)「黒須康之介宛芥川龍之介書簡」（芥川龍之介／著），1923

第8章 間違いだらけのクスリ選び

4 処方箋を正しく書くために

処方箋とは？

処方箋 prescription とは、薬を交付するための指示（これを**処方**という）を薬剤師に伝える重要な媒体であり、「どのような薬を、どのような量、どのような剤形、どのような方法で投与するか」を明確に記さなければならない。

▶医師法の記載

医師法第22条には、「医師は、患者に対し治療上薬剤を調剤して投与する必要があると認めた場合には、患者又は現にその看護に当たっている者に対して処方箋を交付しなければならない」と定められている。例外的な場合を除いて投薬の指示は処方箋によらねばならず、口頭による投薬の指示は原則禁止されている。

同法律には、例外的に処方箋交付を必要としない場合が示されており、そのうち緊急時や急性期の例外扱いは当然として、今回筆者がはじめて気づいたのは、「暗示的効果を期待する場合において、処方箋を交付することがその目的の達成を妨げるおそれがある場合」というのがあり（しかも筆頭にあげられている）、**プラセボ**（本章-1）の使用が医師法上も認められていることであった。治療目的でプラセボを使うことに筆者は消極的だが、医師法が作られたのは戦後間もない頃なので、有効な薬は本当に少なかったのに違いない。

▶院外処方と疑義照会

　処方箋は、薬剤師なら誰でも正確に理解できる書き方をしなければならない。**院内処方**が主流だった頃は多少自己流の書き方でも通用したかもしれないが、**院外処方**が主流となった現在では、どの薬剤師が調剤指示を受けるかわからないので、全国どこでも通用する正しい書き方の処方箋が以前にも増して重要となっている[※21]。実際、処方箋の誤った書き方に起因する医療事故はたびたび起こっているが、処方箋の書き方をきちんと教えている医学部は少ない。

　薬剤師には、処方箋の内容に疑問点や不明点があるときに、処方箋作成者に対して**疑義照会**を行う義務がある[※22]。疑いを抱かれるような処方箋の作成はそもそも避けるべきだが、疑義照会があった場合、これに回答することも医師の義務である[※23]。疑義照会は電話やFAXなどによって行われ、照会内容は処方箋の備考欄などに記録される。

※21　これが理由ではないが、院外処方には問題が多い。最も大きな問題は、外来患者に対応する医療チームから薬剤師が離脱してしまったことだ。患者にとって「医薬分業」の利点は少なく、患者の医療情報にアクセスできない薬剤師が調剤を行うリスクの方が大きい。たしかに院内処方にもデメリットはあっただろうが、それを解決する方法を考えたうえで、院内処方中心の体制に戻れないものだろうか。

※22　薬剤師法第24条は、「薬剤師は、処方せん中に疑わしい点があるときは、その処方せんを交付した医師、歯科医師又は獣医師に問い合わせて、その疑わしい点を確かめた後でなければ、これによって調剤してはならない」と、疑義照会義務を定めている。

※23　保険医療機関および保険医療養担当規則第23条3項に、「保険医は、その交付した処方箋に関し、保険薬剤師から疑義の照会があつた場合には、これに適切に対応しなければならない」とある。

処方箋に記載する事項

　公的医療保険を用いて院外の保険薬局で薬を交付する場合、保険医療に準拠した様式の処方箋（**図2**）を用い、後述の①〜⑪を記載しなければならない。院内処方の場合には、これらすべてを網羅する必要はない

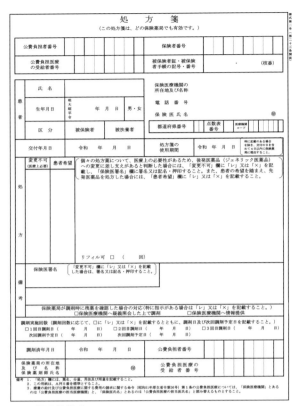

図2 処方箋様式
2024年診療報酬改訂様式第二号。
文献1より引用。

が、患者の氏名・生年月日、医薬品の名前・投与量・投与法・処方日数または個数、医師の氏名は必ず記載する。

　最近は電子的に印字されることが多くなっているが、手書きする場合は、油性ボールペンなど文字が消えない筆記用具を用い、丁寧な（誰にでも読める）字で書く。

　記載した内容を訂正する場合は誤った記載を二重線で消し（訂正前の記載が判読できるように残しておく）、正しい内容を書き加えて医師の訂正印を押す。修正液などで消してはならない。

①保険者番号
②被保険者証・被保険者手帳の記号・番号
③患者の氏名、生年月日、性別、区分（被保険者または被扶養者）
④保険医療機関の所在地および名称、電話番号
⑤保険医の署名、または記名押印
⑥都道府県番号、点数表番号、医療機関コード
⑦交付年月日
⑧処方箋の使用期間
⑨処方：医薬品名、投与量、投与法、処方日数または個数、変更不可欄
⑩余白
⑪備考欄

このうち①〜⑦は事務的な事項なので説明するまでもないだろう。以下、医師が判断・記入しなければならない⑧〜⑪についてポイントを解説する。

処方箋の使用期間

通常、処方箋の有効期限は交付日を含めて**4日**以内である（当該日が自動的に印字されることが多い）。これには土日や祝日も含まれるので、患者に注意を促す必要があるかもしれない。ただ、長期の旅行など特殊な理由があって期限を延長したい場合（あるいは何らかの理由で短縮したい場合）は、ここに別途記載する。

医薬品名

医薬品名、剤形、含量規格（有効成分の含量や含有率など）を記載する。医薬品名は、一般名（塩などの名前まで含めたフルネーム）に剤形と含量規格を付加して記載する（**一般名処方**）か、薬価基準に記載されている名称とする。一般名処方の場合は【般】を頭に付け、製薬会社名

（屋号）は付加しない。

　保険医療機関と保険薬局との間で取り決めた、いわゆる「約束処方」による医薬品名の省略や記号などによる記載は認められない。なお、医薬品名は、誤読が起こらないようにアルファベットではなく日本語で書く。一般的なものであっても医薬品の略称（たとえばアモキシシリンはAMPC）は用いない。

▶ 投与量

　1回分の投与量を表示する。以前は、内服剤については1日分量を書くのが普通だったが、注射剤などの書き方と整合させるため**1回分量**を書く方針に変更されている。しかしいまだ徹底されていない医療機関も多く、現在は「1回分処方」と「1日分処方」が混在した、処方事故を誘発しやすい状況にある。このような状況は早く解消されなければならない。

　1回分量は添付文書に記載された量を基準とする。**有効成分量**か**製剤量**か紛らわしい場合、どちらなのか明確にする[※24]。

※24　錠剤やカプセル剤を処方する場合には製剤の個数を指定することが多く、錠剤やカプセル剤丸ごとの重量を指定することはまずない。しかし散剤や顆粒剤などでは、有効成分量を指定しているのか製剤量を指定しているのかわかりにくいことがある。極端な例だが、鎮咳のため「リン酸コデイン散1％」を処方する場合を考えよう。1％散なので製剤1g中にリン酸コデインは10 mgしか含まれず、あとの990 mgは乳糖である。したがって製剤1gと有効成分1gでは成分量に100倍もの違いがある。ただこの場合、仮に有効成分を1g飲もうとすれば製剤を100gも飲む必要があるので、さすがに間違うことはありえない。では「スクラルファート細粒90％」はどうだろう。この場合、製剤1g中に有効成分900 mgのほかトウモロコシデンプンなどの添加物が100 mg含まれる。製剤1gと有効成分1gの差が小さいので間違いは起こりうるが、間違ってもたぶん大事には至るまい。危ないのは有効成分量の小さな差が重大な意味をもつ薬だ。たとえば、バルプロ酸には40％という微妙な含有率の顆粒剤や細粒剤がある。また有効成分の1日量には400～1,200 mgと幅があり、この幅は製剤量では1,000～3,000 mgとなる。したがって、単に1,000 mgや1,200 mgなどと書かれていると、有効成分量とも製剤量とも取れ、もし間違えると有効性や安全性に重大な影響が及びうる。このような薬を処方するときは、「1,000 mg（成分量）」や「1,000 mg（製剤量）」などと明示する必要がある。

▶投与法

　1日あたりの使用回数、使用する時点（朝食後、朝・夕食後、毎食後、毎食前、就寝前、○時間毎、疼痛時など）、投与方法（服用、吸入、塗布、点眼、皮下注など）を記載する。誤読を防ぐため略語※25は使わず、日本語でわかりやすく書く。

　なお、特定保険医療材料（自己注射に用いるディスポーザブル注射器や万年筆型注入器用注射針など）を保険薬局より支給させる場合は、その名称とセット数などを記載する。

※25　処方箋を手書きすることが多かった頃は、いちいち漢字で書くのが面倒なため、ラテン語やドイツ語などの略語をしばしば用いていた。たとえば、処方は Rp.（recipe）、朝は M.（Morgen）、夕は A.（Abend）、食後は n.d.E.（nach dem Essen）、食前は v.d.E.（vor dem Essen）、食間は z.d.E.（zwischen dem Essen）、就寝前は v.d.S.（vor dem Schlafengehen）、1日2回は b.i.d.（bis in die）、1日3回は t.i.d.（ter in die）、1日4回は q.i.d.（quarter in die）、などだ。しかし処方を印字することが多くなったためか、最近はあまり見かけなくなった。略語を理解できる人も減り、誤解を生みやすいので使わない方がよい。
　ついでに言うと、前回の処方と同じであればカルテには「do」と書くことが多いが、「do」とは何か知らぬまま書いている人も多いのではなかろうか。「do」は「同」のローマ字表記ではないし、英語の動詞の「do」でもなく、ラテン語（および英語）で「同上」を意味する「ditto」の略である。略語なので、正確にはピリオドを付けて「do.」と書く。

▶処方日数または個数

　処方日数や個数は、○日分、○回分、○本、○個、○筒などと記載する。なお、**麻薬**※26、**向精神薬**、**新薬**は一度に処方できる日数に制限がある（**表3**）。制限のない場合でも、疾患と薬の性質をよく考慮して過大にならないよう心がける。

　いわゆる「倍量処方」は危険なので行ってはならない※27。また、いわゆる「**リフィル処方**」は、薬物治療モニタリング（第7章-7）の主旨に反するため、たとえ合法であっても行うべきではない※28。

※26　「麻薬」という言葉はなるべく使いたくなかったのだが、ここでは使わざるを得ない。なぜ使いたくなかったかというと、「麻薬」は薬理学的な用語ではなく、一部の薬物を規制する法律上の用語に過ぎないからだ。一般には、精神に強く作用し、精神依存性とともに身体

依存性が強く、重い有害反応や離脱症状を示す薬物を指すようだが、統一的な定義はない。　日本では、乱用されやすい薬物を「薬物4法」、すなわち**あへん法**（ケシ科植物の規制）、**麻薬及び向精神薬取締法**（麻薬性鎮痛薬・催眠鎮静薬・幻覚薬の規制）、**覚醒剤取締法**（アンフェタミン類の規制）、**大麻取締法**（大麻類の規制）で規制している。これらの法律によると、アヘンやモルヒネ、コカイン、THC、MDMAは「麻薬」だが、バルビツール酸やベンゾジアゼピン、アンフェタミン、大麻は「麻薬」ではない。バルビツール酸やベンゾジアゼピンは「向精神薬」、アンフェタミンは「覚醒剤」、大麻はそのまま「大麻」として規制される。化学的に見ればMDMAとアンフェタミンは近く、作用から見ればコカインとアンフェタミンは近く、THCは大麻の主成分であるにもかかわらず、これらは別々に分類されている。こういう分類は科学的にはナンセンスだ。

※27　患者の便宜を図るためか、医師の仕事を減らすためか、本当の投与量の数倍を投与するように処方箋上見せかけて来院日数を減らす、いわゆる「倍量処方」は昔から行われてきた。開業医では利点が少ないので行われることはまれだろうが、大学病院のような大規模病院では患者と医師の利点が一致し、「倍量処方」の利点が今もしばしば行われている（らしい）。「倍量処方」はむろん薬事法違反である。いくら患者に「本当の飲み方」を口で説明していても、薬剤師は処方箋どおりに飲むよう患者を指導するので、なかには理解力不足のため本当の飲み方がわからなくなってしまう患者もいて大変危険。処方日数に制限のある向精神薬の処方が多いためか、精神科や心療内科などで特に多いようだ（筆者自身、「倍量処方」が疑われる某大学病院心療内科の処方によって命の危険にさらされた患者の実例を知っている）。

※28　「リフィル処方」のリフィル（refill）は「薬の補充」を意味し、患者の状態は安定している

表3　処方日数に制限がある薬（主なもののみ、注射剤を除く）

限度	カテゴリー	代表例
14日	麻薬の一部	**オピオイド系**（アヘン、メサドン、フェンタニルなど*）
	向精神薬の一部	**オピオイド系**（ブプレノルフィン、ペンタゾシンなど） **バルビツール酸系**（ペントバルビタール、アモバルビタール、フェノバルビタール**など） **ベンゾジアゼピン系**（ジアゼパム**、ブロマゼパム**、ミダゾラム*、クロラゼプ酸二カリウムなど） **マジンドール**
	新医薬品（新薬）	薬価基準収載日の属する月の翌月初日から起算して1年を経過していないもの（特別に指定のあるものを除く）
30日	麻薬の一部	**オピオイド系**（モルヒネ、オキシコドン、フェンタニル、ヒドロモルフォン、タペンタドール、コデイン、ジヒドロコデインなど）
	向精神薬の大半	**精神刺激薬**（メチルフェニデート、モダフィニルなど） **ベンゾジアゼピン系および類薬**（クロルジアゼポキシド、フルニトラゼパム、ロルメタゼパム、クアゼパム、ブロマゼパム、アルプラゾラム、エチゾラム、エスタゾラム、ブロチゾラム、トリアゾラム、ロラゼパム、ロフラゼプ酸エチル、ゾルピデム、ゾピクロンなど）
90日	向精神薬の一部 （抗てんかん薬など）	ジアゼパム、ニトラゼパム、**クロナゼパム**、**クロバザム**、フェノバルビタールなど

*口腔内外用剤、**坐剤。

と医師が判断したら同じ処方箋をくり返し使用できる仕組みで、2022年4月にはじまった。1回の処方は最大30日、くり返し使用は最大3回なので、医師の診察を途中受けることなく最大90日分の処方が可能となる。処方欄の「リフィル可」にチェックを入れ、くり返し使用できる回数を記入する。新薬、麻薬、向精神薬、湿布剤など、一部の薬には適用できない。膨張する医療費を抑制しようとして導入されたらしいが、医師による経過観察ができなくなるため、病状の悪化や薬による健康被害が見落とされる可能性がある。また、同じ処方しか受けられないので、病状に変化があっても対応できない。そして何より困るのは、医師と患者の関係が希薄になり、薬物治療の効果が損なわれることだ。

このように、「リフィル処方」は薬物治療モニタリングの主旨に反し、明らかに利点より欠点の方が大きいと思うので推奨できない。ただ、開始後2年ほど経つが今のところ普及していない。それは薬物治療の原則に反するからというより、再診料や処方箋料の減収を恐れる医師の思惑によるのかもしれない。しかし理由はどうあれ、普及しないのは幸いだ。そもそも普通の長期処方と比較して何が優れているのかさっぱりわからない。

▶ 変更不可欄

何らかの理由により、「**先発医薬品**から**後発医薬品**への変更に差し支えがある」と（患者の同意とともに）判断したときは、当該先発医薬品ごとに「✓」または「×」を記入する。またその際、「備考欄」に署名または記名・押印する。

▶ 余白

処方欄に余白が生じた場合は、「**以下余白**」と書いたり斜線を引いたりして、追記・偽造できないようにする。

▶ 備考欄

薬剤師へのさまざまな伝達に用いることができる。

まず、上記のように「変更不可」の医薬品がある場合には、署名または記名・押印する。また、当該医薬品とは含量規格が異なる製剤への変更（たとえば、10 mg錠を5 mg錠2錠に変更するなど）や、類似の別剤形への変更（たとえば、普通錠を口腔内崩壊錠に変更するなど）に差し支えがある場合は、ここに具体的に記載する。

長期旅行など特殊な事情があり処方日数の限度を超える処方を行う場合は、理由を記載する（処方日数制限のない医薬品であっても、90日を

超えるような長期処方には理由を書くべきである）。

麻薬を処方する場合には、麻薬施用者の免許証番号と患者の住所を記入する。

いろいろな処方例

言葉で説明するだけではわかりにくいと思うので、参考までにいくつか実例をあげる。前項の注意事項に照らしながら見てほしい。

▶ 内用剤

❶ 反復投与する薬

　　【般】アムロジピンベシル酸塩 錠 5 mg　　　　1回1錠
　　1日1回　朝食後に服用　　　　　　　　　　　28日分

　　アルサルミン 細粒 90 %　　　　　　　　　　1回1 g（製剤量）
　　1日3回　毎食間に服用　　　　　　　　　　　28日分

❷ 特定日に反服投与する薬

　　1) リウマトレックス カプセル 2 mg　　　　　1回1カプセル
　　　月曜日 1日2回 朝・夕食後に内服　　　　　 4日分（実日数）
　　2) リウマトレックス カプセル 2 mg　　　　　1回1カプセル
　　　火曜日 1日1回 朝食後に内服　　　　　　　 4日分（実日数）

❸ 単回投与（頓用）する薬

　　カロナール 錠 300 mg　　　　　　　　　　　1回2錠
　　頭痛時に服用（4時間以上空け、1日3回まで）　10回分

▶ 注射剤

1) トレシーバ注 フレックスタッチ　　　　　1回12単位
　　1日1回 就寝前に皮下注　　　　　　　　1筒
2) ノボラピッド注 フレックスタッチ　　　　朝6単位、昼6単位、夕6単位
　　1日3回 食直前に皮下注　　　　　　　　2筒
3) ナノパスニードルⅡ 34G 4 mm　　　　　70本

▶ 外用剤

❶ 1回分量を指定できる場合

【般】アセトアミノフェン 坐剤小児用 100 mg　　1回1個
1日2回　朝、夕に直腸内挿入　　　　　　　　　3日分

シムビコート タービュヘイラー 60吸入　　　　　1回2吸入
1日2回 朝、夕に吸入　　　　　　　　　　　　　2キット

【般】ラタノプロスト 点眼液 0.005％ 2.5 mL　　1回1滴
1日2回 朝、夕 両眼に点眼　　　　　　　　　　2本

❷ 1回分量を指定しにくい場合

リンデロン-VG 軟膏 0.12％　5 g　　　　　　　1回適量
1日2回 朝、夕 右手指に塗布　　　　　　　　　1本

参考文献
1) 東京保険医協会：処方箋様式　様式第2号（第23条関係）
　→https://www.hokeni.org/data-docs/2016122800082/

第8章 間違いだらけのクスリ選び

5 処方医の十戒

こんな医師になってはならない

　医療の現場では、薬物治療上ちょっと警戒したほうがいい医師を目にすることがある。本書を終えるにあたり、そのような医師の特徴をあげておくので、ぜひ反面教師として意識してもらいたい[※29]。これらに全く該当しないなら、処方医として十分な自信をもってよい。

※29　これらの一部は自分自身にも当てはまるため、自戒を込めている。

▶①要らない薬を処方する医師

　一昔前まで、いくら必要ないと言っても、薬を処方してもらわないと納得しない患者がときどきいたが、近頃は、薬の怖さが伝えられているせいか、それとも単に自己負担額が増えたせいか、そのような患者は少なくなった。一方、普通の風邪に対して当たり前のように抗菌薬を処方する医師や、薬を処方すれば何か仕事をした気になるのか、要らない薬を山ほど処方する医師は後を絶たない。

　言うまでもなく薬物治療だけが治療ではなく、自然治癒する病気もたくさんある。ふつうの風邪なら休養だけでほとんど治る。頭痛は姿勢をよくするだけで、眩暈は頭位を変えるだけで治ることもある。慢性疾患でも、生活習慣の見直しや周りの人のサポートだけでQOLが改善することがしばしばある。

　不必要な薬には、効果がないだけならまだしも、リスクの方は確実に

存在する。要らない薬のせいで新たな病気が生まれることもある。処方箋を書く前に、そもそも薬が必要なのかよく考えるべきだ。

②薬剤使用歴を尋ねない医師

患者が薬を使ったことがあるか、ほかの医師から処方されている薬があるか、有害反応が現れたことがあるかなど、**薬剤使用歴**に気を配ることは治療の安全性を確保するうえできわめて重要だ。薬剤使用歴を調べなかったら、薬剤の重複や相互作用による有害反応を避けることができなくなり、場合によっては非常に危険な事態となる。そもそも、患者が今訴えている症状自体、ほかの医師から処方された薬の有害反応なのかもしれない（この確率は想像以上に高い）。また、食品・嗜好品・健康食品などと相互作用する薬もあるので、薬剤使用歴のみならず生活習慣を知ることも大切である。

患者は、「違う病気の薬だから、ほかから処方されたものは関係ない」と思い込み、自ら話すことは多くないので、必ず聞き出す。最近は「おくすり手帳」を携帯している人が多いので、持っている患者には必ず見せてもらう。

③処方薬の情報を確認しない医師

薬を処方するのに必要な情報は膨大で、とても人が記憶しておける量ではない。自分は慣れているから大丈夫と知ったかぶりをするのはたいへん危険である。たとえよく知っている薬であったとしても、新たに処方しようというときは最新情報を確認するべきだ。新たな副作用情報が追加されるなど、**添付文書**の内容はしょっちゅう更新されている。

患者を前に添付文書をいちいち見るのはプロとして恥ずかしい、あるいは煩わしいなどと思っている医師が仮にいるとすれば、そのうち痛い目にあって信用を落とすのはそのような人物である。患者と一緒に新しい情報を調べ、最も良い薬を一緒に考える医師こそ良い医師である。

④処方薬について説明しない医師

　薬を処方する際には、患者にとってなぜその薬が必要なのか、どんな効果が期待できるのか、起こりうる有害反応は何か、有害反応が現れたときどうすればよいか、併用してはならない薬や食べものはあるかなどについて、医師は説明してインフォームド＝コンセントを得なければならない。

　具体的な説明なしに、「では、お薬を出しておきますから」と言うだけで診療を終わらせる医師にならないよう注意する。もっとも、とても忙しい診療業務のなかで十分な説明をする時間的余裕がないのも事実なので、薬についてわからないことがあったらいつでも遠慮せず尋ねてもらえるような関係づくりが大切だ。当然ながら、尋ねられたら患者の納得がいくまで説明するべきである。

⑤症状の数だけ薬を処方する医師

　患者は（特に高齢者は）しばしば複数の症状を訴えるが、それらの症状を一元的に（1つの病気の症状として）説明できないかと考えるのが、病気の診断に当たる基本姿勢である。診断がつけば、いくつもの症状を一挙に解決できる可能性があるからだ。

　しかし、いつも明確に診断できるわけではない。特に高齢者は、多様かつ曖昧な症状を訴えることが多く、その原因を特定するのは容易ではない。そういうとき、とりあえず症状だけ抑えようとして、対症療法薬を山ほど処方する医師がいる。ある程度やむを得ないときもあるが、訴えの数だけ薬を処方していると、軽く10種類を超えてしまう。そうなると、今度は、薬の有害反応のために体の調子が悪くなる。一つひとつの有害反応は小さくても、薬が多数重なると、吐き気がしたり、眩暈がしたり、食欲が落ちたり、元気がなくなったりと、無視できないほどの症状が起きる。

　ポリファーマシーが非難され、無謀な処方をする医師は減ってはいる

ようだが、10〜20種類もの薬を平気で処方する医師はそれでもいる。本当に必要な薬であればしかたないが、何の説明もなく山ほど薬を処方するような医師になってはならない。

⑥はじめての薬をいきなり長期処方する医師

患者にとってはじめての薬は、効果が現れるかどうか明確ではなく、患者に適する投与量もまだ決まっていないので、できるだけ慎重に処方するべきである。抗菌薬などの例外を除けば、一般的には、まず少なめの量を短期間投与して様子を見る。思わぬ有害反応が現れてその薬は使えなくなることもあるし、効果が不十分なので量を増やさなければならないこともある。

ところが、はじめての薬であるにもかかわらず、1カ月分、あるいはそれ以上を一度に処方する医師がいる。そんなことをすると、効果が現れない場合は治療が遅れてしまう。また、次の来院まで間があるので、有害反応が現れても気づくのが遅れる。有害反応が現れて数日しか飲めなかったとしても払い戻しはできないので、処方した薬は無駄になる。

はじめての薬ではなくても、きちんとした**モニタリング**ができないような著しい長期処方は避けるべきである。患者側にやむを得ない事情があるなら別だが、平気で3カ月分以上の薬を一度に処方するような医師にはならないでほしい。また、コンコーダンスを高く保つには、「薬が切れたら来てください」と言って患者任せにするのではなく、患者の都合を聞いて次の来院日を決めておく方がよい。

⑦対症療法薬を漫然と処方し続ける医師

ころころと薬を変えるのも考えものだが、十年一日のごとく、判で押したように同じ薬を処方し続ける医師も要注意だ。きちんとモニタリングした結果としてそうなったのならよいが、ただ漫然と処方し続けているとすれば大きな問題である。

特に、たいした病気でもないのに、対症療法薬を延々と処方し続ける

医師は要注意だ。たとえば、頭痛や腰痛に対して抗炎症薬を何カ月、何年にもわたって処方している人がいる。抗炎症薬は急性炎症に対しては優れた薬だが、漫然と長期投与するとしばしば重大な有害反応を引き起こす。また、漢方薬なら安全だと思い込み処方し続ける医師もいるが、これもしばしば重大な危険をもたらす（第5章-2）。

病気にもよるが、対症療法薬は症状のあるときに短期間だけ処方するのが原則だ。

⑧新薬をすぐ試したがる医師

新しい薬が発売されるとすぐ試したがる医師がいるが、患者の状態が従来薬で落ち着いているのであれば、何もわざわざ新薬に変更する必要はない（新薬の方が優れているという確固としたエビデンスがあれば別だが）。新薬への変更が単に新しいものへの興味からだとすると、患者を不必要なリスクに曝すことになりかねない。

本章-2で解説したように、患者の病状が定型的であればPドラッグで対応するのが一番だ。そうすることで、薬物治療の有効性・安全性を最大限に高めることが可能である。Pドラッグはいわば「ワンパターン処方」なのだが、それで患者が助かるのであればワンパターンでも大いに結構ではないか。

大学病院などの「研究病院」で、正式の臨床試験として新薬の効果を試すのなら別だが、一般の病院や診療所は、薬の選択に関しては保守的でかまわない。安易に新薬を試すべきではない。

⑨商品名しか知らない医師

化学構造を表す**化学名**は実用には向かないので別として、薬には**一般名**（有効成分名）と**商品名**（製剤名）がある（第1章-4）。一般名は世界共通かつ不変だが、商品名は、製薬企業が自由に決めるので製剤ごとに異なる。商品名しか知らなくても先発医薬品の処方には問題ないが、後発医薬品の処方には一般名が必要となる（本章-4）。いずれ一般名を

覚えなくてはならないとすれば、はじめからそうする方が簡単だと思われるのだが、なぜか（先発医薬品の）商品名しか知らない医師が多い。

しかし、後発医薬品の処方などは大した問題ではない。商品名しか知らないことの重大な弊害は、それがどういう薬なのか商品名からは想像できないことである。近年、降圧薬や糖尿病治療薬などの配合剤が異様なまでに増加していることも、それを助長している（第6章-4）。

覚えて（処方して）もらいやすいように、商品名には語呂のいい名前がつけられる。しかし系統立っていないため、全く異なる薬に似た名前がつけられ、処方ミスを誘発する。サクシゾンとサクシン、アルマールとアマリールの取り違えは、過去に重大な事態を生んだ。それほど深刻な事態にいたらない取り違えなら、しょっちゅう起こっている。これに対して、一般名はある程度系統立っている。構造や作用が似た薬は共通の**ステム**（語幹）をもつからだ（第1章-4）。薬理作用を理解するうえでも、事故を起こさないためにも、薬はぜひ一般名で覚えてほしい。

⑩他人が読めない字を書く医師

薬物治療に限った問題ではないが、診療録（カルテ）、処方箋、諸々の指示書を、他人が読めないほど"自己流"の文字で書く医師がたくさんいる。すべて電子化されれば問題はなくなるのかもしれないが、手書きカルテの病院、診療所はまだ多く残っている。

処方箋はもちろんだが、カルテであっても自分がわかればよい書類ではなく、ほかの医療者に情報を伝えるための書類と考えるべきだ。今はチーム医療の時代なので、ほかのチームメンバーに正しい情報が伝わらないのは重大な問題である。読めない文字を想像で読んでいると、いつか必ず誤読が生じ、重大な結果を招きかねない。これは読み手の問題ではなく、書き手の問題だ。うまい字を書く必要はないが、誰でも読める明瞭な文字を書く習慣を身につけるべきである。

薬の殿堂 8　カプトプリル

● RAAS 抑制薬の先駆け

　高血圧はもちろん、心不全や糖尿病性腎症などの治療にとっても、**レニン−アンギオテンシン−アルドステロン系** renin-angiotensin-aldosterone system（**RAAS**）抑制薬はなくてはならない薬である。今でこそ病態におけるRAASの重要性を疑う者はなく、すでに多くの抑制薬が開発され

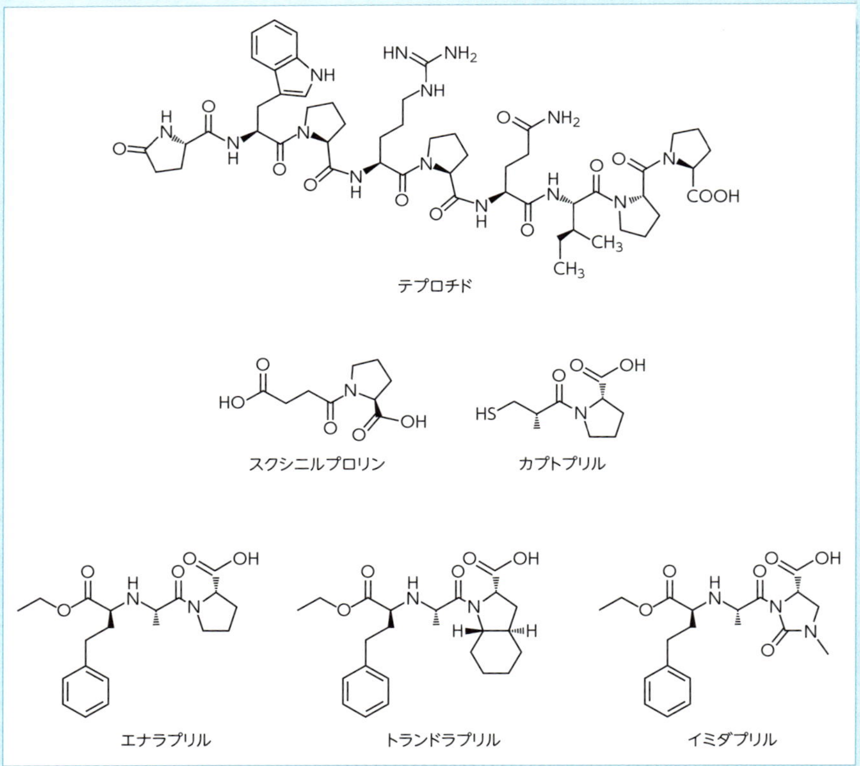

テプロチド

スクシニルプロリン　　　カプトプリル

エナラプリル　　　トランドラプリル　　　イミダプリル

図1　カプトプリルとその関連化合物

ているが、この流れを最初に導いたのは**カプトプリル** captopril（**図1右中央**）という**アンギオテンシン変換酵素** angiotensin-converting enzyme（**ACE**）**阻害薬**であった。今ではそれ自体の処方はやや減少しているものの、カプトプリルが現代医学に果たした役割は計り知れないので、確信をもって「殿堂入り」とする。

しかしカプトプリルの話に入る前に、この薬が生まれる背景となったRAASの確立の経緯を概観しておこう。

● RAAS が確立するまで

1898年、フィンランドの生理学者**ロベルト＝アドルフ＝アルマンド＝タイガーシュテット** Robert Adolph Armand Tigerstedt（1853-1923）が、ストックホルムのカロリンスカ研究所でウサギ腎臓抽出物に昇圧作用があることを発見し、**レニン** renin と命名した。1934年、米国の病理学者**ハリー＝ゴールドブラット** Harry Goldblatt（1891-1977）が腎動脈を結紮することでイヌの高血圧モデルを作成し、高血圧における腎臓の役割が注目された。1939年、アルゼンチンの生理学者**エドゥアルド＝ブラウン－メネンデス** Eduardo Braun-Menéndez（1903-1959）が、レニンはペプチド性昇圧物質ハイパーテンシン（後にアンギオテンシンと呼ばれることになる）をつくる酵素であることを発見した。以後、この昇圧物質の正体を突き止めるため10年以上の競争が続いたが、1956年、米国の生化学者**レオナルド＝タッカー＝スケッグス** Leonard Tucker Skeggs（1918-2002）が、デカペプチドのハイパーテンシンⅠ（**アンギオテンシンⅠ**）とオクタペプチドのハイパーテンシンⅡ（**アンギオテンシンⅡ**）を単離・構造決定したばかりでなくACEをも発見し、血圧調節にかかわる**レニン－アンギオテンシン系** renin-angiotensin system（**RAS**）の存在を提唱した。さらに1958年、ドイツ系スイス人の医師・薬理学者**フランツ＝グロス** Franz Gross（1913-1984）が**アルドステロン** aldosterone とRASとの関連を提唱し、**RAAS**の全貌が明らかとなった（**図2**）。

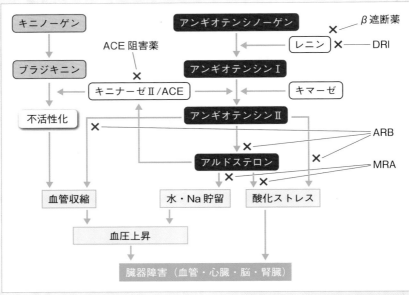

図2 レニン-アンギオテンシン-アルドステロン系と降圧薬

● ヘビ毒とブラジキニン

さて、カプトプリル発明の第一歩は、1965年にブラジルの医師・薬理学者**セルジオ＝エンリケ＝フェレイラ** Sérgio Henrique Ferreira（1934-2016）が、**ハララカ** *Bothrops jararaca*（**図3**）というヘビの毒がブラジキニンの作用を増強することを発見したことであった。ヘビ毒に含まれるこの成分は**ブラジキニン作用増強因子** bradykinin-potentiating factor（**BPF**）と名付けられた。[BPFは複数のペプチドからなり、それぞれのペプチドは**ブラジキニン作用増強ペプチド** bradykinin-potentiating peptide（**BPP**）と呼ばれる。]

続いて1968年、英国の**ジョン＝ロバート＝ヴェイン** John Robert Vane（1927-2004）の薬理学研究室から、肺におけるアンギオテンシンⅠからⅡへの変換をBPFが阻害することが報告された。これを知った米国スクイブ社の研究者**ミゲル＝アンジェル＝オンデッティ** Miguel Angel Ondetti

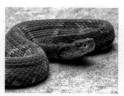

図3 ハララカ *Bothrops jararaca*
© Leandro Avelar、クリエイティブ・コモンズ・ライセンス：CC BY-SA 4.0
(https://commons.wikimedia.org/wiki/File:Bothrops_jararaca.jpg)

(1930-2004) は、ACEを研究していた同社の若手研究者**デビッド＝ウェイン＝クッシュマン** David Wayne Cushman (1939-2000) と組み、ACE阻害物質を追求しはじめる。

● 最強のACE阻害活性：テプロチド

フェレイラらはBPFから複数のBPPを単離したが、一方、オンデッティらは同じヘビ毒からACE阻害活性を有するペプチドを次々に単離し、構造決定していった。興味深いことに、それらペプチドのブラジキニン作用増強活性とACE阻害活性はほとんど一致しており、いずれの活性も**テプロチド** teprotide (BPP9a、SQ20881) が最強だった (**図1上**)。(後に、ブラジキニン分解酵素の1つ**キニナーゼⅡ** kininase Ⅱ と ACEが同一の酵素ということがわかり、両活性が一致する理由が解けた。)

ヴェインらが実施した臨床試験で、テプロチドをあらかじめ健常者に静注しておくと、アンギオテンシンⅠによる昇圧反応は強力に抑制された。これを受け、米国の**ジョン＝ヘンリー＝ララー** John Henry Laragh (1924-2015) らは高血圧患者にテプロチドを投与し、レニン活性の高い患者によく奏効するという結果を得たが、やがてレニン活性が高くない患者へも効くことが判明し、想定される治療対象が広がった。

● カプトプリルの誕生

テプロチドの試験で好ましい結果が得られたものの、ペプチドなので経口投与できないことがボトルネックだった。そこでオンデッティらはスクイブ社が保有していた2,000種類ほどの低分子化合物をランダム＝スクリーニングしたが、薬の候補は得られなかった。しかし、すでに活性

部位が明らかとなっていたカルボキシペプチダーゼAとACEの構造が似ていることを知り、オンデッティとクッシュマンはACEの活性部位のモデルを考案した。作用部位の構造から薬を逆算するアプローチを試みたのである。そして、テプロチドのC末端がプロリンであったことから、**スクシニルプロリン** succinyl proline（SQ13745）（**図1左中央**）ならばこの部位にうまく結合して活性を阻害するのではないかと推定した。結果はそのとおりで、スクシニルプロリンが弱いながらもACEを特異的に阻害することがわかった。そこで、阻害活性を高めるため、スクシニルプロリンを化学修飾した約150の化合物を次々に合成していき、ついにスクシニルプロリンの1万倍以上の阻害活性を示すカプトプリル（SQ14225）に到達できた（**図1右中央**）。ACEの活性部位に亜鉛が含まれることから、亜鉛に結合しやすいチオール基（SH基）を導入したことが功を奏したのであった。

● カプトプリルに続け！

この結果は1977年の米国薬理学会で伝えられ、センセーションを巻き起こした。直ちに降圧薬としてのカプトプリルの開発が始められ、1981年に米国、1982年に日本で承認されるに至った。ただ、カプトプリルはSH基を有するため、皮疹や味覚障害の副作用が出やすかった。また、消失半減期が短いため1日に3回も投与する必要があった（後に開発された徐放カプセルなら1日2回の投与でよいが）。これらの欠点を克服するため、**エナラプリル** enalapril をはじめとして、SH基をもたず、また半減期の長いACE阻害薬が多数開発された（**図1下**）。

今日ではカプトプリル自体の処方はやや少なくなっているが、エナラプリルを筆頭にさまざまなACE阻害薬が用いられている。ACE阻害薬の安全性は高いが、ブラジキニン作用増強による咳の副作用は多い。また、まれには血管浮腫を起こすことがあるので注意が必要である。

実は、カプトプリルが登場するまで、高血圧におけるRASの役割には懐疑的な研究者も多かったようだが、この薬の登場でRASの重要性を疑

うものはいなくなり、さらにはアルドステロンが、ミネラルコルチコイドとしての役割以外に、病態において重要な役割を果たしていることもわかってきた。この流れが、ACE阻害薬とは別の機序でRAASを抑制する薬、すなわち**アンギオテンシン受容体拮抗薬（ARB）**、**ミネラルコルチコイド受容体拮抗薬（MRA）**、**直接的レニン阻害薬（DRI）**などの開発を促した（**図2**）。

● ユニークさが詰まった薬

　カプトプリルの創薬は、いくつかの点できわめてユニークだった。まず、動物の毒素が基原となった薬は珍しい。薬の基原として多いのは植物や菌類、細菌類だが、少数ながら動物の毒素に由来する薬もある（**表1**）。もう1つの特徴は、セレンディピティによるのではなく、最初からデザインされた薬（*ab initio* drug design）だった点である。通常、リード化合物はランダム＝スクリーニングで得られることが多いが、カプト

表1　動物の毒素に由来する薬

薬名	作用	由来	効能・効果	投与法	日本の状況
カプトプリル エナラプリル ほか	ACE阻害	ハララカ *Bothrops jararaca*	高血圧の治療	経口	承認
エキセナチド リキシセナチド	GLP-1受容体作動	アメリカドクトカゲ *Heloderma suspectum*	2型糖尿病の治療	注射	承認
バトロキソビン	フィブリノゲン分解促進	ブラジルハブ *Bothrops moojeni* カイサカ *Bothrops atrox*	慢性動脈閉塞症の治療	注射	承認
Bivalirudin	トロンビン阻害	医用ヒル *Hirudo medicinalis*	術中の血液凝固の予防・治療	注射	未承認
Eptifibatide	GPⅡb/Ⅲa阻害	ピグミーガラガラヘビ *Sistrurus miliarius*	血栓症の予防・治療	注射	未承認
Tirofiban	GPⅡb/Ⅲa阻害	ノコギリヘビ *Echis carinatus*	血栓症の予防・治療	注射	未承認
Ziconotide	Ca^{2+}チャネル阻害	ヤキイモ *Conus magus*	慢性疼痛の治療	髄腔内	未承認

プリルはリード化合物のスクシニルプロリンからして理論的に設計された化合物であった。このような創薬は今では増えているとしても、カプトプリルは最初の成功例であった。そして最後に、すでに述べたとおり、RAS（さらにはRAAS）の重要性に人々を気づかせた点は医学全体にとって僥倖だったといえるだろう。

参考文献

1) Bakhle YS : Conversion of angiotensin I to angiotensin II by cell-free extracts of dog lung. Nature, 220：919-921, 1968
2) 小池博之：ヘビ毒の贈りもの - カプトプリル.「薬の発明 - そのたどった途」（ファルマシアレビューNo. 18），pp39-54，日本薬学会，1986
3) Cushman DW & Ondetti MA : History of the design of captopril and related inhibitors of angiotensin converting enzyme. Hypertension, 17：589-592, 1991
4) Opie LH & Kowolik H : The discovery of captopril : From large animals to small molecules. Cardiovasc Res, 30：18-25, 1995
5) Morsy MA, et al : Venoms classification and therapeutic uses : A narrative review. Eur Rev Med Pharmacol Sci, 27：1633-1653, 2023

エピローグ

　医師の診療には、**診断力**、**処方力**、**人間力**の3つの力が必要だと感じている。本書は、このうちの処方力を高めてもらうために書いたものだ。効果にはあまり自信がないが、少しでも皆さんの診療の助けになれば幸いである。

　本書をつくるきっかけになったのは、第95回日本薬理学会年会（2022年3月、福岡）のシンポジウム「薬理学・臨床薬理学教育におけるアクティブラーニングの新展開」であった。宮崎大学の柳田俊彦教授が企画されたシンポジウムで、筆者も、座長と演者の一人を務めさせていただいた（『日本薬理学雑誌』158巻2号111〜137頁にこのシンポジウムのまとめが載っている）。

　年会終了後、シンポジウムに出席されていた羊土社編集部（当時）の金子葵さんから連絡をもらい、医師の薬理学教育に資する本を書いてみないかと誘われた。むずかしい企画だと感じてはじめは躊躇していたのだが、このようなチャンスは二度とないだろうと思い直してお引き受けした。当初は1年ぐらいで書き上げようとしていたが、筆者の能力不足のため予定より1年以上も遅れてしまった。その間に当の金子さんは退職されてとても心細くなったが、編集部長の久本容子さんと担当を引き継いでもらった秋月穂波さんに助けていただき、なんとか書きあげることができた。この場を借りて羊土社の皆さんに深くお礼を申し上げる。

　　　　　　　　　　　　　　　　　　　　　2024年盛夏　笹栗俊之

用語索引

数字・欧文

- α1-酸性糖蛋白 141
- ABCトランスポーター 138
- AUC 128
- β-グルクロニダーゼ 157
- β-ラクタマーゼ 259, 301, 303
- C_{max} 122
- DDS 144
- DIHS 223
- DSS 104
- EBM 364
- EC_{50} 102
- ED_{50} 123
- GFR 346
- G蛋白質共役型受容体 93
- HLA 295
- ISA 104
- LD_{50} 123
- M/P比 337
- MDR1 .... 140, 244
- MEC 122
- MIC 300
- MPC 305
- mRNAワクチン 26
- MRSA 301
- MTC 123
- NAPQI 248
- NSAIDs不耐症 185
- pA_2 106
- PBP 303
- pKa 137
- PK/PD 85
- P-糖蛋白質 140, 244, 262
- Pドラッグ 379
- RND型多剤排出ポンプ 304
- Rプラスミド 301
- SJS 222
- SNP 281
- $t_{1/2}$ 122, 159
- TDM 353
- TEN 222
- T_{max} 122
- UDP-グルクロン酸転移酵素 152
- UGT1A1 287
- VKORC1 293
- VRE 301
- 悪性高熱症 189
- 悪性症候群 190

和文

あ

- アップレギュレーション 112
- アドヒアランス 385
- アナフィラキシー 182
- アヘンアルカロイド 21
- アリストロキア酸腎症 227
- アルカロイド 60
- アルデヒド脱水素酵素 258
- アルブミン 141
- アロステリック効果 106
- 安全性速報 229
- アンチバイオグラム 300
- アンテドラッグ 134
- イエローレター 229
- イオンチャネル 97
- イオンチャネル型受容体 94
- イオントラッピング 131
- 維持投与 164
- 一塩基多型 281
- 一般名 34
- 遺伝子 98
- 胃内容物排出速度 131
- インフォームド=コンセント ... 382
- うっ血性心不全 195
- エタノール 248
- エンピリック治療 306
- 横紋筋融解症 189
- オータコイド 31

か

- 壊血病 57
- 灰白症候群 315
- 化学名 34
- 化学療法 68
- 過感受性 112
- 核黄疸 314
- 顎骨壊死 218
- 核酸医薬品 26, 99
- 核内受容体 98
- カテコールアミン 81
- 過敏症 179
- がん 32
- 肝炎 344
- 肝クリアランス 158
- 肝硬変 344
- 間質性腎炎 199
- 間質性肺炎 208, 224
- 感受性 299
- 肝障害 213, 339
- 関節リウマチ 333
- 完全作動薬 104
- 感染症 332
- 漢方薬 224
- 偽アルドステロン症 225
- 気管支喘息 336
- 疑義照会 387
- 基原 17
- キサンチンオキシダーゼ . 256, 257
- 拮抗薬 105
- 偽膜性大腸炎 212
- 逆作動薬 103
- 吸収 127
- 急性腎障害 196
- 吸入 134
- 競合的拮抗薬 105
- 局所投与 127, 135
- 局所麻酔剤 135
- 緊急安全性情報 229
- 菌交代現象 302
- 筋肉内注射 130
- クリアランス 157
- クレアチニンクリアランス ... 346
- 経気道投与 134
- 経験的治療 306
- 経口投与 130

系統的レビュー ………………368	シトクロム P450 ……………150	セント＝ジョーンズ＝ワート …248
経皮投与 ………………………134	脂肪肝 …………………………344	先発医薬品 ……………………38
ケシ ……………………………21	出血傾向 ………………………203	**た**
血液脳関門 ……………………142	受動拡散 ………………………136	第Ⅰ相反応 ……………………150
血管性浮腫 ……………………183	種痘法 …………………………59	第Ⅱ相反応 ……………………152
血清療法 ………………………65	授乳 ……………………………337	胎児毒性 ………………………330
血栓症 …………………………204	受容体 …………………………93	代謝 ……………………………148
血栓性小板減少性紫斑病 …204	受容体理論 ……………………100	対症療法薬 ……………………29
高血圧 …………………193, 334	腫瘍崩壊症候群 ………………207	耐性 ……………………………109
高血糖 …………………………215	順応 ……………………………109	耐性菌出現阻止濃度 …………305
交差耐性 ………………………299	消化性潰瘍 ……………………210	耐性菌選抜域 …………………305
甲状腺機能亢進症 ……………336	消失半減期 ……………122, 159	耐性プラスミド ………………301
抗生物質 ………………………72	消毒法 …………………………64	ダウンレギュレーション ……110
光線過敏症 ……………………220	商品名 …………………………34	タキフィラキシー ……………110
酵素 ……………………………96	静脈硬化性大腸炎 ……………226	多剤耐性 ………………………299
構造-活性相関 …………………87	静脈内注射 ……………………129	脱感作 …………………………109
酵素共役型受容体 ……………95	生薬 ……………………………20	脱共役 …………………………110
後発医薬品 ……………………38	初回通過効果 …………………132	脱抱合 …………………………157
高分子医薬品 …………………23	処方箋 …………………………386	胆汁中排泄 ……………………154
効力 ……………………………101	腎クリアランス ………………158	単純拡散 ………………………136
骨粗鬆症 ………………………216	心室頻拍 ………………………195	注射投与 ………………………129
固有活性 ………………………101	腎障害 …………………………345	中毒性表皮壊死症 ……………222
コンコーダンス ………………385	診断薬 …………………………28	中分子医薬品 …………………22
根治療法薬 ……………………30	腎不全 …………………………345	腸肝循環 ………………………157
コンプライアンス ……………385	垂直伝播 ………………………299	腸間膜静脈硬化症 ……………226
さ	水平伝播 ………………………300	直腸内投与 ……………………133
最高血中濃度 …………………122	スティーブンス・ジョンソン症候群 222	治療域 …………………………123
最高血中濃度到達時間 ………122	ステム …………………………35	治療指数 ………………………123
最小中毒濃度 …………………123	生育阻止試験 …………………300	治療薬 …………………………28
最小毒性発現濃度 ……………123	生体高分子 ……………………84	治療薬モニタリング …………352
最小発育阻止濃度 ……………300	生体利用率 ……………………128	チロシンキナーゼ ……………95
最小有効濃度 …………………122	生物学的製剤 …………………23	低カリウム血症 ………………200
再生不良性貧血 ………………205	生物学的利用率 ………………128	低血糖 …………………………214
最大効果 ………………………101	成分名 …………………………34	定常状態 ………………………162
サイトカイン …………………25	セイヨウオトギリ ……………248	低分子医薬品 …………………20
細胞内情報伝達因子 …………98	舌下投与 ………………………133	てんかん ………………………333
作動薬 …………………………103	セロトニン症候群 ……………192	点眼剤 …………………………135
ジギタリス ……………………58	全身クリアランス ……………158	転写因子 ………………………98
糸球体濾過率 …………………346	全身性エリテマトーデス ……333	点鼻 ……………………………134
自己免疫疾患 …………………333	全身投与 …………………127, 128	糖尿病 …………………………335
脂質異常症 ……………………336	全身麻酔法 ……………………63	塗布剤 …………………………135

用語索引

411

用語索引

ドラッグ＝デリバリー＝システム・144
トランスポーター ………98, 137

な
内因性リガンド ……………93
内在化 ………………101
内服投与 ……………130
尿中排泄 ……………154
尿閉 ………………202
濃度-反応曲線 ……………100

は
パーキンソン症候群 …………187
バイオ医薬品 ………………23
バイオフィルム ……………304
配合剤 …………266, 271
排泄 ………………154
排尿障害 ……………202
バッカル剤 ……………133
発生毒性 ……………329
汎血球減少症 ……………205
バンコマイシン耐性腸球菌 …301
比較臨床試験 ……………57
皮下注射 ……………130
非競合的拮抗薬 ……………106
皮膚粘膜眼症候群 …………222
ヒポクラテス ……………52
病態制御薬 ……………29
ファーマコフォア ……………87
不応性 ………………110
負荷投与 ……………164
副作用 ………………173
副作用被害救済制度 …………231
部分作動薬 ……………104
ブルーレター ……………229
プロドラッグ ………133, 149
分子標的薬 ……………32
糞中排泄 ……………154
分布 ………………136
分布容積 ……………144
ペニシリン結合蛋白質 ………303
ペプチドホルモン ……………25
補充療法薬 ……………29

ポリファーマシー ……………269

ま
末梢神経障害 ……………186
麻痺性イレウス ……………211
味覚障害 ……………209
無顆粒球症 ……………206
メチシリン耐性黄色ブドウ球菌 301

や
薬害 ………………175
薬剤感受性試験 ……………300
薬剤性過敏症症候群 …………223
薬剤耐性 ……………299
薬剤耐性遺伝子 ……………300
薬物感受性 …………85, 109
薬物相互作用 ……………238
薬物動態 ……………121
薬物動態学的相互作用 ………241
薬物有害反応 ……………172
薬力学 …………84, 121
薬力学的相互作用 …………265
薬理作用 ……………84
有害事象 ……………173
有害反応 ……………172
余剰受容体（予備受容体）……108
予防薬 ………………28

ら
ライエル症候群 ……………222
リード化合物 ……………73
リフィル処方 ……………391

薬剤索引

数字・欧文
5-フルオロウラシル ………… 257

和文

あ
アスピリン ………………… 66
アセトアミノフェン ………… 248
アゾール系抗真菌薬 ………… 252
アドレナリン ……………… 76
アロプリノール …………… 295
イソニアジド ……………… 267
イミペネム ………………… 259
インスリン ……………… 25, 70
オピオイド ……………… 21, 316

か
カルバマゼピン ……… 247, 296
キニーネ …………………… 61
クロラムフェニコール ……… 315

さ
サルバルサン ……………… 68
サルファ薬 ………………… 69
シメチジン ………………… 252
スルファメトキサゾール …… 314

た
タクロリムス ……………… 315
テトラサイクリン系抗生物質 … 316

は
バンコマイシン …………… 22
フェニトイン ………… 247, 296
フェノバルビタール ………… 247
フルオロキノロン系抗菌薬 … 315
プロベネシド ……………… 261
ペニシリン ………………… 72

ま
マクロライド系抗生物質 …… 254
メトトレキサート ………… 267
モルヒネ ………………… 20, 60

ら
リファンピシン …………… 246
レボドパ …………………… 258

[著者略歴]

笹栗俊之（九州大学名誉教授）
1956年福岡市に生まれる．1975年福岡県立修猷館高等学校卒業、1981年九州大学医学部卒業、1987年九州大学大学院医学系研究科博士課程修了，医学博士．1986〜1988年オックスフォード大学薬理学部門に留学．病院勤務医、国立循環器病センター勤務を経て，2001年より九州大学大学院医学研究院教授（臨床薬理学分野）．2022年3月定年退職．専門は薬理学、臨床薬理学、内科学．主な著書は『NEW薬理学』（分担執筆、南江堂）、『臨床薬理学』（分担執筆、医学書院）、『ベッドサイドの薬理学』（編、分担執筆、丸善）、『臨床研究のための倫理審査ハンドブック』（編、分担執筆、丸善）、『くすりとからだ−チーム医療のための臨床薬理学入門−』（九州大学出版会）など．趣味は登山、ネイチャーフォト、読書、音楽鑑賞、映画鑑賞．

医師のための処方に役立つ薬理学
診療が変わる！薬の考え方と使い方

2024年9月10日　第1刷発行	
著　者	笹栗俊之
発行人	一戸裕子
発行所	株式会社　羊　土　社
	〒101-0052
	東京都千代田区神田小川町2-5-1
	TEL　　03（5282）1211
	FAX　　03（5282）1212
	E-mail　eigyo@yodosha.co.jp
	URL　　www.yodosha.co.jp/
装　幀	小口翔平＋青山風音（tobufune）
印刷所	三美印刷株式会社

© YODOSHA CO., LTD. 2024
Printed in Japan

ISBN978-4-7581-2417-1

本書に掲載する著作物の複製権、上映権、譲渡権、公衆送信権（送信可能化権を含む）は（株）羊土社が保有します．
本書を無断で複製する行為（コピー、スキャン、デジタルデータ化など）は、著作権法上での限られた例外（「私的使用のための複製」など）を除き禁じられています．研究活動、診療を含み業務上使用する目的で上記の行為を行うことは大学、病院、企業などにおける内部的な利用であっても、私的使用には該当せず、違法です．また私的使用のためであっても、代行業者等の第三者に依頼して上記の行為を行うことは違法となります．

JCOPY ＜（社）出版者著作権管理機構　委託出版物＞
本書の無断複写は著作権法上での例外を除き禁じられています．複写される場合は、そのつど事前に、（社）出版者著作権管理機構（TEL 03-5244-5088, FAX 03-5244-5089, e-mail : info@jcopy.or.jp）の許諾を得てください．

乱丁、落丁、印刷の不具合はお取り替えいたします．小社までご連絡ください．

羊土社のオススメ書籍

医師1年目からの　酸素療法と呼吸管理
この1冊でしっかりわかる！

機器の使い分けやインシデント対応など、
臨床でやるべきこと・知っておくべき知識を網羅

大村和也／著

酸素療法を中心に、NPPVや人工呼吸器まで、呼吸療法を基本からやさしく教えます！機器ごとの使い分けや設定の違いなど、現場で必ず知っておきたい知識やコツが満載です

■ 定価4,620円（本体4,200円＋税10%）　■ A5判　■ 272頁　■ ISBN 978-4-7581-2415-7

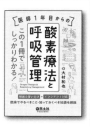

医師1年目からの
わかる、できる！栄養療法

患者にあわせた投与ルートや輸液・栄養剤の選択など、
根拠をもって実践するためのキホン

栗山とよ子／著

投与経路の決定、栄養剤・輸液の組立て方、段階的な増減量など症例をまじえ解説。なぜそうするか？どう実践するか？がわかれば自信をもってできる！臨床でまず読むべき1冊

■ 定価3,960円（本体3,600円＋税10%）　■ A5判　■ 264頁　■ ISBN 978-4-7581-0913-0

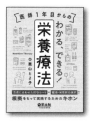

しくじり症例から学ぶ精神科の薬

病棟で自信がもてる適切な薬の使い方を精神科エキスパートが教えます

井上真一郎／著

レジデントノートの好評連載が単行本化！入院患者さんが精神症状を発症したとき、起こりうる「しくじり」を防ぐ！研修医・非専門医なら必ず読んでおきたい一冊

■ 定価3,740円（本体3,400円＋税10%）　■ A5判　■ 219頁　■ ISBN 978-4-7581-2404-1

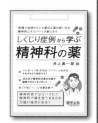

研修医のための内科診療ことはじめ
救急・病棟リファレンス

塩尻俊明／監、杉田陽一郎／著

研修医に向け内科診療の重要テーマ184項目をフルカラーで解説！病態生理や解剖から診断・治療までわかりやすく、よく使う薬剤や検査についてもフォローした手厚い1冊。

■ 定価7,920円（本体7,200円＋税10%）　■ A5判　■ 888頁　■ ISBN 978-4-7581-2385-3

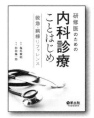

発行　羊土社　YODOSHA
〒101-0052 東京都千代田区神田小川町2-5-1　TEL 03(5282)1211　FAX 03(5282)1212
E-mail：eigyo@yodosha.co.jp
URL：www.yodosha.co.jp/

ご注文は最寄りの書店、または小社営業部まで

羊土社のオススメ書籍

症状と患者背景にあわせた
頻用薬の使い分け第3版

藤村昭夫／編

風邪,頭痛,咳など,よく出会う症状別に薬の特徴を比較して解説.患者背景や本人の希望を考慮した薬選びのコツがよくわかる.処方例も充実し,日常診療にすぐ活かせる!

■ 定価3,960円(本体3,600円+税10%)　■ A5判　■ 336頁　■ ISBN 978-4-7581-2377-8

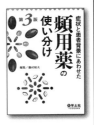

類似薬の使い分け
第3版
症状に合った薬の選び方とその根拠がわかる

藤村昭夫／編

類似薬を比較しながら,患者に応じた薬の使い分けが学べる,好評書の改訂第3版!豊富な症例と具体的な処方例で,症状や患者背景に応じた薬の使い分けのコツがわかる!

■ 定価4,180円(本体3,800円+税10%)　■ A5判　■ 360頁　■ ISBN 978-4-7581-1889-7

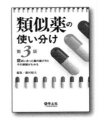

すべての臨床医が知っておきたい
IBDの診かた
病態・重症度・患者背景から見極める、適切な治療選択

仲瀬裕志／著

薬剤の種類が多い,病態が多様など悩ましいIBD.病態・疾患活動性と結びつけ治療を考えられるよう最新知見もふまえ解説.合併症や高齢・小児でおさえるべきこともわかる!

■ 定価5,500円(本体5,000円+税10%)　■ A5判　■ 220頁　■ ISBN 978-4-7581-1080-8

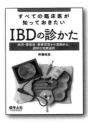

すべての臨床医が知っておきたい
便秘の診かた
「とりあえず下剤」から卒業する!患者に合わせた診断と治療がわかる

中島　淳／編

あらゆる科で遭遇する「便秘」の診断・治療のアルゴリズムを解説.多様化する便秘薬の使い分けと処方例も紹介.心血管イベントやCKDなど他疾患との注意点もよくわかる!

■ 定価4,400円(本体4,000円+税10%)　■ A5判　■ 261頁　■ ISBN 978-4-7581-2391-4

発行　羊土社 YODOSHA　〒101-0052 東京都千代田区神田小川町2-5-1　TEL 03(5282)1211　FAX 03(5282)1212
E-mail：eigyo@yodosha.co.jp
URL：www.yodosha.co.jp/　ご注文は最寄りの書店、または小社営業部まで